少数民族药用植物学
野外实践与学习指导

Shaoshuminzu Yaoyongzhiwuxue Yewai Shijian yu Xuexi Zhidao

阿里穆斯 / 著

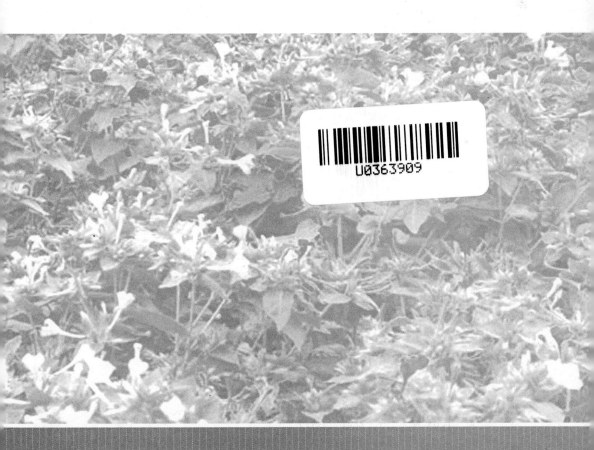

中央民族大学出版社
China Minzu University Press

图书在版编目(CIP)数据

少数民族药用植物学野外实践与学习指导/阿里穆斯著.—北京:中央民族大学出版社,2013.6
ISBN 978-7-5660-0043-9

Ⅰ.①少… Ⅱ.①阿… Ⅲ.①少数民族—民族医学—药用植物学—研究—中国 Ⅳ.①R29 ②Q949.95

中国版本图书馆 CIP 数据核字(2013)第 090194 号

少数民族药用植物学野外实践与学习指导

著　　者	阿里穆斯
责任编辑	吴　云
封面设计	布拉格
出 版 者	中央民族大学出版社
	北京市海淀区中关村南大街 27 号　邮编:100081
	电话:68472815(发行部)　传真:68932751(发行部)
	传真:68932218(总编室)　　　68932447(办公室)
发 行 者	全国各地新华书店
印 刷 者	北京宏伟双华印刷有限公司
开　　本	787 毫米×1092 毫米　1/16　印张:16.75
字　　数	300 千字
版　　次	2013 年 6 月第 1 版　2013 年 6 月第 1 次印刷
书　　号	ISBN 978-7-5660-0043-9
定　　价	50.00 元

教育部
"长江学者和创新团队发展计划"
资助出版
IRT0871

SUPPORTED BY PROGRAM FOR CHANGJIANG
SCHOLARS AND INNOVATIVE RESEARCH TEAM IN
UNIVERSITY

目　　录

第一篇　野外实践与学习的组织与准备

第一章　野外实践与学习的组织

第一节　野外实习前的准备

一、野外实习地点的选择

野外实习前的准备除了确定经费和领导分工外，首先是选择和确定实习地点。鉴别实习地点的好坏与实验效果直接相关，有关教师应事先进行一系列联系和预查工作，并遵循以下原则：

1. 应有较丰富的少数民族药用植物种类；依过去的经验，可选择植被发育较好、森林破坏较轻的山区为佳，比如有些自然保护区就比较合适。不具备起码的常见药用植物种类就难以保证实习质量。

2. 交通要便利，最好是车船能到达驻地，而且住处离采集地点也不太远，以免把太多的实习时间浪费在路上。

3. 住宿和伙食要安排好，一般事先派人联系安排，为便于管理，学生应住得集中一些，而且最好有足够地方作为辅导和考试场地。若遇冬季外出实习，宜具备热水洗澡的条件。

4. 至于野外实习时间，一般应安排在夏季，此时植物生长旺盛，花开得较多，且生活上也方便。

二、野外实习资料和工具

此项工作要认真周密而不至于陷入被动。野外实习所用的工具配齐后可分由实习小组携带。所需携带的资料、工具在本书第二章有详细介绍。这里需要强调的是：参考文献和工具一定要带全，"野外实习计划"要周密合理，以利执行。

三、出发前的动员

野外实习前集中向学生介绍实习地情况和与实习有关的知识，可组织学生观看有关电影、录像、幻灯片等，先有个粗略印象。如有可能，最好把实习地的药用植物种类压制成一套蜡叶标本，写上科名药名、药用部位、性味功效及生态环境，供学生实习前预习。

特别应该强调的是，必须做好野外实习前的思想动员。应反复说明有关实习的目的和要求，交代清楚实习中可能会遇到的困难和实习纪律、注意事项。我们的经验表明，学生政治辅导员或班主任参加领导实习工作十分有益。只有具有高度的组织性和纪律性，才有可能保证实习工作的顺利进行。

第二节　野外实习中的教学组织工作

一、做好思想工作和组织分工

作为实习工作的重点保证，政治思想工作的内容要适应野外各个实习阶段。在准备阶段主要是明确实习的目的和要求，使学生确立行动的自觉性和克服困难的决心。到现场实习阶段，应了解实习过程中的问题和困难，并处理好与实习地群众和领导的关系。而在实习结束阶段则应明确实习总结的目的和要求，组织大家认真做好实习总结。以往的经验表明，学生政治辅导员（或班主任）配合业务教师随时处理学生的思想问题是极有成效的。另外，从野外实习的特点来看，组织学生进行自我管理，不仅有利于实习的顺利进行，而且也是对学生的一种很好的锻炼。具体做法是，把实习学生依工作能力和体质等分为若干实习大组和小组，指定具有一定组织能力的学生为大组长。小组长负责把实习工具及资料分发到各组保管，把各组的实习任务落实到人，并组织轮换。此外，可设立一个卫生保健小组以保证实习安全。

二、发挥教师的主导作用

教师在组织教学中要特别注意启发学生多看、多问、多记、多动手。多看——经过认真观察和比较，掌握药用植物的主要特征；多想——把感性知识提高到理论认识上，遇到不懂的地方应及时利用工具书去独立解决问题；多记——扼要记录观察到的东西和老师所讲的内容，必要时画下具有突出特征的草图；多动手——认真练习采集、压制、记录及制作蜡叶标本的一整套方法，不能只做旁观者。教师要有重点地引导学生去注意药用植物及其生态特点，不让学生因野外景致多样、植物种类繁多而分散精力。此外，要防止个别学生在现场实习时乱跑而不认真听老师讲解和指挥，防止队伍过于分散，拉得太长。

三、搞好室内的复习、巩固工作

室内工作多是进行标本整理，对花的解剖进行观察、描述、鉴定及分析与综合，做好检索表，等等。这些技能训练必不可少，同时室内工作本身也是一个观察和认识的过程。室内工作抓得愈紧，学生的收获就愈大。根据实习路线和采集地点的不同，可交叉安排室外与室内工作，以利于学生复习、巩固所学知识，培养学生分析问题和解决问题的能力。比如，可半天室外半天室内，或全天室外而第二天不外出，整理标本，分析比较，完成作业及利用参考书独立解决问题。必要时，如灯光条件允许，亦可利用晚上安排室内工作。总之，要保证室内工作的时间。

四、落实安全措施，自始至终抓好安全教育

本着对家长、对学生负责的态度，应严格落实安全措施，保证不发生任何事故。野外实习前向学生介绍爬山、采集标本过程中应注意的事项。野外实习是一种专业训练，又因其具有深入实际、规模大、集体性强、时间集中等特点，而激发学生对所学专业产生浓厚兴趣，强化其集体观念和科学协作精神，并且有利于加强学生自我管理的能力，增强野外活动的体能。故而，抓好少数民族野外实践与学习，对于培养德、智、体全面发展的民族医药人才，具有重要的现实意义。

第二章 药用植物野外实习的方法与步骤

第一节 野外实习前的准备工作

野外实习前的准备工作主要包括分组、资料准备和实习工具及用品的准备。

一、分组

实习学生分成若干个大组，每个大组人数控制在 20—25 人，分别由药用植物学课老师带队。大组长应协助带队老师指挥、管理并督促各小组工作。每大组学生又分为 4—5 人小组，小组长应随时注意本组人员的行动，保管好实习所需的资料、工具，具体负责工作任务分配到人，并作轮换。指定卫生员若干人，负责携带管理药品及卫生保健工作。

二、参考资料

民族医学与传统医学专业学生野外实习时应携带的资料主要有：《少数民族药用植物学》教材、实践与学习指导、中国高等植物图鉴、实习地的地方植物志与药用植物志、常见彩色中草药图集等，主要供鉴别植物使用。此外，有关实习地的气候、地质、地形、土壤、植物及生产等情况，可通过查阅有关资料了解。

三、采样用具

野外采样的工具和用品包括：

（一）室外采集工具

1. 剪：有手剪和高枝剪两种，手剪用于剪断木本或有刺植物，高枝剪用于采集大乔木枝条，较常用的是前者。

2. 小铁镐（采集杖）：用于挖掘具有深根、块根、鳞茎、球茎、根茎或石缝中的划本植物或灌木。

3. 镐铲（花铲）：用以挖掘划本植物或短小的灌木。

4. 木制夹板（标本夹）：用结实轻巧的木条横直相间钉成的方格板，两块成一副，一般长约45cm，宽约30cm，供压制标本之用（称大夹板，见图2－1）。也有一种轻便小夹板，用胶合板（或铁丝网）制成，便于携带上山采集。此外，还有用薄铁皮或塑料制成的采集筒（箱）和皮革制成的轻便标本。

5. 草纸：选用吸水性能好的粗草纸，裁（或摺）成标本大小，用以吸收标本中的水分。

6. 粗、细麻绳和塑料布：粗麻绳用于捆夹板，细麻绳和塑料布用于捆标本及零星物品。

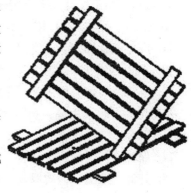

图2－1　木制标本夹

7. 野外采集记录笺：用以记载植物各部分的应记事项（见图2－2），也可另备栏目更详尽的野外标本记录册。

植物标本野外采集记录

采集人及采集号_____采集日期

采集地

生境

海拔 _____经度_____纬度

株高_____胸径_____树皮

叶

花

果实

土名（俗名）_____ 科名

学名　　　　　　　　　　　　　　　中名

用途
附记

图2－2　野外采集记录标签式样

8. 标本号牌（号笺）：用硬纸制成，一端打孔穿线，用于挂在每个标本上，正面写有采集人名（或队名、组名）和采集编号，背面写有采集日期和产地。

9. 纸袋：用于保存标本上脱落下来的花、果、叶及采集的种子。

10. 式刀（采集刀）：用于刮削树皮及树皮上的植物标本。

11. 广口瓶及固定液：用于浸泡植物的花、果标本。固定液常用 75% 酒精、福尔马林液或 FAA 液。

12. 电筒及蜡烛：用于晚间整理标本和行路照明等。

13. 观察、记录用品：放大镜、镊子、解剖针、铅笔（带橡皮）、小刀、工作日记本等。

14. 保健箱：为预防野外有人员患病，备必要的药品。

15. 其他：地图、地质罗盘、照相机、望远镜、海拔表等。

至于其他生活用品可根据所采集标本的需要和个人需要而定。

（二）室内处理用具用品

除了前述枝剪、标本夹等以外，还要准备好台纸（白硬卡纸）和打孔机、裁纸刀、木刻刀（平口）、胶水、消毒药品等。

第二节　采集的方法与步骤

药用植物标本常见的有液浸标本和蜡叶标本。用化学溶液浸泡的标本是液浸标本（浸制标本）；通过压平、干燥，装贴在台纸上而制成的植物标本称蜡叶标本。此外，还有立体标本、叶脉标本、种子标本等。以下主要介绍如何采制蜡叶标本。

一、采集

采集有代表性的标本，即生长正常、充分成熟、形态完整且无病虫害的植物，并注意采其药用部位，对采集的部位具体注意的事项如下：

1. 草本植物：采集全株（特别注意要有花、果），地下部分如根茎、块茎、鳞茎、块根也要一起采集（尤其是百合科、天南星科、薯蓣科、兰科等）。

2. 对高大的草本植物要注意是否有不同叶形，基生叶、茎生叶都要采集（如伞形科菊科）。有些科因鉴定上需要，要特别注意，如兰科要有花，伞形科、十字花科要有果，禾本科、莎草科要有花序，苔藓植物要带有孢蒴、雌雄器官及无性芽等，蕨类植物必须采集有孢子囊的孢子叶及其着生的一段根茎，否则很难鉴定。

3. 木本植物：采集有花、果的带叶枝条，并且要注意：

（1）雌雄异株的植物（如防己科、桑科）应在附近搜寻不同性者，分别采，而雌雄同株而花序异花的也要注意采集全。

（2）寄生植物应将寄主也采集一部分，并记录其为寄生。

（3）如遇大羽状复叶（或羽状裂叶），可选取有代表性部分，但至少要保留顶端，另行记录或将照片补充。

（4）有些植物（如悬钩子属、楮属）的幼枝和老枝的叶形不同，要采集全。

（5）杜鹃花属植物应特别注意采集到花，仅有果难以鉴定。

（6）应注意采集特殊的部位，如棘刺、卷须、葡萄茎等，以及竹类的根茎、箨叶。此外，若因需要采集种子或幼苗标本，应与成年带花、果标本配合。

4. 水生植物：采集时如水较深，可用采集杖或长绳设法采之，以防发生危险。若所采集植物较为柔嫩，捞起后先用湿纸包住，回驻地置于水盆中，等到恢复原状时，用较硬的旧纸托出水面，再置于干草纸里压制。有地下茎者应采集其中一段，以示花柄和叶柄着生的情况。

5. 其他：藻类、菌类、苔藓植物的采集制作和保存方法。

采集藻类、伞菌、菌核和苔藓植物时，要用采集刀从基部把植物体挖出，生长在岩石、腐木或树皮上的，最好带有少部分泥土、木材或树皮；对于有菌托或假根的伞菌，一定要连菌托或假根一齐挖起。对挖起的标本务须保护好易脱落的菌环、菌托或其他附属物。同时要注意观察和记录该植物标本的生态环境及与周围的关系。

菌类生长出现的季节性较强，要全面采集一个地区的标本，必须在不同季节多次采集、不同年份重复采集，才能获得该地区比较完全的标本。

藻类、菌类、苔藓植物标本的制作和保藏：

（1）干制法——用日光晒或烘烤，使标本干燥。干燥后将标本装入纸盒中，并放入樟脑丸防虫。盒外贴上标签，注明菌名、采集地、日期等，于干燥的标本室中保藏。

（2）液浸法——对于不易干燥的大型蘑菇或为了展览或为了教学，伞菌、菌核等标本可用液浸法保存。其中，保藏液为70%，酒精1000毫升，福尔马林6毫升。先把保藏液装入标本瓶内，然后放入标本，待标本完全浸泡于液中后，再用石蜡密封瓶口，贴上标签入柜保存。

二、编号、观察与记录

1. 植物标本采集后，在标本不易脱落的部位贴上标签，填好采集人、采集号、采集地、日期。

每个采集人（队、组）的采集号应按顺序编排，不可重号、空号，也不要因时间、地点的改变而另排号。同时、同地所采的同一种植物应编为同一号数，若对是否是同种有疑问，应分开编号并注明。同号的标本至少应采 2 份以上，多者则视需要而定。雌雄异株植物应分别编号并注明两者的关系。

2. 编号挂牌的同时应对标本进行解剖、观察和记载，尽量在当场填好野外记录（最好采用采集记录册）。

主要填写的是标本压干后无法反映的内容，如习性、高大植物高度、树皮形态及剥落情况、生长情况（开花期、结果期、果熟期），植物生活时的一些性状，如花、果、叶的形态颜色、气味，叶面有白粉、乳汁会因压制改变，生长环境（产地、海拔高度、立地条件）回来会忘记，都应尽量填好。这些资料对将来鉴定标本、引种栽培都有重要参考价值。同时通过观察、解剖对植物科属种类做出初步判断，填写科名、种名。对相关的地方名、药用价值、有毒情况等可向当地群众及老药农学习及了解后填上。

进行野外记录和填写标签号牌应用铅笔或油性记号笔，因钢笔、圆珠笔等会因长时间遇湿或消毒而褪色，若填写多份可用复写纸复写。

第三节　蜡叶标本的压制

新鲜标本如在野外无法压制，可在带回驻地的当天进行压制。其步骤是：

一、修剪标本

把标本上多余、无用或密叠的枝叶剪去一部分，以免遮盖花果，留下的有代表性的部分约为 $25\,cm \times 35\,cm$，以适应草纸面积的规格。

二、放置标本

先取一块一端系有粗绳的标本夹板做底板，上置草纸四五张，然后放上一个已压平的花、叶标本，上面再铺一层草纸若干张，如此间隔放置标本、草纸，放完标本后在上面多铺几张草纸，加上另一块标本夹，用绳捆紧后置于干燥通风处。需要注意的是：

1. 每层标本的首尾位置交替摆放，才能使夹内的标本和草纸平坦而不倾倒。

2. 所放草纸数量视标本情况而定，一般为 2—3 张，若是多汁难干者则多放几张。遇坚硬、粗大之处，如棘刺小核果、块之类，可将草纸折叠后垫高再铺纸。

3. 对 40cm 以下草本可连根整株压制，而外形很小的可几株一起压制。

4. 高大草本（长 40cm 以上），可将其茎适度折叠成"V"形、"N"形或折叠多次后放置（但不可直折、须将折口略为扭转后再折），也可选其形态上有代表性的剪成上、中、下三段分别放置，但要挂上同一编号的号牌（号牌上可顺序注上 A、B、C 等字样）。对叶片巨大者，可剪去叶的一半或剪羽状复叶（或羽状裂叶）的叶轴（或中脉）的一侧，但保留顶端，务使标本的任何一部分都不超出草纸外。

5. 对柔嫩的叶子（如伞形科）及大型花朵可用单张草纸包住整份标本，待以后换纸时连同这张草纸一起更换。

6. 特殊处理：

（1）对果实或其地下部分（如鳞茎、块茎等）过大者，可另行烘干、晒干或浸制，但必须与标本同一编号，为显示其内部构造，亦可将其纵切、横切为厚约 1cm 的薄片，置于标本夹内压平，对肉质多汁的花或果亦可剖为两半再压干，将有关特征另行补充记录。

（2）肉质植物如天南星、兰科、景天科、马齿苋科等，不易压干且有继续生长的可能，可用沸水浸泡 0.5—1 分钟，在杀死外层细胞后压制（沸水中加入少许食盐可减少褪色）。有些植物的叶子压干后极易脱落（如大戟科、木棉科、松柏类的某些植物），亦可用此法处理。但花是不可浸于沸水中的。

（3）肉质多髓的茎，可破开后先去其髓部，再压其一部分；仙人掌类，可切取有花果的一面压制，另行补充记录有关特征。

（4）保存肉质花果的方法：用广口玻璃瓶（磨砂口更佳）做标本瓶，浸液用 10% 福尔马林，挂上两面用铅笔写好的号牌（与标本同号）将材料浸入，瓶口用白蜡封上，瓶外另贴标签，另行编号。在标本上标签后可注明"与液浸标本某号同"，以便随时取出液浸材料解剖。浸液还可选用 30%—50% 酒精加少许甘油，或 10% 福尔马林：50%—70% 酒精：水 = 1:3:6；封口也可选用凡士林、明胶或 1:2 的松香——二甲苯溶液。

三、捆扎标本夹

轻跨坐于夹板一端，用底板上的粗绳先缚一端，缚时略加压力，同时在跨坐的一端以同等压力顺势下压，使内容物前后端高低一致，接着手按已绑前端，移开身体改用一脚踏住，绑好对角线另一端，换缚另一对角线，最后在盖板上方打好活结。

四、换纸

本步骤的任务是对号、换纸、整形、垫平。制作高质量的蜡叶标本，要求"全、包、平、形"，其中除"全"主要是看采集质量外，与换纸有密切关联，故换纸也也是决定制出标本好坏的关键。注意事项如下：

1. 新压标本当晚换干纸1—2次。在第一次换纸时要查对采集号是否与野外记录一致，还要结合整形：小心松开密集、折叠的枝叶、花等，摊平叶子，把一部分叶子翻转（以便上台纸后随时观察叶背特征），疏剪多余枝叶并将脱落或多余的花、果及叶子装入纸袋（写上同一编号并紧随标本）。此时标本被压软而易于整理，若到快干时整理则易折断，而且此时标本水分多，勤换纸可免变色、沤腐、落叶，因此第一次换纸是关键中的关键。

2. 次日后每天换一次干纸（多换更好），每份标本所需干纸多少视情况而定，但要注意垫平以免标本失形，换出湿纸可晒干（或烤干、烘干、晾干）重复使用，有利于保色。

3. 柔软、纤薄的标本换纸时易于褶皱和损坏，需特别小心，可用纸覆上标本后连其底下湿纸一起翻转，然后再掀去湿纸，这样可使其完全平展而不易损坏。

4. 换纸后把标本夹住、捆紧，可置阳光下直射或近微火烘烤，促其速干，但切忌直接烘干或晒干标本，以免标本卷缩。

5. 待3—5天后，标本稍干，标本类勿夹太紧以免标本折坏，大约一周可至完全干燥，判断标本干燥与否主要依靠经验，若要检查枝与果是否干燥则可知大概。若标本举起时各部分坚挺，小枝变脆、易折断则表明已干，可抽出。未干标本继续换纸至全干。

6. 换纸时要小心检查，勿遗漏和丢失标本。

换纸过程也是一个重要的学习机会。植物压干后形态往往有所变化，注意观察植物标本从湿至干的变化过程，可积累观察辨识压干标本的经验。例如，山矾科山矾属植物的叶在压干时会从绿色变为黄色，威灵仙、黑面神、黑老虎的叶压干后变为黑色。

五、标本的放置

已压干的标本应随时抽出，以单张草纸包住，集中用细绳轻捆，再用塑料布包好、装运，以待装订。如放置时间长还应在包内撒放杀虫粉、卫生球等，并置于通风干燥处。

第四节　标本的室内处理

标本完全干燥后，可按下述步骤进行消毒、装订、编号、鉴定、入柜保存。

一、消毒

野外采回的标本（或外方赠的）不免带有害虫和虫卵，存放日久，虫害蔓延，往往酿成大害，故保存前须经杀虫手续以免后患。消毒杀虫的方法有几种：

1. 使用 1% —0.5% 的氯化汞（$HgCl_2$）和 95% 的乙醇溶液浸制

药液置于大搪瓷盘（忌用金属制品避免与氯化汞起化学作用），把标本浸入片刻（或用喷雾器直接喷，用毛笔蘸药液轻刷于标本上亦可），用竹筷取出后重新压干，可免生霉虫害。注意氯化汞有毒，操作时应小心并戴上胶皮手套、口罩。

2. 熏蒸

把标本放入密封的消毒室或消毒箱中，将敌敌畏或四氯化碳、二硫化碳混合液置于玻璃器皿内熏杀 3 天，再取出装订，亦可用二硫化碳固体来熏蒸。注意二硫化碳化出的气体较空气重，应放于标本上方。（注：以上消毒方式亦适用于已上台纸标本。）

二、上台纸（装订）

台纸是一种较厚而材质细密的白纸，用于将标本固定在上面，便于入柜保存和取阅。台纸标准尺寸是 40cm×29cm，为节约起见也可裁成 38.5cm×27cm（或大致尺寸）。装订时一定要注意预先留出左上角（贴野外记录笺）和左下角（贴定名签的位置）（见图 2-3）。上台纸的方法有以下几种：

1. 胶贴——用适量树胶（常用阿拉伯中性树胶、树胶或乳胶）加水加热溶化，稍加水杨酸粉末防腐剂，用毛笔刷于标本背面（为便于解剖观察，花一般不粘），将其贴在台纸上；可用草纸覆上略加压力，经过一夜取出即可，还可在标本紧要处（易脱落或断裂处）用针线补订几针。

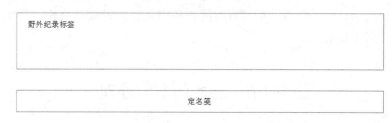

图 2 - 3　台纸上标本、记录笺以及定名笺的位置

2. 线订——把标本置于台纸上，用针线将标本各枝、叶、花等部分订牢在台纸上，尤其注意将树皮、块根或大的果实要订牢。线头结得要小，要打在各台纸下面。此法简便，效果稍差。

3. 纸订——先把台纸放于木板上，标本置于台纸上。在枝、叶柄、主脉、花序柄、花柄、果柄等处，用平口木刻刀在台纸上左右各切下一块，再从该纵口处穿入具有韧性的细白纸条，同时用手在台纸背面轻轻拉紧纸条两端，分别用胶水（糨糊易生虫，最好不用）贴牢在台纸背面。此法美观、牢固，但较费力。

4. 对体积过小的标本（如浮萍等）不必订贴，可放在一个折叠的纸袋（或纸包、信封、小塑料袋）里，再贴在台纸中央，便于取出观察。

上台纸的方法有多种，各有所长，可酌情灵活选用或结合应用。但装订时均应细心操作，尽量使标本牢靠、美观，便于观察。装订时标本上脱落的任何部分（如花、果、叶等）必须及时收起，随手装入纸袋（纸包）中，附贴于原标本台纸上的适当地方，并在袋上标注采集人、采集号，以便于考察。上台纸的标本可用一张薄衬纸隔开，以减少磨损。

三、鉴定和编号

药用植物标本上了台纸后，就要进行科属、种的鉴定，主要标本所表现的特征及野外采集记录，再查阅有关资料，由科属至种，定出该种标本的拉丁文学名，经认真核对后，填好定名笺（签）并贴于台纸右下角；同时重抄一份该种野外采集记录，贴在台纸左上角。

每份标本鉴定完，在收藏入柜前都应由标本室人员给一个标本室号码，并登记于标本室的编号簿上。此号码是连续的，标本的总份数可凭此号得知。

第五节　标本的收藏

定名和编号后的药用植物标本，应放入标本柜中保存。标本柜以铁制为好（可防火防蛀），亦有木制，双开门，内有活板相隔为若干小格，分置不同类型的标本，柜门要密封，柜内放有樟脑等杀虫剂，并注意防潮防霉，还应定期熏蒸杀虫。

标本应按一定顺序排列入柜，以便查找。收藏前标本的次序至关重要。标本室一经建立，即应固定顺序；否则，遇到工作繁重时，就会杂乱无章，而难以补救。可据不同情况，不同需要及标本的多少采取不同的排列方式，但一般是按分类系统排列，即采用恩格勒系统或哈钦松系统进行分科排列，而每个科里的属和属内的种则依拉丁字母顺序排列，方便查阅。此外，还要注意：

1. 取用标本时，手要轻、稳，避免因摩擦而损坏标本，不可将标本翻转、颠倒，以免标本上有东西脱落。

2. 标本入柜时不可挤放。

3. 对于标本上的花、果不可随意解剖，必须解剖时，应绘一解剖图附于标本上。

4. 取阅标本后放回时千万不可错放或夹错其他标本，因一经错乱，以后便难以寻找。

5. 标本应用何种药品杀虫要在台纸上注明，使用时也要小心谨慎，以防中毒。

6. 外寄标本包装时，须多垫几层衬纸，扎捆时松紧适度，用木箱装运，并在箱上注明"植物标本，谨防潮湿"等字样。

7. 标本室要严禁烟火。

第六节　野外辨认药用植物与初步鉴定

鉴定一种药用植物的科属和种类，需要细致观察植物的各种形态特征，尤其花、果的特征是以外形上分类的主要依据，也要查对有关资料等。但在野外工作中，时间少，难以查对资料，而且往往只能发现植物的营养器官，使鉴定陷入困境。

但是，野外采集时，也有许多有利条件是室内鉴定工作所不具备的，可充分加以利用。在这方面，有一些经验方法可以帮助我们辨别科属及种类。用这些方法虽无法十分准确地进行鉴定，但简便易行，往往在对标本分科（甚至属种）时能划出重要的范围。同学们不仅应该学习这些经验，而且在野外实习过程中应细心观察，积累类似经验方法，这将为今后的实践工作带来极大的帮助。

以下就我国南方常见的科属植物，介绍一些药用植物的初步分科（兼及一些属种）经验，以供参考。

一、外形比较

通过观察植物的茎、叶（根、花、果）的形态特征或变形情况，辨认植物所属的科。

（一）茎

茎的外形通常是近于圆柱形，木质或草质。但有些科属植物较为特别，如莎草科植物的茎多为三棱形；仙人掌科植物的茎，肉质呈球状或扁平状（且生刺）；景天科、马齿苋科植物的茎常为肉质。

特别是有些科属植物具四方茎、对生叶。其中草本的有：唇形科、玄参科、爵床科及龙胆科（华南较少种类）；草本木本兼有的是马鞭草科、野牡丹科，木本的有桃娘科、千屈菜科（幼茎）等。这些科之间又可据气味等区别开。

有些科属植物茎节膨大，其中草本的有爵床科、苋科（具宿存干膜质花萼）、金粟兰科（叶对生而无香气）、胡椒科，木本的有藤黄科、红树科、竹节科，裸子植物有麻藤科（木质、藤本且单叶对生）。

有些科属植物在茎上生有刺（多为木本植物）。如：芸香科、蔷薇亚科、五加科（楤木属）、大风子科（如柞木）、含羞草科（部分）、苏木科（部分）、小檗科（木本种类）、茄科（皮刺）、白花菜科（托叶刺）、桑科、拓属、鼠李科（马甲子托叶刺）、大戟科（部分种类如铁海棠），茜草科（少数种类具对生刺）、棕榈科（部分种类如省藤，具针刺）。

茎上生有卷须的科属植物有：葫芦科（卷须生于叶腋）、葡萄科（卷须与叶对生）、西番莲科（卷须、腋生但叶有腺体）、菝葜科（托叶，卷须一对）。此外，毛茛科铁线莲属常见的卷须状攀缘物，实为外形极度延伸的复叶叶轴。

（二）叶

药用植物以常绿植物居多，在野外易见。叶的独特形状、叶脉、叶上的附属物（如腺体、毛）及腺点等都有助于人们辨认。

具有盾形着生叶的植物不多，主要是防己科植物（藤本），外来少数种类散于莲科（水生）、金莲花科（美洲引种栽培草本），小檗科八角莲属（仅具2枚茎生叶的草本）。

叶脉较特殊的植物如鼠李科，其多种侧脉密而明显，且多平行。

有些植物叶轴有翅，如盐肤木、盐霜柏（漆树科）、竹叶椒（芸香科）。豆目三科的许多种类有明显叶枕，且往往有典型羽状复叶，叶小而多，且常有小托叶，较易识别。

有些科具单叶且叶基偏斜，有胡椒科、榆科（如山黄麻属）、秋海棠（肉质草本）、八角枫科（叶掌状浅裂木本）、荨麻科（部分属）。

有些科叶有腺体，如大戟科（叶基或叶柄顶端具1对）、西番莲科（藤本叶柄顶端具1对），含羞草科（叶轴上其1个以上）、蔷薇科、李亚科（叶基具一对），还有些叶上具腺体的种类散见于萝科（叶柄）、大风子科（叶基）、锦葵科（叶背）、山矾科（叶柄）等。有的种类极相似，如地桃花（锦葵科）与刺蒴麻（椴树科），有腺体区别之，前者叶背中脉有一明显腺体，而后者无。

有些科的植物，取其叶片并对着亮光透视，可发现有许多腺点。如芸香科（透明油腺）、桃金娘科（透明油腺）、唇形科（透明小腺点），金丝桃科（黑色小黑点，叶对生）、天料木科（透明斑点或线条）、紫金牛科（黑色斑点，往往可直接看到，叶互生）、报春花科（黑斑点、具托叶）。马鞭草科紫珠属中放许多种类叶背具小腺点，细观有助于分类，如尖尾枫、广东紫珠、白棠子树、杜虹花、枇杷叶紫珠均有黄色腺点，华紫珠、珍珠枫则为红色腺点，全缘叶紫珠、大叶紫珠、裸花紫珠的腺点则不甚明显。

有些科的植物，叶上生有特殊的毛，如胡颓子科，叶背多披锈色鳞毛（呈点状），水东哥科的叶常有刺毛（叶大）、安息香科等的茎叶上有星状毛。不同的毛也有助于辨认、区别植物种类，如山白芷（菊科）的叶片两面有白色绵毛，白胶木（樟科）的叶背有金色绢毛密被，大叶紫珠与裸花紫珠的区别在于前者叶背具灰白色茸毛而后者为灰褐色茸毛（呈脏污状），金银花（忍冬科）与有毒植物胡蔓藤（马钱科）的区别在于前者叶上有柔毛而后者株上光滑无毛。

有无托叶以及托叶的形态，对于野外分科帮助甚大。具特殊托叶的科有蓼科（膜质托叶鞘、草本叶互生）、茜草科（柄间托叶而成鞘状，叶对生）、蔷薇科蔷薇属（叶柄与托叶连生，多皮刺），木兰科、桑科榕属及茜草科植物上

15

均可见到托叶环痕。此外，常见的具托叶的科还有：大戟科、豆科、锦葵科、荨麻科、五加科、报春花科、红树科及壳斗科等。

一般来说，互生叶的植物种类较为普遍，对生叶（及轮生叶）的较少，常见的对生叶的科有（四方茎对生者见前述）：茜草科夹竹桃、萝科、藤黄科、苋科、金粟兰科、石竹科、卫矛科、木犀科、忍冬科、金丝桃科、紫葳科、省沽油科、马钱科、瑞香科、槭树科、石榴科等，有些科也具较多的对生叶种类，如菊科、毛茛科（铁线莲属）、木通科、柳叶菜科、红树科、马桑科、景天科、山茱萸科。

（三）花果

花、果的特征是鉴定植物的主要依据，但在野外却往往难逢花期。有些花序、果实存在时间较长，在此简述之。

具头状花序的科有：菊科（花序具总苞）、含羞草科、续断科及谷精草科（单子叶植物，花序呈灰白圆珠状）。茄科植物常见聚伞科花序腋外生。

坚实的干果在野外较易见，其中许多呈翅果状。如薯蓣科（3 翅蒴果）、榆科、榆亚科（翅果）、杜仲科（翅果，具 2 边翅）、槭树科（坚果，双翼展开、叶掌裂）、胡桃科（坚果，具宿存苞片）、蓼科（瘦果，具宿存花被，呈 3 翅状）、败酱科（瘦果，带翅状苞片）、木犀科白蜡树属（果单翅）、秋海棠科（蒴果，具 3 枚不等大"翅"）、苦木科（如臭椿翅果，具单翅）。此外，还有桦木科（坚果，具 2 翅）、龙脑香科（坚果，具花萼、大翅，产于热带）。

二、揉、摸、闻味

在野外可用手折断、触摸、揉捻植物的茎、叶、根来辨别药用植物。

（一）嗅闻气味

有些科的植物，揉捻其叶子可嗅得芳香气味，有香味的木本科有：木兰科、八角科、樟科、桃金娘科、靶香科、番荔枝科、橄榄科；草本、木本兼有的有：马鞭草科（具臭气）、金粟兰科；草本科有唇形科、伞科、胡椒科、姜科、菊科部分（如蒿属等）、败酱科（根特异臭气）。此外，尚有一些芳香的植物散见于其他科如石菖蒲（天南星科）、毛麝香（玄参科）、土细辛（马兜铃科）、蒜（百合科）。上述各科的香味又不同，宜在实践中把握其特征，如薄荷（唇形科）为清凉的薄荷气味，但又与艾纳香（菊科）之冰片味不同，石南藤（胡椒科）有辛辣味，大叶桉（桃金娘科）有桉油味。同科植物的香气也常有差异，如伞形的盆上芫荽有芹菜味，而同科的金鸡爪具柠檬味；樟科的阴香、乌药有樟脑味，而同科的山苍子具豆豉与姜的混合气味；芸香科的

16

降真香、两面针带柑橘味，而同科的吴茱萸则具刺鼻气味；马鞭草科的臭茉莉叶很臭，而同属的桢桐叶的臭味又不同。

有些植物的根也有气味。如黑老虎（五味子科）的根皮揉碎后可闻得番石榴气味，却与同属植物风莎藤有所区别，杠柳（萝藦科）鲜根皮有花生仁味，地榆（蔷薇科）鲜叶具生黄瓜味。这些方法都有助于辨认植物。

（二）乳汁

有些科植物的嫩枝，叶柄折断后可见断面有汁液流出。其中木本科的有：桑科（白色乳汁）、夹竹桃（白色乳汁、藤本）、山榄科（白色或黄色乳汁）、藤黄科（黄色胶汁）、漆树科（树脂状）、橄榄科（芳香树脂）、番木瓜科（白色乳汁、栽培种），木本、草本兼有的有：大戟科（白色乳汁）、萝藦科（无色或白色水液）、罂粟科（黄、红、白无色乳汁），草本科的有：桔梗科（淡色乳汁）、菊科、舌状花亚科（白色乳汁），以及其他科的少数种类，如华千金藤（防己科），甘薯（旋花科）。

蝶形花科的鸡血藤（密花豆）与山鸡血藤（香花崖豆藤）的藤茎切断后均有红色汁液流出，但鸡血藤的整个断面上是多层流"血"，而后者仅皮下有少量流"血"。有些植物的根的断面有特殊血点，如朱砂根（紫金牛科）根肉质淡红、切面有许多小"血点"，故名；龙须藤（苏木科）根切面像梅花花心并有小"血点"，故又称"五花血藤"。

（三）其他

有些科的茎皮纤维丰富，茎枝不易折断，如锦葵科、桑科（及大麻科）、瑞香科（尤其荛花属）、荨麻科、椴树科（木本、单叶，具三出脉）、榆科（多具芽鳞）。有些植物叶面粗糙，如榆科的许多种类、五桠果科的锡叶藤等。有的植物叶子揉捻后有黄色水渗出，如溪黄草（唇形科）；有的则变黑，如草莲草（菊科）、黑老虎（五味子科）。潺槁树（樟科）叶子揉捻后有黏性，山蓝（爵床科）的叶撕烂后放在杯中浸泡，有一丝红色水液渗出，故又名"红丝线"。杜仲科（单种）撕开叶子（及其他部分）有十分细密并具弹性的胶丝牵连，冬青科叶子撕开也有较短的细胶丝，而卫矛科等少数种类也具此类特征。

三、尝味

鉴别民族药、民间药与中草药种类，其外形较相似，气味也不易区分，有时可品尝来识别。尝味有利于对民族药、民间药与中草药的"味"有较深印象，但要特别小心，防止中毒。可把叶子（或其他部分）揉碎后放少量于舌尖，过一会儿，如无特别的麻、苦等不适反应，再咀嚼之（量也要少）。天南星科、马钱科、马桑科、夹竹桃科多为有毒植物，忌尝。小檗科、苦木科植物各部分都有苦味，防己科植物的根亦常有苦味。毛茛科铁连属植物小木通与同属甘木通十分相似，甘木通叶子嚼之有些甘味，而小木通只有辛辣味道，茜草科耳草属的牛白藤与同属耳草相似，而前者的叶嚼之有甜味，后者则有苦味。这些都是用口尝鉴别的例子。冰糖草（玄参科）的叶、玉叶金花（茜草科）的根有甜味，岗梅（冬青科）的根先苦后甜，均可做凉花煮饮。两面针（芸香科）的根皮苦而麻舌，岗稔（桃金娘科）的根涩，酢浆草（酢浆草科）、酸藤子（紫金牛科）的叶酸，盐霜柏的叶咸，等等，可作为辨认民族药、民间药与中草药植物的辅助方法。

四、生境鉴别

药用植物生长有其特定环境，尤其是有些植物类群和种类的生长环境十分特殊，其生境区别于其他植物，如寄生植物、水生植物。

半寄生植物的科有：桑寄生科（叶厚革质而全缘、对或轮生）、檀香科（习见的寄生藤，其叶具茎出脉3—7条）。全寄生的科有：菟丝子科（缠科植物，花4—5基数，蒴果），樟科无根藤属（单种，缠绕茎，花3基数，浆果）。

水生习性的科较多，较多见的有：莲科（挺水植物）、睡莲科（浮水植物）、金鱼藻科（沉水植物）、浮萍科（微小漂浮）、雨久花科（叶基部有鞘，如凤眼蓝）、泽泻科（叶茎生，柄长而具鞘）、菱科（叶柄中部膨大为气囊，坚果有翅）、莼菜科（茎叶有胶性物质）。另外，食虫植物的科有：茅膏菜科、猪笼草科植物，多生于常年渍水的沼泽地带。水生的蕨类植物，常见的有：满江红科（叶无柄迭生）、苹科（亚小生，叶有长柄顶生4小叶）。

许多民族药、民间药与中草药植物种类有同名异物现象，其中有的可依生境有所区别，如青天葵（兰科）多生于较潮湿的荒山草坡或田埂上，而紫背天葵（秋海棠科）只生长在高山密林下的山溪石壁上，天葵（毛茛科）生于丘陵或低山林荫处且粤北以南不产。同为消炎解毒药的半边莲（半边莲科）与大半边莲（秋海棠科），前者生于溪边、河边、田埂，与杂草混生，而后者只生于大山林下的水沟边，无树林处不生长。

第三章　药用植物的分布与调查

第一节　药用植物资源调查的意义和任务

我国幅员辽阔，自然环境多样，植物种类异常丰富，仅高等植物就有近3万种，居世界第三位。其中药用植物有 8000 种以上。随着经济建设的发展、人口的增长，对药用植物的需求量必然不断增加。为了充分开发利用这些资源，做到合理采收、充分利用，必须先进行资源的调查研究。

1958 年起，我国曾进行过三次全国性的药用植物资源普查，对药用植物的种类、分布、重点品种的蕴藏量已基本掌握。但是，随着环境条件的变化，人类生产和生活条件的影响，药用植物资源也在不断发生变化，资源调查需要定期进行。目前，第四次全国药用资源普查已正式展开，这是一个全国性、地区性的，具体到各个民族的专项的调查，从勘查到定点、定期的观察项目。

一、种类和分布

种类和分布是进一步开发利用药用植物的基础。种类作为群落的组成部分，还应调查它所在群落的类型、产地条件（见表1）。调查也可以是针对某一种类或某一项目进行，如药用紫花地丁类植物调查、芳香性药用植物调查等。调查时，应搜集当地少数民族与民间使用药用植物的经验、验方、单方。

二、产量调查和测算

对一些经济价值大的种类，必须调查其蕴藏量，并进行经济量和年允收量的测算，以便合理采收和利用。如果需要，还须做资源更新的调查研究，主要对它的生物学、生态学、植物群落、自然更新规律进行研究，为人工更新和引种栽培提供理论依据和可行性依据。

表1　我国少数民族及其药用植物资源主要分布区域

民族	主要分布地区	民族	主要分布地区
蒙古族	内蒙古、辽宁、新疆、吉林、黑龙江、青海、河北、河南、甘肃、云南	柯尔克孜族	新疆、黑龙江
回族	宁夏、甘肃、河南、新疆、青海、云南、河北、山东、安徽、辽宁、北京、黑龙江、天津、吉林、陕西	土族	青海、甘肃
藏族	西藏、四川、青海、甘肃、云南	达斡尔族	内蒙古、黑龙江、新疆
维吾尔族	新疆、湖南	仫佬族	广西
苗族	贵州、云南、湖南、广西、四川、广东、湖北	羌族	四川
彝族	四川、云南、贵州、广西	布朗族	云南
壮族	广西、云南、广东、贵州	撒拉族	青海、甘肃
布依族	贵州	毛南族	广西
朝鲜族	吉林、黑龙江、辽宁	仡佬族	贵州、广西、云南
满族	辽宁、吉林、黑龙江、河北、北京、内蒙古	锡伯族	新疆、辽宁、吉林
侗族	贵州、湖南、广西	阿昌族	云南
瑶族	广西、湖南、云南、广东、贵州、四川	普米族	云南
白族	云南、贵州	塔吉克族	新疆
土家族	湖南、湖北、四川	怒族	云南
哈尼族	云南	乌孜别克族	新疆
哈萨克族	新疆、甘肃	俄罗斯族	新疆
傣族	云南	鄂温克族	内蒙古、黑龙江
黎族	海南	德昂族	云南
傈僳族	云南、四川	保安族	甘肃
佤族	云南	裕固族	甘肃
畲族	福建、浙江、江西、广东、安徽	京族	广西
高山族	台湾、福建	塔塔尔族	新疆
拉祜族	云南	独龙族	云南
水族	贵州、广西	鄂伦春族	内蒙古、黑龙江
东乡族	甘肃、新疆	赫哲族	黑龙江
纳西族	云南、四川	门巴族	西藏
景颇族	云南	珞巴族	西藏
		基诺族	云南

第二节 药用植物和自然环境的关系

药用植物依存于生活环境，不同的植物对环境条件的要求不同，环境条件影响药用植物的生长、发育，也影响它的外部形态、内部结构、生理、化学成分的形成和含量。影响药用植物是综合性的环境因子，其中包含许多性质不同的单因子，每一单因子在环境中的质量、性能、强度对植物都起着不同的作用。

一、气候因子

1. 光

光对植物的生态作用包括光照强度、日照长度、光谱成分等。光照强度随纬度、海拔高度、地形、坡度、坡向、季节、昼夜长短而改变。光照强度，从赤道到两极，随纬度增加而减弱，随海拔高度增加而变强；南半球的北坡光照强，北半球则相反；一年中夏季最强；一日里中午最强。光谱成分，低纬度和高海拔的短波光多，高纬度和低海拔的长波光多。

植物由于长期适应不同的光照强度，形成阳性、阴性、耐阴三种类型。阳性植物，生于高山、草原、向阳地，只有在强光照的环境中才能生长发育、苗壮成长，如雪莲花、刺蒺藜、马齿苋、白茅。阴性植物，生于林下、阴坡，只有在较弱的光照条件下才能生长发育、苗壮成长，栽培时需搭棚遮阴，如三七、人参、三角叶黄连、天南星、细辛。阳性植物与阴性植物的外形和内部构造都有明显区别：阳性植物表面角质层厚，常有毛茸，气孔较小，栅栏组织与海绵组织分化明显；植株开花结实多。阴性植物叶片角质层薄或无，叶肉组织分化不明显，细胞排列疏松，胞间隙大；枝条密，透光度小。

植物对日照长度的适应，形成长日照植物、短日照植物、中日照植物、中间类型的植物四种类型。如果引种，还要了解该植物的原产地的日照情况。

2. 温度

植物的生命活动都必须在一定的温度内进行。温度升高，生理、生化反应加快，反之减慢。超过能忍受的限度，植物则受害甚至死亡。同一种植物在不同发育阶段对温度的要求不尽相同。

温度变化，受空间（纬度、海陆位置、海拔、地形）和时间（季节和昼夜）的制约。从赤道向两极，纬度每增加1°，年均温度降0.5℃，被划为6个气候带：①极带：全年气温在 −10℃ 以下；②寒带：全年有 1—4 个月气候温暖，其余时间则为寒冷；③寒温带：夏暖冬冷；④暖温带：夏季炎热；⑤亚热带：夏季炎热的时间长；⑥热带：全年气温在 20℃ 以上。

沿海地区，受海洋季风影响而温暖湿润，属海洋性气候，在离海较远的地区夏季酷热、冬季严寒，年温差大，属大陆性气候。海拔每升高 100m，气温降低 0.5℃—0.6℃，海拔高度变化明显影响了气温的变化。

植物因长期适应一年四季和昼夜温度的变化，也表现出温度节律性，此节律称为"物候"；植物在不同季节的气温下经过发芽、生长、现蕾、开花、结实、果熟、休眠等生长发育阶段，这些生长发育阶段称为"物候期"。植物的物候期直接受当地气温的影响，间接受经度、纬度、海陆位置、海拔、地形的影响。如起源于高海拔及北方的植物，种子要经过一段时间的低温刺激才能萌发，也因此有的种子要秋播。贝母属（Fritillaria）植物生长于高山，胚的发育及种子的萌发，必须经过一段时间的低温刺激才能完成。研究证明，卷叶贝母（F. cirrhosaD. Don）的胚，在开始形态发育至胚率为 40% 期间，以 15℃ 为宜，胚率发育至 40% 以上，以 10℃ 为宜，胚充满胚乳后放在 5℃ 低温条件下需73—91 天，然后播种，经一冬的低温，次年春才能萌发。

温度与产品的关系很大，如紫花洋地黄、欧薄荷的有效成分含量，与年均温的高低成正相关；物候期反应植物产品的数量不同，如茵陈蒿（Artemisia capillaris Thunb.）的利胆成分蒿属香豆素（scoparone）在幼苗期不含，在花蕾待放时则达最高；槐的花蕾芦丁含量高，开花后则降低；浙贝母鳞茎的生物碱在四月下旬含量最高；唐古特山莨菪根的托晶类生物碱，地上部枯萎时含量最高。根及根状茎类药材，一般在秋末地上部枯萎和次年春季发芽前有效成分含量最高，此时采收的药材质量最佳。因而，对不同种药用植物的不同物候期有效成分含量的研究，在生产实践中具有重要实用价值。

3. 水分

水是植物生存的重要因子，体内的一切生理活动都必须在有水的条件下进行。根据水的分布，分为大气中的水（包括空气湿度、雨、雾、露、雪）、土壤水和潜水（地下水）。以水为主导因子的植物，有陆生植物，水生植物。陆生植物又根据所依赖的水分状况分为湿生植物、中生植物、旱生植物三种类型。湿生植物指需要生于潮湿的环境中，有的是潮湿的林下，如人参属、重楼属、天南星属；有的是生于阳光和水分都充足的地方，如灯心草。中生植物指生长于水湿条件适中的地方，种类是最多的。旱生植物生于干旱的环境中，有的叶片退化为针刺状，以减少蒸腾，如麻黄、木贼、天冬属植物；有的变成多浆植物，如景天科、仙人掌科、芦荟属植物等。

二、土壤因子

土壤是供应植物水分和无机盐的基地。土壤对植物的关系包括土壤的质地、水分含量、土壤肥力、土壤中的空气、土壤温度、酸碱度等因素。

土壤的质地分壤土、黏土、沙土。壤土质地均匀，保水、蓄肥、通气均好，最宜植物生长。黏土保水、保肥力强，但通气、透水力差。沙土通气、透水力好，蓄水、蓄肥力差，易干旱。

土温对种子萌芽、无机盐的溶解及根的吸收都有直接影响。

土壤的酸碱度，以 PH 值表示，分五级：pH $<$ 5.0 为强酸性；pH5.0—6.5 为酸性；pH6.5—7.5 为中性；pH7.5—8.5 为碱性；pH $>$ 8.5 为强碱性。植物因适应不同酸碱性的土壤而分为：酸性土植物，如喜生于酸性土的药用植物，有石松、垂穗石松、茶、铁芒萁、杜鹃、马尾松；碱性土植物，在西北、东北、华北地区的一些盐碱地上生长的药用植物，有地肤、丝石竹、柽柳、罗布麻等；中性土植物，在西北、华北、东北地区的一些钙质土上生长的药用植物有甘草、蒺藜、枸杞、柏等。这些间接指示土壤性质的植物叫指示植物。多数植物喜生于中性偏酸的土壤中。实验研究证明，不同的酸碱度条件，直接影响植物对营养元素的吸收，如西洋参在 pH5（强酸性）时更有利根系对氮磷吸收，叶片浓绿，根的产量高。在 pH7（中性）时，植株普遍变为淡黄色，说明叶绿素的形成受到影响，影响光合作用产物的合成和积累，因而根的产量低。pH5 实验组各处理根的产量比 pH7 各处理根的产量增加 33%—37%，但对钾的吸收相反，pH7 各处理植株对钾的吸收量大大超过 pH5 的吸收量。了解土壤因子对植物的关系，对植物的引种栽培有重要的实用意义。

三、地形因子

地形的巨大起伏（形成高山、低谷、平原、丘陵）和局部变化（坡度、坡向）都会影响气候因子（光、温度、水等）的分配变化，从而影响植物的生长发育和分布。如阳坡生长喜光喜暖的植物，阴坡生长喜阴喜凉的植物。绝对生于高山和平原的物种，若互相对调生存环境都不能成活。有的植物生长要求一定的海拔高度、光照和水分，如三角叶黄连分布在海拔 1700—2500m 左右且多云雾、潮湿的山地林荫下，暗紫贝母生于海拔 3200—4300m 的向阳山坡草丛中或灌木丛下，砂仁分布于海拔 50—400m。海拔高度对植物有效成分的影响随种而异，试验表明，唐古特山莨菪从海拔 3650m 起，同一物候期根内所含托品类生物碱的量随海拔升高而增加，到海拔 3850m 后，随海拔升高而下降。薄荷，生于平原的比生于山上的含油量高。

四、生物因子

主要有植物之间、植物与动物之间的相互影响。

植物与植物之间的相互影响表现为寄生、共生、附生。寄生植物有蛇菰属（Balanophora）、菟丝子属（Cuscuta）、桑寄生属（Loranthus）、列当属（Orobanche）及多孔菌科的一些植物，寄生植物大量繁殖能导致寄主死亡。共生关系中种类最多的是地衣类植物，豆科植物与根瘤菌也是著名的共生例子。附生植物为被附生植物提供树干、枝条、叶片等生长场地，附生植物中有一些藤本植物及兰科、蕨类的一些种类。

动物与植物之间的相互影响有：昆虫帮助植物传粉，对植物的繁殖作用很大。动物帮助植物传播果实和种子，或因这类植物的果实和种子表面有钩刺或毛，能黏附在动物身上，如苍耳属（Xanthium）、鬼针属（Bidens）；或因果实或种子的种皮坚硬，鸟类吃了难以消化，从粪便中排出，如桑寄生属的种子。草原上，豆科与禾本科的植物被牲畜吃掉，留下有毒的乌头属（Aconitum），得以蔓延。掘土的动物如鼠类、旱獭，以草为食，却又破坏了草场。

五、人为因子

人类有意识地、主动地进行生产活动，对药用植物的影响最大。人类对森林采伐不当，对有经济价值的植物过度采集，使生态失去平衡或水土流失而酿成灾害，一些物种随之濒危或灭绝。因此，合理开发利用植物资源，建立自然保护区，大量植树造林，保持生态平衡是当务之急。人类把野生植物变为家种，对已栽培成功的植物进行提高产量和质量，有意识地扩大了植物的分布区，如北药南移，南药北移。例如三七在四川引种，生长良好；美洲产的西洋参在北京的怀柔区试种成功，等等。

第三节　植被的分布

地球上自然植被的分布主要受水、热的因素制约。地球表面热量随纬度而变，水分随经度而变（与距海洋远近和大气环流有关）；在山地，水热分布随海拔高度而变。因而，某个地区植被的分布由该地区的纬度地带、经度地带和

24

垂直地带三者结合而定，称"三向地带性学说"。其中，纬度分布、经度分布合称水平分布。

太阳辐射地球表面的热量由赤道向两极呈规律性递减，气候表现出分带现象，植被也相应呈现纬向地带分布：热带雨林→亚热带常绿阔叶林→温带落叶阔叶林→寒温带针叶林→极地苔原。

陆地距海洋的远近及大气环流、大地地形等综合作用的结果，是从沿海到内陆，降雨量递减。由于水分分布有别，同一气候带植被分布也明显不同，呈植被的经向地带分布。以我国温带地区为例，沿海地区的降水量多，空气湿润，分布夏绿阔叶林；距海洋较远的地区，降水量渐少，旱季变长，分布草原植被；内陆地区的降水量更少，气候更干旱，分布荒漠植被。

山地植被的分布随海拔升高，形成条带状更替，有一定的垂直厚度，且植被带与山坡的等高线平行，这种现象叫植被的垂直地带性。山地植被垂直带的排列组合和更迭有一定体系，叫植被垂直带谱。各山坡所处的地理位置有别，垂直带谱也不同。如位于亚热带地区，川南峨眉山的主要植被类型从山脚（海拔550m）到山顶（海拔3100m），其植被垂直带谱为：亚热带常绿阔叶林→常绿与落叶阔叶混交林→针阔叶混交林→亚高山针叶林与灌丛。川西的巴朗山从山脚（海拔1200m）到山顶（海拔5000m）的垂直带谱为：亚热带常绿阔叶林→常绿阔叶与落叶阔叶混交林→亚高山针叶林→高山灌丛→高山草甸→流石滩植被与高山荒漠植被。位于温带海洋性气候的长白山，从山脚到山顶植被的垂直带谱为：落叶阔叶林→针阔叶混交林→寒温带针叶林→矮曲林→高山冻原。

植被的分布规律与野生药用植物的分布、生态环境、产区有极为密切的关系，对于开发利用、引种栽培都具有极其重要的意义。

下面以人参属（panax）植物及人参为例：

人参属（panax）植物全球共8种，我国有6种，其中5种为变种。该属起源于第三纪古热带山区的东亚和北美分布的植物区系成分。我国西南部有现存种类的大多数，应是本属的现代分布中心。人参（panax ginseng C. A. Mey.）分布于我国东北地区、朝鲜及俄罗斯远东地区，为阴生或半阴生植物，喜生于针阔叶混交林及杂木林下富含腐殖质、排水良好的土壤中。针阔叶混交林的组成树种有红松、油松、色木槭、紫椴、糠椴、黄檗、青榆等。杂木林的主要组成树种有柞栎、栗、色木槭、紫椴、春榆、青榆、风桦、千金鹅耳枥等。灌木层主要有忍冬、山梅花、东北山梅花、刺五加、龙牙楤木。草本层有美汉草、假茴芹、苔草、堇菜、银线草、透骨草等。郁闭度为70%—90%。土壤一般是富含腐殖质的棕色森林土或山地灰化棕色森林土。

第四节　药用植物资源调查的准备和工作方法、总结

一、调查前的准备工作

根据调查目的和任务，组建一支有吃苦耐劳精神、具备较高工作水平、熟悉调查方法、掌握调查技术的调查队，是完成调查任务的有力保证。

制订调查队工作计划，内容通常包括目的、任务、调查的主要内容、调查方法、日程安排、总结、成果处理、调查经费来源及开支范围。

详尽搜集和查阅调查地区的有关资料，如地区性的植物调查报告、地方植物志、中草药手册、地区的自然地理情况、气象、土壤、农业、林业、交通、地方病；有关该地区的地图资料（植被图、地形图、行政图）；有关该地区药材收购部门的历史资料，如历年收购的药材品种、数量、分布、产地。召开由当地药材部门、农村医生、老药农、中草药店等熟悉当地药用植物资源的人员参加的座谈会，他们对当地药用植物资源的种类、分布、产地、购销应用深入了解，提供的信息较为实用。需注意的是，不能只从当地目前收购种类的多少来判断该地区药用植物的种类，必有一些还没有被当地发掘利用的药用植物资源。还可以从该地区的气候、土壤、海拔等自然条件及邻近地区的自然条件、植被状况、植物种类等来推测要调查地区的植物种类和药用植物资源概况。

对上述资料整理后，确定调查的点和路线，根据气候条件、交通、植物的花果期、中草药的采集季节等因素，确定调查路线的先后顺序，注意点、面结合，并拟订工作日程表。如果参加调查的人员较多，业务水平悬殊，则需对调查人员进行有关药用植物资源调查的专业知识和仪器的使用培训，以统一认识、统一方法，并进行必要的实习，使不同地区、不同人员在技术要求上接近一致，尽量减少误差。

二、野外调查工作

（一）调查方法

1. 线路调查：按事先拟订的调查路线和预定的日程进行调查采集、观察植物群落和生态环境。

（1）标本采集：（参见第二章"药用植物标本的采集"）。

（2）实验材料采集：药材的品质随植物的物候期、光照、海拔高度、土壤、加工干燥条件等内因和外因的变化而改变。比如，薯蓣属根状茎中薯蓣皂甙的含量，一般在5月份较高，10月份以后较低，因此，供中药与民族药鉴定、药理、药化、临床医学研究用的实验材料，必须按一定规格采收，每种试验材料的取样，要一次采集够，并随即进行干燥，防止霉烂。同时还应注意：根皮类材料取样，挖得的样品应混合均匀再取样；树皮类材料取样，用刀在树干的一定位置上割取少量样品，如所需量多，可在多株树上取，最好不毁树木；叶类，应规定采收的时间、是嫩叶或老叶，是植株的上、中或下层；花类，严格定出采收的时期（蕾期、花开前期、盛花期）、花的部分（全花、花的某一部分）；果实类，规定果的成熟度；全草类，规定物候期，带不带地下部分。采后分别将茎叶干燥，因茎难干，叶易干、易碎。有毒植物应特殊包装并注明。

（3）观察植被和群落：植物群落就是在一定地段上由一定植物种类共同生活在一起，表现出一定的层片和外貌，在植物与植物间、植物与环境间有一定相互关系的植被。如果是某一地区所覆盖的各种植物群落的总和，就是该地区的植被，如峨眉山植被、大兴安岭植被等。植物群落的名称，以群落中的优势种类命名。若群落中有成层现象，就取各层的优势种命名，同层中种名与种名之间以"＋"连接，异层间以"－"连接，如落叶松－兴安杜鹃－草类植物群落、麻栎＋鹅耳枥－荆条－糖芥群落。在植物群落的观察中，还要注意药用植物的多度（或密度）、盖度和郁闭度、频度。

①多度（或密度），是指群落中某种药用植物的个体数目。确定多度的方法有二：一是记名记数法，直接统计出样地中各种植物的个体数目，计算公式是：某种植物的多度＝样地面积内该种植物的个体数目×100% 样地中全部个体数。本法多用在具有高大乔木的群落或对群落进行详细研究时采用；另一方法是目测估计法，比较粗略，但迅速，仍可用。用相对概念表示：非常多（背景化＋＋＋＋＋）、多（随处可见＋＋＋＋）、中等（经常可见＋＋＋）、少（少见＋＋）、很少（偶见＋）。

②盖度，是指植物（灌木或草本）覆盖地面的程度，又分为投影盖度和基部盖度。投影盖度，是指某种植物的枝叶在一定面积的土地上投影覆盖土地的面积，广义的盖度指的就是投影盖度。基部盖度，是指某种植物的基部在一定面积的土地上所占有的面积。不论投影盖度或基部盖度，都以它覆盖样地的百分数表示，如某种植物投影面积（或基部占有面积）占样地的30%，其投影盖度（或基部盖度）就是30%。

③郁蔽度，是指乔木郁蔽天空的程度，如样地内树冠盖度为50%，郁蔽

27

度为0.5。

④频度，指药用植物在群落中分布的均匀度，或者说某种植物在群落中出现的样方百分率。统计方法是，在该种植物群落的不同地点，设若干样地，然后以所设的样地总数除以统计出该植物的样地数，所得之商换算成百分率。公式为：频度=某种植物出现的样地数×100%全部样地数。如兴安杜鹃在某个"落叶松-兴安杜鹃-草类群落"中的频度调查，共设样地15个，经调查后统计，有7个样地中出现兴安杜鹃（不管多度如何），其频度=7/15×100%=46.5%。测定各种植物的频度时，要样地面积小，数量设置在10个以上。

2. 样地调查及计算产量：对于开发利用和保护中草药资源是很重要的数据指标。估计蕴藏量，主要是调查重要的种类、供应紧缺的种类和有可能造成资源枯竭的种类，对其他种类则没必要调查。

（1）样地设置与调查：在调查区内，选择不同的植物群落设置样地（要考虑不同的地形、海拔、坡度、坡向情况设置样地），在样地的一定距离内设置样方（方形、长方形、圆形均可），草本为$1—4m^2$，灌木为$10--40m^2$，大灌木和乔木为$100m^2$。样方调查常用的方法有两种：一是记名样方，用记名记数法（样株法）计算产量；二是面积样方，用投影盖度法计算产量。

① 记名样方的调查和样株法计算产量：

本法是统计样方内某种药用植物的株数后，再用样株法计算产量。样株法适用于木本、单株生长的灌木、大而稀疏生长的草本。方法是选择样方中具有代表性的植株，称出湿重数，乘以株数，就得到样方中的总湿重数。对药用植物，测出湿重样品后，使其干燥，得出干重的重量，就可得出湿重与干重的比率。有助于粗算出单位面积上药材的蕴藏量。

② 面积样方的调查和用投影盖度法计算产量：

面积样方是统计样方内某种药用植物占有整个样方面积的百分数，在用投影盖度法调查产量时使用。投影盖度法适用于群落中占优势的灌木或草本，它们成丛生长，难以分出单株个体。计算公式：

$$U = X \times Y$$

其中，U——样方上药材平均蓄积量，g/m^2；

X——样方上某植物的平均投影盖度，%；

Y——1%投影盖度药材平均重量，g。

无论哪种方法，都应当记录调查地点、日期、样方面积、样方号、药用植物存在的群落、生境、伴生植物。药材，要拴上号牌，标明物候期和样方号。

（3）蕴藏量调查：蕴藏量=单位面积产量×总面积。但是，至今尚无易行且精确的方法，一般采用估量法和实测法。

①估量法：邀请当地有经验的药材部门收购员、药农座谈，参照历年收购药材资料及调查印象进行估算。此法可供参考，但不精确。

②实测法：即在某地区，分别调查各群落的植物组成，设置一些样地，调查各个样地内的药材产量，求出样地面积药材平均产量的基础上，换算成每公顷单位面积产量，再根据植物资源分布图（植被图或林相图，以1:5000—1:100000为适用）算出该植物群落所占面积及蕴藏量。

例如，某地调查柞树—兴安杜鹃群落中兴安杜鹃的蕴藏量时，设置20个样方，每个样方$1.0m^2$。测后知每$10m^2$中有兴安杜鹃49丛，平均每丛产鲜叶0.19kg，则每个$10m^2$的样方可采鲜叶$49 \times 0.19g = 9.31kg$。根据植物资源分布图，用透明方格法算出该地区有柞树兴安杜鹃群落面积4.5公顷（合4.5 × $10000m^2$），计算兴安杜鹃鲜叶的总蕴藏量约为：$4.5 \times 1000/10 \times 9.31 = 41895kg$；鲜叶晾干后收获率为60%，故该地可收干叶$41895 \times 60\% = 25137kg$

（2）药用植物资源调查总结：调查结束，要做工作总结，写调查报告，通常分为工作报告和技术报告。

工作报告：通常包括：①工作概况（组织机构及调查队伍情况、技术方案及经费执行情况）；②工作中取得的成绩、存在问题；③工作体会。

技术报告：关键要写明本地区药用植物资源的主要种类和分布、利用情况。特别是要提出主要药用植物资源种类的蕴藏量、经济量和年允收量。经济量，指某一时期某一地区有经济效益的蕴藏量（指达到采收标准和质量规格的量，年幼的、达不到质量规格的不能算入其中）。年允收量，指在一年内允许采收的量（不影响自然更新）。

蕴藏量 = 单位面积产量 × 总面积

经济量 = 蕴藏量 × 比率（指达到采收质量标准而又有经济效益的量所占蕴藏量的比例）

年允收量 = 经济量 × 比率（比率值的经验数据为：茎叶类药材为0.3—0.4，根和根茎类为0.1）。

第五节　药用植物资源的利用和保护

药用植物野外实习，实际上也是对日后工作中需要具备的民族与民间药采集、野生植物资源调查的技能进行测验和练习，故应了解有关药源利用和保护的原则和常识。本节略作简述。

民族与民间药很大部分是野生药用植物，而野生植物的生长特征各有不同，分布不一致，所需的生长环境也不同，其生长受自然条件限制，加之多年来被大量采挖利用，许多种类已面临资源枯竭的危险，必须合理地利用和积极地保护。利用和保护药源的原则是：

一、计划采收

应"用、采、留"结合，合理安排，兼顾当前需要与长远利益，尤其对多年生植物，如采取分区轮封采等。无计划的乱采、滥采不仅浪费药源，而且会造成水土流失和局部气候改变，而自然环境的变化又反过来直接影响药用植物的生长、繁殖。对分布零散、资源稀少的常用民族与民间药还应积极开展由野生变家种的驯化栽培。

二、合理采挖

每种药用植物均有最适采收期。掌握中草药的生长规律，选择在其所含有效成分为最高的时期采集有利于提高药材的质量和产量，且不至于浪费和破坏药源。例如，带花全草药者不要采挖幼苗。叶类药材应分次采，不要采光，并尽量选取密集部分，以不影响或少影响植物生长发育为原则。一年生植物如需用全草，应保留适量植株，留种繁殖，从活植株上采树皮不要环剥，应分侧剥取，并保留1/3左右树皮在树干上以利再生，避免死亡，全剥则应砍大留小。多年生植物如药用其根或根茎（如玉竹何首乌等），应挖大留小，或把带芽部分（如薯蓣属植物）取下，就地栽植保种。有的药用植物原来只有一部分供药用，可研究开发其他部分的利用。

三、采种结合

对以种子繁殖的药用植物，若药用部分是地下部分，宜在秋季种子成熟后采挖，随采随种，以扩大繁殖。采集其他野生药用植物时尽可能随采随播。

四、保护森林

森林是许多药用植物生长的必须条件，一旦失去森林这种生活环境就无法生存，如石斛、石仙桃等。森林一经毁坏，恢复原状是极为困难甚至往往是不可能的。对森林的合理采伐、精心保护，不但能保证农业的水源，防止水土流失，也保护了许多重要的药用植物资源，使药源常在、永续利用。

五、药用植物资源的保护

长期以来，由于认识上的错误，对有些民族与民间药和中药药源植物资源实行掠夺式的过度采挖，又由于违背自然规律，不适当地垦殖和滥伐森林，对大自然过度开发利用，以致森林减少、草地退化、沙漠扩大、环境污染等，破坏了许多药用植物赖以生存的生态环境，减弱了再生能力，特别是一些名贵种类濒临灭绝，一些种类的优良种质消失和解体，导致药用植物资源量下降和枯竭。据估计，我国受威胁的药用植物在 1000 种左右。1984 年 10 月，国务院环境保护委员会公布的《中国珍稀濒危保护植物名录》第一册规定保护的 388 种植物中，有药用植物 163 种。1987 年 10 月，国务院又颁布《野生药材资源保护管理条例》，将国家重点保护的野生药材种类分为三级。

复习思考题

1. 少数民族药用植物学野外实践与实习中应注意哪些问题？
2. 少数民族药用植物资源主要分布地区有哪些？
3. 思考我国少数民族传统医学与药用植物学的关系。
4. 思考中医药学与少数民族医药的关系与区别。

第二篇　少数民族药用植物学基础

少数民族药用植物学在"民族医学"和"传统医学"专业中具有重要地位和作用。从我国医药学专业院校的课程设置可见，中药学、生药学、天然药物化学等专业学科都与药用植物学具有紧密联系。为保证用药准确、安全和有效，正确鉴别民族民间药与中草药品种，调查药用植物资源，必须具备药用植物学的外部形态、内部组织构造、分类鉴定等方面的知识。另外，在天然药物化学方面，利用药用植物学的分类知识，寻找含有相同或类似化学成分的新药用植物的研究工作，也是本学科的一项主要任务。

第四章　植物的细胞

提问：细胞学说（Cell theory）的主要内容？根据学生回答情况有的放矢地进行讲解，从而引导出作为有机体之一的植物体的构造及生命活动的基本单位，当然也不例外的是细胞。因此，要想了解植物的形态构造以及生命活动特点，就必须先了解植物细胞的形态结构，为以后课程的讲解奠定基础。

第一节　植物细胞的形态和大小

首先肯定植物体是由细胞构成的，然后举例说明观察常见植物体时只能看到其茎、叶、花、果实、种子，而看不到细胞的原因，从而导出：

1. 植物细胞的体积一般是微小的，直径为 10—$100\mu m$（$1\mu m = 10^{-3}mm$）。当然也有比较特殊的：球菌（或支原体）——直径仅有 1—$2\mu m$（或 0.15—$1.25\mu m$）；番茄（西红柿）和西瓜的果肉细胞——直径可达 $1mm$；棉花种子上的单细胞毛茸，长可达 $5mm$；苎麻纤维细胞更长，可达 $200mm$ 以上，有 $550mm$ 的记载。

2. 形状：多样，最常见的是球形、椭球形、多面体形、柱形和纺锤形等。

形状随植物的种类、细胞在植物体内所处的位置以及细胞所执行的功能不同而异：游离或排列疏松——球形或椭球形；排列紧密——多面体的形状；输导作用——柱状；支持作用——纺锤形等。

第二节　植物细胞的基本结构

植物细胞一般是很小的，用肉眼不能直接分辨出来，所以在研究植物细胞时必须要借助显微镜，常用的显微镜有以下两种：

光学显微镜：最大有效放大率为 1500 倍，分辨率为 2000nm

电子显微镜：有效放大率可达 25 万倍或更高，分辨率为 0.2nm

显微结构和亚显微结构的概念：

显微结构（microscopic structure）：在光学显微镜下观察到的细胞结构，称为显微结构。

亚显微结构（submicroscopic structure）：在电子显微镜下观察到的更为精细的结构，称为亚显微结构或超微结构（ultramicroscopic structure）。

各种植物细胞的结构是不同的，即使是同一细胞在不同发育时期结构也有所变化，所以我们不可能在一个细胞里同时观察到细胞的所有结构。以下进一步介绍典型植物细胞的概念。为了便于学习和掌握细胞的结构，现将各种植物细胞的主要结构都集中在一个细胞里加以说明，这个细胞就被称为典型的植物细胞或模式植物细胞。

在光学显微镜下观察，典型的植物细胞是由原生质体和细胞壁两大部分构成（图 4 - 1）。

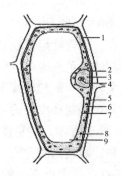

图 4 - 1　植物细胞的显微构造（模式图）

1. 细胞壁　2. 核膜　3. 核液　4. 核仁　5. 质膜　6. 胞基质　7. 液泡膜　8. 叶绿体　9. 液泡

一、原生质体（protoplast）：

原生质体是细胞内所有生命物质的总称。在光学显微镜下可以明显地区分为细胞质和细胞核两部分。

（一）细胞质（cytoplasm）：

1. 质膜（plasmalemma 或 plasma membrane）：是包围在细胞质表面的一层薄膜，通常紧贴细胞壁。功能：控制、调节物质进出细胞。

2. 细胞器（organelle）：一般认为细胞器是细胞质内具有一定形态结构和功能的微小结构或微小器官。在光学显微镜下观察植物细胞，可以看到质体、线粒体和液泡三种细胞器。

（1）质体（plastid）：植物细胞所特有的细胞器（图4-2）$\left\{\begin{array}{l}叶绿体\\有色体\\白色体\end{array}\right.$

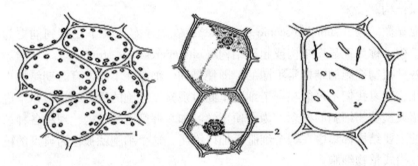

图4-2　质体的种类
1. 叶绿体　2. 白色体　3. 杂色体

① 叶绿体：高等植物的叶绿体一般呈球形、卵形或扁圆形，含有三种色素：叶绿素、叶黄素和胡萝卜素，因含叶绿素较多，遮蔽了其他色素，所以显现为绿色。存在部位：叶和幼茎的绿色细胞中。功能：进行光合作用。

② 有色体（杂色体）：多呈杆状、圆粒状或不规则状，含有胡萝卜素和叶黄素，因而呈红色或橙黄色。分布：花和成熟的果实中。

③ 白色体：是不含色素的微小质体，多呈球形或纺锤形。分布：不曝光的组织中。功能：淀粉、脂肪和贮藏蛋白质合成中心。

（2）线粒体（mitochondrion）：是大小不一的棒状或粒状颗粒。功能：细胞中物质氧化（呼吸作用）的中心。

（3）液泡（vacuole）：液泡是植物细胞的显著特征之一，在植物细胞生理活动中占有重要的地位。

①结构$\begin{cases}泡膜（tonoplast）\\ 细胞液（cell\ sap）\end{cases}$

②形成：先为小而后变多，随细胞生长而变大、融合，占细胞体积的90%以上（图4-3）。

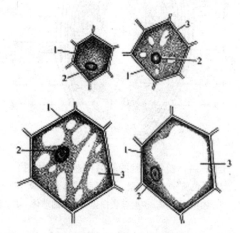

图4-3　液泡的形成
1. 细胞质　2. 细胞核　3. 液泡

在电子显微镜下观察植物细胞，可以看到细胞器除了质体、线粒体和液泡三者外，还有内质网、核糖核蛋白体、微体、高尔基体、溶酶体、圆球体、微管和微丝等，且各种细胞器均有更细微的结构（图4-4）（这部分内容布置给学生自学）。

3. 胞基质（cytoplasmic matrix）：在电子显微镜下看不出特殊结构的细胞质部分，是半透明而无色的黏滞液胶体，细胞器及细胞核都包埋在里面。

胞质运动（cytoplasmic movement）：在生活的细胞中，胞基质处于不断的运动状态，它能带动其中的细胞器，在细胞内有规则地持续流动。

（二）细胞核（nucleus）：

植物中除了最低等的类群（细菌和蓝藻）外，所有的生活细胞都具有细胞核。通常一个细胞只有一个核，但也有双核或多核的。

1. 细胞核在细胞中所占的大小比例和它的位置、形状，是随着细胞的生长而变化的。

2. 幼年细胞的细胞核，在细胞中占的体积比例较大，且位于细胞的中央，呈球形。

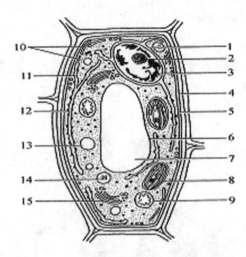

图 4-4 植物细胞的超微构造（模式图）

1. 核膜 2. 核仁 3. 染色质 4. 细胞壁 5. 质膜 6. 液泡膜 7. 液泡 8. 叶绿体
9. 线粒体 10. 微管 11. 内质网 12. 核糖核蛋白体 13. 圆球体 14. 微体 15. 高尔基体

3. 随着细胞的生长，细胞核的体积比例渐次变小，当细胞质被增大了的中央液泡挤压到细胞的周边时，细胞核也一起被挤压到细胞的一侧，形状变成半球形或圆饼状。在有的成熟细胞中，细胞核仍被许多线状的细胞质悬吊在细胞的中央。

4. 细胞核总是包埋于细胞质里。

①结构 { 核膜（nuclear membrane）
核质（nucleoplasm） { 染色质（chromatin）：DNA 和蛋白质
核液（nucleochylema）
核仁（nucleolus）：由蛋白质和 RNA 组成

② 主要功能：控制细胞的生长、发育和遗传。

二、细胞壁（cell wall）

细胞壁是包围在植物细胞原生质体外面的一个具有一定硬度和弹性的外壳，是植物细胞的显著特征之一。具有细胞壁、质体和明显的液泡是植物细胞区别于动物细胞的三大结构特征。主要功能：保护原生质体。

（一）细胞壁的分层（图4-5）

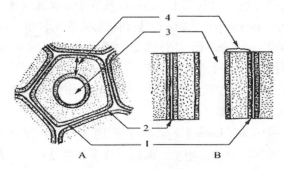

图4-5 细胞壁结构图解

A. 横切面 B. 纵切面

1. 初生壁 2. 胞间质 3. 细胞腔 4. 三层的次生壁

1. 胞间层（intercellular layer）：位于细胞壁的最外面，是细胞分裂时最初形成的一层细胞壁，也是相邻细胞所共有的一层，故又称为中层（middle lamella），主要成分是果胶（pectin）。果胶易被酸或酶等溶解，从而导致细胞的相互分离。

2. 初生壁（primary wall）：是随着细胞的生长，由原生质体所分泌的物质增加而在胞间层的内侧所形成的细胞壁。主要成分是纤维素（cellulose）、半纤维素（hemicellulose）和果胶。厚为1—3μm，质地较柔软，有较大的可塑性，能随着细胞的生长而延展。许多植物细胞终生只有胞间层和初生壁。

3. 次生壁（secondary wall）：是在细胞体积停止生长以后由原生质体所分泌的物质添加在初生壁的内侧所形成的细胞壁。主要成分是纤维素，此外还含有少量的半纤维素，并常常含有木质素（lignin）。厚一般为5—10μm，质地较为坚硬，因此，有增强细胞壁机械强度的作用。在光学显微镜下，较厚的次生壁层可以显出折光不同的外层、中层和内层。由于在次生壁形成时细胞的体积已停止生长，所以次生壁越厚，细胞腔就越小。

（二）纹孔（pit）和胞间连丝（plasmodesmata）

1. 纹孔：次生壁在加厚过程中所留有的许多不增厚的区域。

两个相邻的细胞壁，其纹孔常在相同部位成对地互相衔接，称为纹孔对（pit pair）。

纹孔膜（pit membrane）：纹孔对之间的薄膜，包括胞间层和相邻两细胞各自少量的初生壁。

纹孔口（pit aperture）：纹孔开向细胞腔的口。

纹孔腔（pit cavity）：增厚壁所围成的腔穴。

纹孔对有三种类型，即单纹孔、具缘纹孔和半缘纹孔（图4-6）。

（1）单纹孔（simple pit）：纹孔腔呈圆柱形或扁圆柱形，口与底同大。

（2）具缘纹孔（bordered pit）：纹孔边缘的次生壁向细胞腔内呈拱状隆起，形成一个圆锥形或扁圆形的纹孔腔，口小底大，同时纹孔膜的中央也常加厚形成纹孔塞（三圈）。纹孔塞只出现在松柏类植物的管胞上，其他裸子植物和被子植物的具缘纹孔则没有纹孔塞（两圈）。

（3）半缘纹孔（half bordered pit）：在管胞或导管与薄壁细胞间形成的纹孔。即一边有架拱状隆起的次生壁，而另一边形似单纹孔，没有纹孔塞。

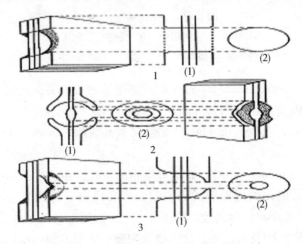

图4-6　纹孔的图解

1. 单纹孔　2. 具缘纹孔　3. 单缘纹孔　（1）切面观　（2）表面观

2. 胞间连丝：细胞间有许多纤细的原生质丝穿过细胞壁上的微细孔隙或纹孔而彼此联系着，这种原生质丝称为胞间连丝。

（三）细胞壁的特化

细胞壁主要由纤维素构成，具有一定的韧性和弹性。但由于环境的影响和生理功能的不同，细胞壁内常渗入其他物质，致使细胞壁的理化性质发生变化，即细胞壁发生特化。常见的有：

1. 木质化（lignification）：是细胞壁内渗入了木质素的结果。特点：硬度增强，机械支持力显著增加，但气体和水分仍能通过，所以木质化的细胞可以是活细胞。鉴别：加入间苯三酚液和浓盐酸，显红色。

2. 木栓化（suberization）：也称栓质化，是脂类化合物木栓质渗入细胞壁中的一种变化。特点：不易透水、透气，使细胞内原生质体与外界环境隔绝而死亡，成为死细胞，对植物体的内部组织具有保护作用。鉴别：加苏丹Ⅲ试液后呈红色。

3. 角质化（cutinization）：是脂类化合物角质渗入细胞壁的一种变化。通常角质只渗入暴露在空气中的细胞外壁内，而角质不仅渗入细胞壁内，而且还分泌到细胞壁的表面积聚成层，叫角质层。特点：透水性差，但可透光，可以防止水分过度蒸发和微生物的侵害。并不是一个细胞所有的壁都发生角质化，因此角质化的细胞是生活细胞。鉴别：加入苏丹Ⅲ溶液，呈橘红色。

4. 黏液质化（mucilagization）：是细胞壁内所含的纤维素等成分发生变化而成为黏液。黏液质化所形成的黏液在细胞的表面常成固体状态，吸水膨胀后则成黏滞状态。鉴别：加钌红试剂染成红色；加玫红酸钠醇溶液染成玫瑰红色。

5. 矿质化（mineralization）：是细胞壁内渗入矿物质（主要是硅质和钙质）的结果，其中以含硅质的最为常见。特点：硬度增强。鉴别：硅质能溶于氟化氢，但不溶于醋酸或浓硫酸（可区别于草酸钙和碳酸钙）。

第三节　植物细胞的后含物

后含物（ergastic substance）：是植物细胞在生长分化过程中以及成熟以后，由于新陈代谢活动所产生的各种钝性物质的总称，有人也称作内含物。后含物有的存在于原生质体中，有的存在于细胞壁上。后含物的种类很多，有些是对生物体具有重要生理作用的活性成分，是植物可供药用的主要因素；有些是具有营养价值的贮藏物，是人类食物的主要来源；有些是细胞的废物。本节只介绍淀粉、菊糖、蛋白质、油脂和结晶体等形成后含物的性质及理化鉴别方法。

一、淀粉（starch）

淀粉是由葡萄糖分子聚合而成的长链化合物，其分子式为$(C_6H_{12}O_5)_n$。

淀粉的产生：叶绿素（光合作用）→同化淀粉（分解）→葡萄糖（转运）→贮藏细胞（造粉体）→淀粉粒

淀粉粒结构形成：淀粉在造粉体内积累时，先从一处开始，形成淀粉粒的核心——脐点（hilum），然后环绕着核心由内向外层层积累。

许多植物的淀粉粒在形成过程中，直链淀粉和支链淀粉相互交替地分层沉积，由于直链淀粉较支链淀粉对水有更强的亲和性，因而在显微镜下可以看到围绕脐点有许多暗亮相间的轮纹（annular striation）（层纹），如果用无水乙醇处理，使淀粉脱水，这种轮纹也就随之消失。

淀粉粒的形状：多呈圆球形、卵圆球形、长圆球形或多面体等。

脐点的形状与位置：有颗粒状、裂隙状、分叉状、星状等，有的在中心，有的偏于一侧。

淀粉粒的类型（图4-7）

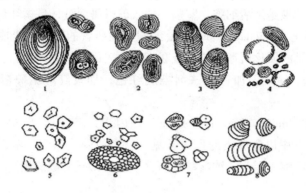

图4-7　各种淀粉粒

1. 马铃薯（左为单粒，右上为复粒，右下为半复粒）　2. 豌豆　3. 藕
4. 小麦　5. 玉米　6. 大米　7. 半夏　8. 姜

单粒淀粉（simple starch grain）：一个淀粉粒只有一个脐点。

复粒淀粉（compound starch grain）：一个淀粉粒具有两个或两个以上的脐点，各脐点分别有各自的轮纹环绕。

半复粒淀粉（half compound starch grain）：一个淀粉粒具有两个或两个以上的脐点，各脐点除有本身的轮纹环绕外，外面还包围着共同的轮纹。

不同的植物，淀粉粒的形状、大小、层纹和脐点的形状、位置也不同，因此，可作为鉴定药材的一种依据。淀粉粒不溶于水，在热水中膨胀而糊化，与酸或碱共煮则分解为葡萄糖。鉴别：淀粉粒遇稀碘液变成蓝黑色。

二、菊糖（inulin）

菊糖是由果糖分子聚合而成，多含在菊科、桔梗科植物的根细胞中。菊糖能溶于水，不溶于乙醇。可将含有菊糖的植物材料浸于乙醇中，一周后，作切片观察。形态：类似圆形或扇形的结晶存在于细胞内（图4-8）。鉴别：遇25%α-萘酚溶液和浓硫酸显紫红色而溶解。

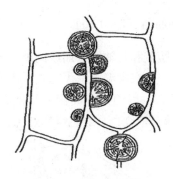

图 4 – 8　菊糖结晶（桔梗根）

三、蛋白质〔protein〕

贮藏的蛋白质与构成原生质体的活性蛋白质不同，它是化学性质稳定的无生命物质。种子的胚乳和子叶细胞中常含有丰富的蛋白质。形态：常成结晶体或无定形的小颗粒状。

拟晶体（crystalloid）：结晶的蛋白质因具有晶体和胶体的二重性，因此称拟晶体。蛋白质拟晶体有不同的形状，但常常呈方形。

糊粉粒（aleurone grain）：无定形的蛋白质常常被一层膜包裹成圆球状的颗粒，称为糊粉粒。有些糊粉粒既包含有无定形蛋白质，又包含有拟晶体。蓖麻胚乳细胞中的糊粉粒，除拟晶体外，还含有磷酸盐球形体（globoid）；在茴香胚乳细胞的糊粉粒中还包含有细小的草酸钙簇晶（图 4 – 9）。鉴别：遇碘液呈暗黄色；遇硫酸铜，加苛性碱水溶液显紫红色。

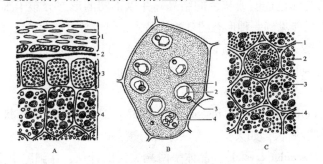

图 4 – 9　各种糊粉粒

A. 小麦颖果外部的构造　1. 果皮　2. 种皮　3. 糊粉层　4. 胚乳细胞

B. 蓖麻的胚乳细胞　1. 糊粉粒　2. 蛋白质晶体　3. 球晶体　4. 基质

C. 豌豆的子叶细胞　1. 细胞壁　2. 糊粉粒　3. 淀粉粒　4. 细胞间隙

41

四、脂肪（fat）和脂肪油（fixed oil）

脂肪和脂肪油是由脂肪酸和甘油结合而成的酯。不溶于水，易溶于有机溶剂；遇碱则皂化。形态：一般在常温下呈固态或半固态的称为脂肪；在常温下呈液态的则称脂肪油。分布：以固体或油滴的形式存在于细胞质中（图4－10）。鉴别：遇苏丹Ⅲ溶液显橙红色、红色或紫红色，遇锇酸显黑色。

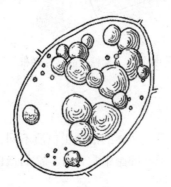

图4－10　脂肪油（椰子胚乳细胞）

五、晶体（crystal）

一般认为晶体是细胞生活中所产生的废物。常见的晶体有草酸钙和碳酸钙。

（一）草酸钙晶体（calcium oxalate crysta）

草酸钙常为无色透明或灰色的结晶，并以不同的形态分布于细胞液中。一般一种植物中只能见到一种形态的草酸钙晶体，但少数也有两种或多种形态的。

常见的草酸钙晶体形态有以下五种（图4－11）：

1. 单晶（solitary crystal）：又称方晶或块晶，通常呈正方形、斜方形、菱形、长方形等，如甘草、黄柏等含有单晶。

2. 簇晶（cluster crystal；rosette aggregate）：晶体是由许多菱状晶体聚集而成，常呈多角形星状，如大黄、人参等含有簇晶。

3. 针晶（acicular crystal）：晶体呈两端尖锐的针状，在细胞中多成束存在，称针晶束（raphides），如半夏、黄精等含有针晶。

4. 砂晶（micro－crystal；crystal sand）：晶体呈微小三角形、箭头形或不规则形，聚集在细胞里，如颠茄、牛膝、地骨皮等含砂晶。

5. 柱晶（columnar crystal；styloid）：晶体呈长柱形，长度为直径的4倍以上，如射干、淫羊藿等含有柱晶。

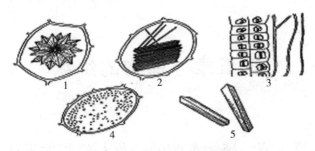

图 4 – 11　各种草酸钙结晶

1. 簇晶　2. 针晶束　3. 方晶　4. 砂晶　5. 柱晶

不是所有的植物都含有草酸钙晶体，含有者又因植物种类不同而有不同的形态和大小，因此可作为鉴别植物类药材的依据之一。鉴别：不溶于醋酸，但遇硫酸便溶解并形成硫酸钙针状结晶析出。

（二）碳酸钙晶体（calcium carbonate crystal）

在植物体中，碳酸钙晶体的一端与细胞壁相连，形状如一串悬垂的葡萄，因此也称为钟乳体（图 4 – 12）。

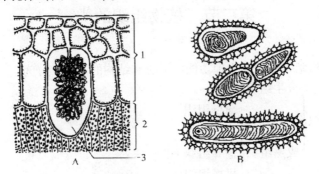

图 4 – 12　碳酸钙结晶

A. 无花果叶内的钟乳体　1. 表皮和皮下层　2. 栅栏组织　3. 钟乳体和细胞腔
B. 穿心莲细胞中的螺状钟乳体

钟乳体多存在于爵床科、桑科、荨麻科等植物叶的表层细胞中，如在穿心莲叶、无花果叶、大麻叶等表层细胞中均可见到碳酸钙晶体。此外，在植物细胞中还含有酶（enzyme）、维生素（vitamin）、植物激素（auxin）、抗生素（antibiotic）和植物杀菌素（plant fungicidin）等物质，这些物质统称为生理活性物质，它们与植物的生长发育有着密切的关系。鉴别：遇醋酸溶解，并放出二氧化碳气泡。

第五章　植物的组织

第一节　植物细胞的分化与组织的形成

细胞的分化：是由具有分裂能力的细胞逐渐到细胞分裂停止，细胞外形伸长，以至形成各种具有一定功能和形态结构的细胞的过程。

细胞分化导致植物体中形成多种类型的细胞，也就是形成了各种组织。

组织（tissue）：是由许多来源相同、形态结构相似、生理功能相一致且彼此联系的细胞所组成的细胞群。

第二节　植物组织的类型

植物组织常常根据其生理功能、形态和结构的不同，分为：

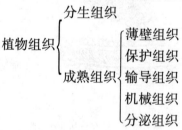

一、分生组织（meristematic tissue 或 meristem）

分生组织是一群具有分生能力的细胞，它是植物体一切组织的来源。特点：细胞具有分裂能力，细胞体积小，排列紧密，没有细胞间隙，细胞壁薄，细胞核位于中央并占有较大的比例，通常细胞质浓厚，无明显的液泡，也没有质体。

（一）分生组织据其性质与来源的不同，可分为：

1. 原生分生组织（promeristem）：位于植物体根、茎的最顶端，是直接由种子的胚遗留下来的一群原始细胞，具有旺盛的分裂能力（图5－1）。

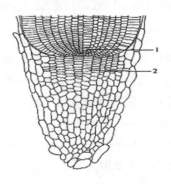

图5－1　根尖生长点及根冠

1. 生长点　2. 根冠的分生组织

3. 次生分生组织（secondary meristem）：是由已成熟的薄壁细胞重新恢复分裂机能所形成的

2. 初生分生组织（primary meristem）：位于原生分生组织之后，是由原生分生组织分裂出来而仍保持分生能力的细胞组成，分裂能力不及原生分生组织旺盛，且其细胞已初步开始分化。位于根和茎顶端的初生分生组织已分化为三部分，即表皮原（原表皮）、基本分生组织和原形成层。

（二）分生组织据其所处位置的不同，又可分为：

1. 顶端分生组织（apical meristem）：是位于根、茎顶端的分生组织，它的分生使植物体不断伸长。

2. 侧生分生组织（lateral meristem）：位于根和茎的侧方的周围部分，靠近器官的边缘，包括形成层（cambium）和木栓形成层（cork cambium；phellogen），能使植物体进行加粗生长。

3. 居间分生组织（intercalary meristem）：处于某些植物茎的节间基部或叶的基部，能使植物体拔节和节间增长，或者是使叶伸长。如竹、韭菜等。

不是所有的植物都有居间分生组织和侧生分生组织，但所有的植物都有顶端分生组织。

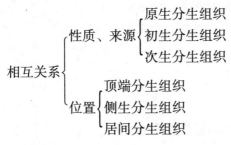

45

二、基本组织（ground tissue）或薄壁组织（parenchyma）

在植物体中分布很广，占植物体体积的大部分，是组成植物体的基础。特征：细胞壁薄，只有胞间层和初生壁，细胞排列疏松，有明显的细胞间隙，细胞质较稀薄，有大的液泡，细胞体积比分生组织细胞大得多，常呈球形、圆柱形和多面体等，是具有潜在分裂机能的生活细胞。

薄壁组织依结构和功能的不同，可分为以下五种（图5-2）：

（一）一般薄壁组织（ordinary parenchyma）：普遍存在于植物体内各处，主要起填充和联系其他组织的作用，并在一定条件下，可转化为次生分生组织。

（二）同化薄壁组织（assimilation parenchyma）：多存在于植物的叶肉和幼茎的皮层中，细胞中含有叶绿体，能进行光合作用，制造有机物质。

（三）贮藏薄壁组织（storage parenchyma）：常存在于植物的种子、果实、根和地下茎中。主要特点是细胞内贮存了大量的淀粉、蛋白质、糖类、油脂等营养物质。

（四）通气薄壁组织（aerenchyma）：多见于水生和沼泽植物体内。其特征是细胞间隙特别发达，常形成大的空隙或通道，起通气的作用。。

（五）输导薄壁组织（conducting parenchyma）：多存在于植物器官的木质部及髓部。细胞细长，具有输导水分与养料的作用。

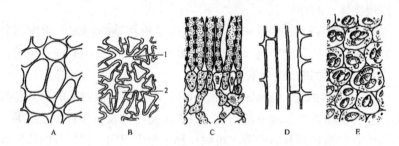

图5-2　几种基本组织

A. 一般薄壁组织　B. 通气薄壁组织（1. 星状细胞 2. 细胞间隙）

C. 同化薄壁组织　D. 输导薄壁组织　E. 贮藏薄壁组织

三、保护组织（protective tissue）

分布：位于植物体表面。

功能：1. 防止植物体遭受病虫害的侵袭及机械损伤；

2. 控制植物与环境的气体交换；

3. 防止水分过度蒸腾。

依其来源的不同，可分为初生保护组织——表皮与次生保护组织——周皮。

（一）表皮（epidermis）

分布：位于植物体幼嫩器官的表面。

来源：由初生分生组织中的原表皮分化而来，是初生保护组织。

特点：通常是由一层扁平的长方形、方形、多边形或波状不规则形生活细胞构成。细胞排列紧密，无细胞间隙，细胞质较稀薄，液泡大，一般不含叶绿体，细胞与外界接触的壁常角质化并具角质层。有的还有蜡被、毛茸、气孔等附属物。

1. 气孔（stoma）：气孔是表皮上狭长的细胞间隙，是由两个半月形的保卫细胞（guard cell）对合而成。

保卫细胞是由表皮细胞分化而来，细胞质较丰富，细胞核明显，并含叶绿体。通常保卫细胞与表皮细胞相连的壁较薄，其他各方面的壁较厚。充水膨胀，气孔拉开；失水则闭合。

副卫细胞（subsidiary cell）：与保卫细胞相邻的表皮细胞。

气孔轴式：保卫细胞与其周围的副卫细胞排列的方式。

双子叶植物叶中常见的气孔轴式有以下五种（图5-3）：

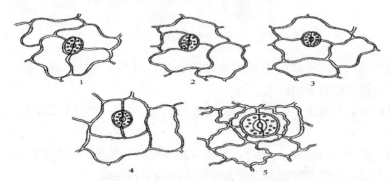

图5-3　双子叶植物气孔的轴式类型
1. 不定式　2. 不等式　3. 直轴式　4. 平轴式　5. 环式

（1）不定式（anomocytic type）：气孔周围的副卫细胞数目不定，其大小基本相同，并与其他表皮细胞形状相似。如毛茛、艾、桑、洋地黄、南瓜、玄参等。

(2) 不等式（anisocytic type）：气孔周围有 3 个或 3 个以上副卫细胞，大小不等，其中 1 个特别小。如荠菜、菘蓝、曼陀罗、烟草等。

(3) 环式（actinocytic type）：气孔周围的副卫细胞数目不定，其形状较其他表皮细胞狭窄，围绕气孔排列成环状。如茶、桉等。

(4) 直轴式（diacytic type）：气孔周围的副卫细胞常为 2 个，其长轴与气孔长轴垂直。如石竹、瞿麦、穿心莲、爵床、薄荷、益母草等。

(5) 平轴式（paracytic type）：气孔周围的副卫细胞常为 2 个，其长轴与气孔长轴平行。如茜草、番泻、补骨脂、常山、马齿苋等。

禾本科型气孔（gramineous type）：保卫细胞呈哑铃形，中部狭窄，具厚壁，两端膨大，成球状，具薄壁，当保卫细胞充水、两端膨胀时，气孔隙缝就张开。同时在保卫细胞的两侧各有一个略作三角形的副卫细胞（图 5-4）。如淡竹叶、芸香草等。

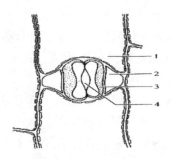

图 5-4　禾本科型气孔
1. 表皮细胞　2. 辅助细胞　3. 保卫细胞　4. 气孔缝

2. 毛茸（trichome）：是由表皮细胞分化而成的突起物，具有保护和减少水分蒸发或分泌物质的作用。

毛茸主要有两类：一类有分泌作用，称为腺毛；一类没有分泌作用，称为非腺毛。

(1) 腺毛（glandular hair）：是能分泌挥发油、黏液、树脂等物质的毛茸。通常是由具有分泌作用的腺头和无分泌作用的腺柄组成。

腺头细胞覆盖着较厚的角质层，分泌物积聚在细胞壁与角质层之间。分泌物由角质层渗出或角质层破裂而排出。

由于组成腺头和腺柄的细胞数目不同而有多种类型的腺毛（图 5-5）。

(2) 非腺毛（nonglandular hair）：是不具分泌功能的毛茸。由单细胞或多细胞组成，顶端常狭尖，无头、柄之分。

由于组成非腺毛的细胞数目、分枝状况不同而有多种类型的非腺毛，如线状毛、分枝毛、丁字毛、星状毛、鳞毛等（图5－6）。

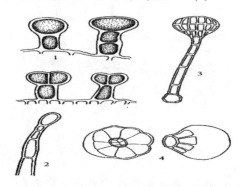

图5－5　各种腺毛

1. 洋地黄叶的腺毛　2. 曼陀罗叶的腺毛　3. 金银花的腺毛　4. 薄荷叶的腺毛（腺鳞）

腺鳞：无腺柄或腺柄短，其腺头常由6—8个细胞组成，呈鳞片状，多见于唇形科植物。

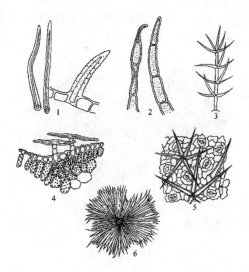

图5－6　各种非腺毛

1. 单细胞非腺毛　2. 多细胞非腺毛　3. 分枝状毛　4. 丁字形毛　5. 星状毛　6. 鳞毛

（二）周皮（periderm）

分布：位于有加粗生长的根和茎的表面。

来源：是由次生分生组织中的木栓形成层（phellogen，cork cambium）形成的。木栓形成层进行切向分裂，向外分生多层细胞扁平、排列整齐紧密、细胞壁栓质化、成熟后即死亡的木栓层（cork），向内分生少量薄壁的栓内层（phelloderm）。木栓层、木栓形成层和栓内层三者合称周皮（图5－7）。

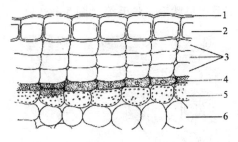

图 5 - 7　周皮

1. 角质层　2. 表皮层　3. 木栓层　4. 木栓形成层　5. 栓内层　6. 皮层

（三）皮孔（lenticel）：是植物枝条上具有一定色泽、形状，纵向或横向凸出的斑点。

周皮形成时，位于原来气孔下面的木栓形成层向外分生许多排列疏松的非木栓化的薄壁细胞，称为填充细胞（complementary cell），随着填充细胞的增多和长大，结果将表皮突破，形成圆形或椭圆形的裂口，这种裂口即为皮孔，是气体交换和水分蒸发的通道（图 5 - 8）。

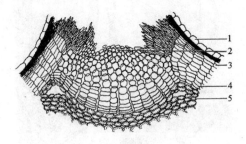

图 5 - 8　皮孔的横切面

1. 表皮层　2. 填充细胞　3. 木栓层　4. 木栓形成层　5. 栓内层（绿皮层）

四、输导组织（conducting tissue）

输导组织是植物体内运输水分、无机盐和营养物质的组织。

特点：细胞呈长管状，常为上下相连，贯穿于整个植物体内，形成适于运输的管道。

根据构造和运输物质的不同，输导组织又可分为以下两大类：

（一）导管和管胞

导管和管胞是自下而上地输送水分及溶于水中的无机盐类的组织，存在于植物的木质部中。

1. 导管（vessel）：是被子植物中最主要的输水组织，少数裸子植物（麻黄等）和个别蕨类植物（蕨属）中也有导管。

导管是由多数管状细胞纵向连接而成，单个管状细胞称为导管分子（vessel element，vessel member）。

导管分子成熟时一般没有原生质体的死细胞，并且相接处的横壁常溶解消失，形成穿孔（perforation），从而使导管成为上下贯通的长管，输送水分和无机盐的速度较快。导管分子壁上常有不均匀增厚的木质化的次生壁所形成的各种纹理。根据增厚所形成纹理的不同，可将导管分为以下五种类型（图5-9）：

（1）环纹导管（annular vessel）：导管壁上的增厚部分呈环状。

（2）螺纹导管（spiral vessel）：导管壁上的增厚部分呈一条或数条螺旋带状。

（3）梯纹导管（scalariform vessel）：导管壁上既有横的增厚，也有纵的增厚，与未增厚部分相隔，呈梯形。

（4）网纹导管（reticulated vessel）：导管增厚部分密集，交织成网状，网眼是未增厚的部分。

（5）孔纹导管（pitted vessel）：导管壁几乎全面增厚，只有纹孔是未增厚的部分。根据纹孔不同又可分为单纹孔导管和具缘纹孔导管，前者未增厚部分为单纹孔，后者为具缘纹孔。

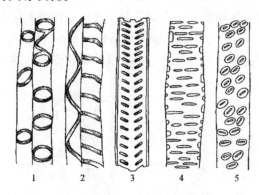

图5-9　导管类型

1. 环纹导管　2. 螺纹导管　3. 梯纹导管　4. 网纹导管　5. 具缘纹孔导管

环纹导管和螺纹导管是较原始的初生类型，存在于植物器官的幼嫩部分，直径一般较小，输导能力较差；梯纹、网纹和孔纹导管是较进化的次生类型，多存在于植物器官的成熟部分，壁厚、管径大，输导能力及支持作用均较强。

2. 管胞（tracheid）：是绝大多数蕨类植物和裸子植物的输水组织。在被子植物的木质部中也有导管，但含量较少，不为主要输水组织。

管胞是狭长形的死细胞，两端尖斜，末端不穿孔，细胞直径小，壁木质化增厚并形成各种纹理，但以梯纹及具缘纹孔管胞较为多见。管胞互相连接并集合成群，依靠纹孔运输水分等，所以输导能力较导管低，是一类较原始的输导组织（图 5 - 10）。

3. 侵填体（tylosis）：是与导管或管胞邻接的薄壁组织细胞，从纹孔处侵入导管或管胞腔内，膨大和沉积树脂、丹宁、油类等物质，形成部分地或完全地阻塞导管或管胞的突起结构。侵填体的产生，使导管或管胞的输导能力降低，但有一定的防腐作用。

（二）筛管和筛胞

筛管和筛胞是输送有机营养物质的组织，存在于植物的韧皮部中。

1. 筛管（sieve tube）：存在于被子植物中，是由多数长管状的薄壁生活细胞纵向连接构成的，其中单个管状细胞称为筛管分子（sieve tube element）。

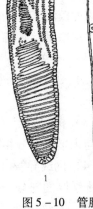

图 5 - 10　管胞
1. 梯纹管胞
2. 具缘纹孔管胞

成熟的筛管分子是无核的生活细胞，其细胞核在筛管成熟过程中通过解体而消失。在筛管分子连接的横壁上穿有许多小孔，称为筛孔（sieve pore），具有筛孔的横壁称为筛板（sieve plate），上下相邻两个筛管分子的细胞质通过筛孔彼此相连，形成营养物质输送的通道（图 5 - 11）。

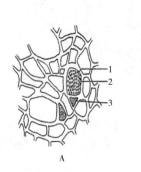
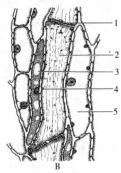

图 5 - 11　筛管及伴胞
A. 横切面：1. 筛板　2. 筛孔　3. 伴胞
B. 纵切面：1. 筛板　2. 筛管　3. 伴胞　4. 白色体　5. 韧皮薄壁细胞

在被子植物筛管的旁边有一个或几个细长梭形的薄壁细胞，称为伴胞（companion cell）。伴胞具浓厚的细胞质和明显的细胞核。伴胞为被子植物所特有，蕨类及裸子植物中则不存在。

胼胝体（callus）：是温带树木进入冬季时，由一种称为胼胝质的黏稠的碳水化合物在筛管的筛板上形成的垫状物。

胼胝体形成后，筛管就失去了输导机能，直到来年春天，胼胝体被酶溶解后，筛管才重新恢复输导机能。

2. 筛胞（sieve cell）：存在于蕨类植物和裸子植物中，其与筛管分子的区别是：筛胞系单个分子的狭长细胞，直径较小，端壁很倾斜，没有特化成筛板，但仍有筛孔集中分布的所谓"筛域"（sieve area），而且侧壁的筛域也很多。筛胞不具伴胞。

五、机械组织（mechanical tissue）

功能：支持植物体和增加其巩固性以承受机械压力。

特征：具有加厚的细胞壁。

根据细胞壁增厚的方式、增厚的部位、增厚的程度不同，可分为：

（一）厚角组织（collenchyma）

特点：长形的生活细胞，常含有叶绿体。细胞壁呈不均匀增厚，一般只在角隅处增厚，也有的在切向壁或胞间隙处增厚，而且这种增厚是初生壁性质的，是由纤维素、半纤维素和果胶质组成，不木质化。

分布：成束或成环分布于幼茎、叶柄、叶片、花柄等部分，直接位于表皮下或与表皮相隔开几层薄壁细胞。在许多具有棱角的幼茎和叶柄中，厚角组织常集中分布于棱角处，如薄荷茎、益母草茎、南瓜茎、芹菜叶柄等（图 5-12）。

（二）厚壁组织（sclerenchyma）

特点：细胞具有全面增厚的次生壁，常具层纹和纹孔，多木质化，成熟后细胞腔变小，成为死细胞。根据细胞形状的不同，可分为：

1. 纤维（fiber）：

特点：两端为尖的细长梭形细胞，长度一般比宽度大许多倍。细胞壁明显地次生增厚，但木质化程度很不一致，从无木质化到强烈木质化。纹孔一般较稀少，并常成缝隙状。成熟后细胞腔很小或几乎没有，多为死细胞（图 5-13）。

根据纤维在植物体内的存在部位不同，又可分为以下两种：

（1）木纤维（wood fiber）：

分布：存在于被子植物的木质部中。

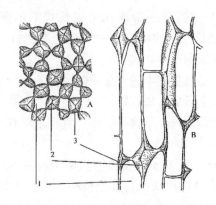

图 5 – 12　厚角组织

A. 横切面　B. 纵切面　1. 细胞腔　2. 胞间层　3. 增厚的壁

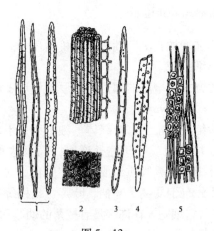

图 5 – 13

1. 单纤维　2. 纤维束　3. 分隔纤维（姜）　4. 嵌晶纤维（南五味子根）　5. 晶纤维（甘草）

特点：长轴的纺锤形细胞，但长度较短，细胞壁强烈木质化，具有不同形状的退化具缘纹孔或裂隙状单纹孔，如关木通等。

（2）木质部外纤维（extraxylary fiber）：

分布：存在于木质部以外的组织中（如韧皮部、基本组织、皮层等）。因为这类纤维多分布在韧皮部，因此也被称为韧皮纤维（phloem fiber）。

特点：细胞一般呈长纺锤形，细胞壁厚，细胞腔呈狭长的缝隙。在横切面上细胞常呈多角形、圆形、长圆形等，细胞壁常呈现同心纹层，无木质化或者是木质化程度较弱，如苎麻、亚麻、洋麻等。

此外，在药材鉴定中，还可以见到以下几种特殊类型的纤维：

　　分隔纤维（septate fiber）：是一种细胞腔中生有菲薄横膈膜的纤维，如姜、葡萄属等植物。

　　嵌晶纤维（intercalary crystal fiber）：纤维次生壁外层嵌有一些细小的草酸钙方晶和砂晶，如冷饭团的根和南五味子的根皮中的纤维嵌有方晶，草麻黄茎的纤维嵌有细小的砂晶。

　　晶鞘纤维（晶纤维 crystal fiber）：由纤维束和含有晶体的薄壁细胞所组成的复合体称为晶鞘纤维。这些薄壁细胞中，有的含有方晶，如甘草、黄柏、葛根等；有的含有簇晶，如石竹、瞿麦等；有的含有石膏结晶，如柽柳等。

　　2. 石细胞（stone cell）：

　　特点：呈球形、多面体形、短棒状或分枝状等，但不及纤维细长。次生壁极度增厚并强烈木质化，由于壁特别厚而使纹孔呈细管状或分枝状，一般较纤维明显。具有由细胞壁渐次增厚所形成的纹理，称为层纹。

　　分布：常单个或成群分布于植物的根、茎、果实和种子中，如党参、黄柏、八角茴香、杏仁等；有些植物的叶或花中亦有分布，但这些石细胞通常呈分枝状，所以又称为畸形石细胞（idioblast）或支柱细胞，如茶叶（图5－14）。

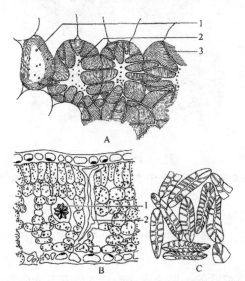

图5－14　几种不同形状的石细胞

A. 梨的石细胞　1. 纹孔　2. 细胞腔　3. 层纹

B. 茶叶横切面　1. 草酸钙结晶　2. 畸形石细胞　C. 椰子果皮内的石细胞

六、分泌组织（secretory tissue）

其是植物体中具有分泌功能的细胞群。

特征：多为生活细胞，能分泌某些特殊的物质，如挥发油、树脂、乳汁、黏液、蜜汁等。

根据分泌物是积聚在体内或者是排出体外的状况，可分为外部分泌组织和内部分泌组织两大类（图 5 – 15）。

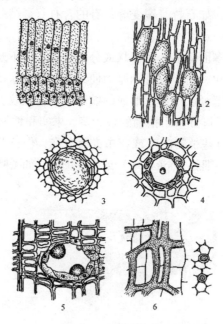

图 5 – 15　分泌组织

1. 蜜腺　2. 分泌细胞　3. 溶生性分泌腔　4. 离生性分泌腔　5. 树脂道　6. 乳管

（一）外部分泌组织

位于植物的体表，其分泌物排出体外，其中有腺毛（保护组织已做介绍）和蜜腺。

蜜腺是由细胞质浓厚的一层表皮细胞或连同其下面的数层细胞组成，具有分泌蜜汁的能力。细胞质产生的蜜汁，可通过细胞壁上的角质层破裂向外扩散，或经过表皮上的气孔排出。

蜜腺常存在于虫媒花植物的花被基部或花托上，如油菜花、荞麦花、酸枣花、槐花等。有时亦存在于植物的叶、托叶等处，如蚕豆托叶的紫黑色腺点，梧桐叶下的红色小斑及桃和樱桃叶片的基部均具蜜腺。

（二）内部分泌组织

存在于植物体内，分泌物也贮积在体内。

根据形态结构和分泌物的不同，可分为：

1. 分泌细胞（secretory cell）：是单个地分散于薄壁组织中的具有分泌能力的细胞，在体形上常大于周围细胞，其分泌物贮存在本细胞内。分泌细胞贮满分泌物后，即成为死亡细胞。

分泌细胞依据分泌物质的不同，可分为含挥发油的油细胞（如桂皮、姜、菖蒲等）和含黏液质的黏液细胞（如半夏、玉竹、山药、白芨等），以及含鞣质的鞣质细胞（如葡萄科、景天科、豆科、蔷薇科等一些植物）等。

2. 分泌腔（secretory cavity）：是由多数分泌细胞所形成的腔室，分泌物大多为挥发油，并贮存在腔室内，故又称油室。

分泌腔的形成方式：

（1）由于分泌细胞彼此分离、细胞间隙扩大而形成的，分泌细胞完整地围绕着腔室，称为离生（裂生的 schizogenous）分泌腔，如当归。

（2）由于分泌细胞本身破裂、溶解而形成的，腔室周围的分泌细胞常破碎不完整，称为溶生（lysigenous）分泌腔，如陈皮。

3. 分泌道（secretory canal）：是由多数分泌细胞所形成的管道，分泌物贮存在管道内。

分泌道顺轴分布于器官中，故横切面观类圆形，与分泌腔相似，但纵切面观则呈管状。分泌道是由于分泌细胞彼此分离而形成的。由于分泌物不同，可分为含树脂或油树脂的树脂道（resin canal），如松茎；含挥发油的油管（vittae），如小茴香的果实；含黏液的黏液道（slime canal），如美人蕉、椴树。

4. 乳汁管（laticifer）：是由一个或多个细长分枝的能够分泌乳汁的管状细胞构成。构成乳汁管的细胞是具有细胞质和细胞核的生活细胞，具有强烈的分泌作用，其分泌的乳汁贮存在细胞内。乳汁管可分为下列两种：

（1）无节乳汁管（nonarticulate laticifer）：是由单个细胞构成的乳汁管，能随着植物体的生长不断伸长，管壁上无节。无节乳汁管常有分枝，长度可达几米以上，贯穿于整个植物体中。如大戟、夹竹桃、萝藦科等植物具有分枝的无节乳汁管，大麻等桑科植物具有不分枝的无节乳汁管。

（2）有节乳汁管（articulate laticifer）：由多个横壁溶解打通的细胞互相对接在一起所形成的乳汁管。如蒲公英、桔梗、橡胶树、罂粟等。

乳汁具黏滞性，多为白色，但也有黄色或橙色，如白屈菜、博落回。

第三节　维管束及其类型

维管束（vascular bundle）是在植物进化到较高级的阶段时才出现的组织。维管束在植物体内出现，是从蕨类植物开始的。所谓维管束植物，就是指蕨类植物和种子植物。在维管束植物体中，维管束贯穿于各种器官内，并彼此相连形成一个维管系统，承担着水分和物质的运输，并兼有支持作用。

维管束是主要由韧皮部（phloem）和木质部（xylem）组成的束状结构。根据维管束中韧皮部和木质部排列方式的不同，以及形成层的有无，可将维管束分为下列几种类型（图5-16，图5-17）：

（1）有限外韧维管束（closed collateral bundle）：韧皮部位于外侧，木质部位于内侧，两者并行排列，中间没有形成层。如单子叶植物茎的维管束。

（2）无限外韧维管束（open collateral bundle）：与有限外韧维管束的不同之处在于韧皮部和木质部之间有形成层。如裸子植物和双子叶植物茎中的维管束。

（3）双韧维管束（bicollateral bundle）：木质部的内外两侧都有韧皮部。常见于茄科、葫芦科、夹竹桃科、旋花科等植物的茎中。

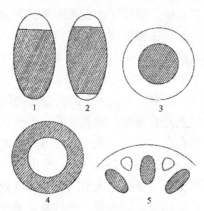

图5-16　维管束类型图解

1. 外韧维管束　2. 双韧维管束　3. 周韧维管束　4. 周木维管束　5. 辐射维管束

（4）周韧维管束（amphicribral bundle）：木质部位于中间，韧皮部围绕在木质部的四周。如百合科、禾本科、棕榈科、蓼科及蕨类的某些植物。

（5）周木维管束（amphivasal bundle）：韧皮部位于中间，木质部围绕在韧皮部的四周。如百合科、鸢尾科、天南星科、莎草科、仙茅科等某些植物的茎。

（6）辐射维管束（radial bundle）：韧皮部和木质部相互间隔成辐射状排列，并形成一圈。存在于被子植物根的初生构造中。

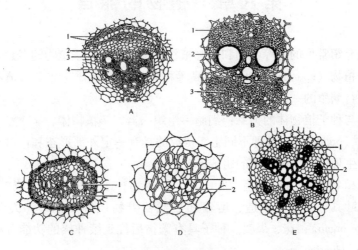

图 5 - 17　维管束类型详图

A. 外韧维管束　1. 压扁的韧皮部　2. 韧皮部　3. 形成层　4. 木质部

B. 双韧维管束　1. 韧皮部　2. 木质部

C. 周韧维管束　1. 木质部　2. 韧皮部

D. 周木维管束　1. 韧皮部　2. 木质部

E. 辐射维管束　1. 木质部　2. 韧皮部

第六章　植物的器官

首先介绍常见的低等植物和高等植物，从而导出种子植物的概念。

种子植物（spermatophyte）：在高等植物中，能够开花结果形成种子，并以种子进行繁殖的一大类群植物。

细胞与种子植物体的关系：细胞→组织→器官→植物体。

器官（organ）：由各种不同组织构成的具有一定外部形态和内部构造，并执行一定生理机能的植物体的组成部分。

种子植物体是由根、茎、叶、花、果实和种子六种器官组成的。其中，根、茎、叶具有吸收、制造、运输和贮藏营养物质等功能，称为营养器官（vegetative organ）；花、果实、种子具有繁衍后代延续种族的功能，称为繁殖器官（reproductive organ）。

器官之间在生理上和结构上有着明显的差异，但彼此间又密切联系，相互协调，构成一个完整的植物体。

第一节　根的形态特点和功能

根通常是植物体生长在土壤中的营养器官，具有向地、向湿和背光的特性。

一、根的形态和类型

（一）根的形态

根一般呈圆柱形，愈向下愈细，不分节和节间，不生叶、芽和花，也不含叶绿体，根的生长点有根冠保护。

（二）根的类型

根依其发生、起源可分为定根和不定根两类：

定根（normal root）：直接或间接由胚根发育而来的，有固定生长部位的根。

不定根（adventitious root）：不是直接或间接由胚根发育而来的，产生没有固定位置的根。

不定根可以由胚轴、茎、叶或其他部位产生，如玉米、薏苡、小麦、水稻等植物的种子萌发后不久，即从茎的基部节上长出许多大小、长短相似的根，这些根就是不定根。又如秋海棠、落地生根的叶以及菊、桑、木芙蓉、月季的枝条插入土中后所生出的根都是不定根。

主根（main root）：植物最初生长出来的，由种子的胚根直接发育而来的根。

侧根（lateral root）：主根或不定根上生出的支根。

侧根达到一定长度时，又能生出新的侧根。因此，从主根或不定根上生出的侧根，可称为一级侧根；一级侧根上生出的支根，称为二级侧根，依此类推。

主根是直接由胚根发育而来的，主根上产生的各级侧根都是间接由胚根发育而来的，因此主根和主根上产生的各级侧根都属于定根。

二、根系及其类型

根系（root system）：一株植物地下部分所有根的总体。

根据生长特性的不同，根系可分为直根系和须根系两种类型（图6-1）。

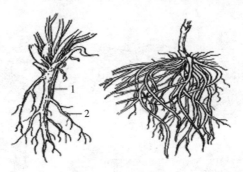

图6-1　直根系和须根系
1. 主根　2. 侧根

（一）直根系（tap root system）

主根明显而发达，其上生出侧根，侧根再分出细小的侧根，这样反复分枝所形成的根系即直根系。裸子植物和大多数双子叶植物具有直根系，如人参、甘草、桔梗、黄芪等。

（二）须根系（fibrous root system）

主根不发达，或早期枯萎，而从茎与根相连的部分和茎的基部节上生长出许多长短、粗细相仿的不定根，密集呈胡须状，不易区分出主根的根系即须根系。多数单子叶植物具有须根系，如百合、蒜、玉米、小麦、葱等。

三、根的变态

有些植物的根，由于长期适应某一些特殊的生活环境，其形态、构造和生理功能发生了可以遗传的变异，称为根的变态。常见的变态根有以下几种类型（图6-2，图6-3）：

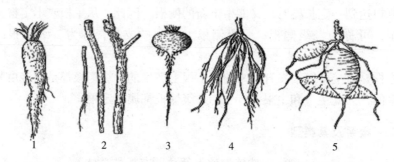

图6-2 根的变态（一）

1. 圆锥根 2. 圆柱根 3. 圆球根 4. 块根（纺锤状） 5. 块根（块状）

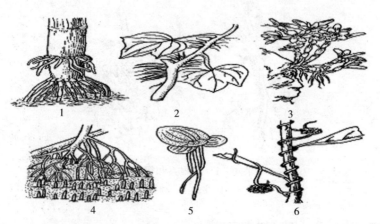

图6-3 根的变态（二）

1. 支持根（玉米） 2. 攀缘根（常春藤） 3. 气生根（石斛）

4. 呼吸根（红树） 5. 水生根（青萍） 6. 寄生根（菟丝子）

（一）贮藏根（storage root）：根的一部分或全部因贮藏营养物质而变为肥大肉质。根据来源不同，可分为肉质直根和块根两大类。

1. 肉质直根（fleshy tap root）：由主根肥大而成的贮藏根。一株植物上只有一个肉质直根，其上部具有根茎和节间极短、并着生了许多叶子的茎——根头；其肥大部位可以是韧皮部，如胡萝卜，也可以是木质部，如萝卜。肉质直根依形态的不同，可分为：

（1）圆锥根（conical root）：主根肥大，呈圆锥形，如胡萝卜、白芷、桔梗等的根。

（2）圆柱根（cylindrical root）：主根肥大，呈圆柱形，如萝卜、菘蓝、丹参的根等。

（3）圆球根（spheroidal root）：主根肥大，呈圆球形，如芜青的根。

2. 块根（root tuber）：由侧根或不定根肥大而成的贮藏根。一株植物上可形成多个块根。块根形状比较不规则，常呈块状或纺锤状，而且在其膨大部位上端没有茎和根茎，如天门冬、麦冬、何首乌、百部、郁金、甘薯等。

（二）支持根（prop root）：自靠近地面的茎节上长出而着生于土壤中的不定根，有支撑植物体直立的作用，如玉米、薏苡、甘蔗、高粱等。

（三）气生根（aerial root）：从茎上产生的不定根，悬垂于空气中，能吸收和贮存空气中的水分，如吊兰、石斛、榕树等。

（四）呼吸根（respiratory root）：生长在沼泽地带的植物，因为植株的一部分被淤泥掩埋，生在泥中的根呼吸困难，所以就有一部分内部具发达通气组织的根垂直向上生长，暴露在空气中，起呼吸作用，如红树、水松等。

（五）攀缘根（climbing root）：是茎上产生的具攀附作用的不定根，可使植物体附着在墙壁或树干等支持物上，以维持植物攀缘向上，如常春藤、络石、薜荔等。

（六）水生根（water root）：水生植物的根呈须状垂生于水中，纤细、柔软并常带绿色，如菱、浮萍等。

（七）寄生根（parasitic root）：由寄生植物产生的伸入寄主内部组织中吸取养分的根。

全寄生植物：植物体内不含叶绿体，不能自制养料而完全依靠吸收寄主体内的养分维持生活的植物，如菟丝子、列当等。

半寄生植物：一方面由寄生根吸收寄主体内的养料，而同时自身含有叶绿体，可以制造一部分养料的植物，如桑寄生、槲寄生等。

四、根的组织构造

（一）根尖的结构及其发展

根尖（root tip）：根的顶端到着生根毛部分的这一段。根据外部构造和内部组织分化的不同，可将根尖自下而上分为根冠、分生区、伸长区和成熟区四个部分（图6-4）。

1. 根冠（root cap）：位于根的最顶端，一般成圆锥形，它像套子一样罩在分生区的外方，起着保护分生区的作用。根冠是由许多排列不规则的薄壁细胞组成，它的外层细胞由于根在土壤中生长时摩擦受到损伤而不断脱落，但其内部不断由分生组织给予补充，因此，根冠始终保持一定的形状和厚度。

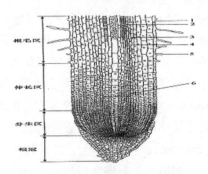

图6-4 大麦根尖纵切面
1. 表皮 2. 导管 3. 皮层 4. 维管束鞘 5. 根毛 6. 原形成层

2. 分生区（meristematic zone）：又叫生长锥，位于根冠内方，呈圆锥状，由分生组织细胞组成，具有很强的分生机能。分生组织产生的新细胞，除一部分向前发展形成根冠细胞，以补偿根冠因受到损伤而脱落的细胞外，大部分向后发展，经过细胞的生长、分化，逐渐形成根的各种结构。由于原生分生组织的存在，所以分生区始终保持其原有的体积和作用。

3. 伸长区（elongation zone）：位于分生区上方，细胞分裂已经停止，细胞生长迅速，特别是沿根的长轴方向显著延伸，使根不断伸长。同时，细胞进一步分化而逐渐产生一些形态不同的组织。

4. 成熟区（maturation zone）：位于伸长区上方，细胞已停止伸长，并且已分化成熟，形成各种组织。本区最大的特点是表皮的一部分细胞的外壁向外突出形成根毛，所以又称根毛区（root hair zone）。根毛的生活期很短，老的根毛陆续死亡，而从伸长区上部又陆续生出新的根毛。根毛的产生大大增加了根的吸收面积。

由于分生区不断产生新的伸长区，所以伸长区也不断产生新的成熟区，如此更新的结果，使得根尖不断向土壤深处推移，大大增加了根的吸收效率。

（二）根的初生构造

初生组织（primary tissue）：由初生分生组织分化形成的各种成熟组织。

初生构造（primary structure）：由初生组织组成的构造。

在根尖的成熟区作一横切面，即可观察到根的初生构造，从外至内分为表皮、皮层和维管柱三部分（图6-5）。

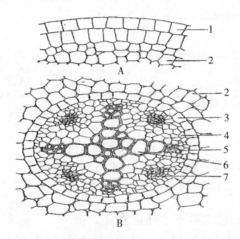

图6-5　根的横切面的一部分（示初生构造）

A. 近外方的组织；　B. 维管柱

1. 表皮　2. 皮层　3. 内皮层　4. 维管柱鞘　5. 原生木质部　6. 后生木质部　7. 初生韧皮部

1. 表皮（epidermis）：表皮包在根的成熟区的最外面，是由初生分生组织中的原表皮层发育而来，一般由一层长径与根的纵轴平行的近似柱形的薄壁生活细胞组成，细胞排列整齐、紧密，不角质化，但有薄的角质层（长期存在的表皮可发生角质化），不具气孔，一部分表皮细胞的外壁向外突出形成根毛。这些特征与植物其他器官的表皮不同，而与根的吸收功能密切相关，故有吸收表皮之称。有些植物根的表皮是由多层紧密排列的具有加厚次生壁的死细胞组成，称为根被（velamen），如百部、麦冬等。根被具有保护作用，所以是保护组织。

2. 皮层（cortex）：位于表皮内方，由初生分生组织中的基本分生组织发育而成，占有根的相当大的部分，由许多层薄壁细胞组成，细胞排列疏松，有着明显的细胞间隙。皮层最外的一层细胞，即紧接表皮的一层细胞，通常排列比较整齐、紧密，没有细胞间隙，成为连续的一层，称为外皮层（exoder-

mis）。当根毛枯死、表皮破坏后，外皮层细胞壁发生栓质化增厚，能代替表皮起保护作用。有些植物的根，外皮层是由多层细胞组成的（如鸢尾属植物）。

皮层最内的一层细胞，排列整齐、紧密，无细胞间隙，称为内皮层（endodermis）。在绝大多数双子叶植物和裸子植物中，内皮层细胞的径向壁（侧壁）和上下壁（横壁）局部木栓化和木质化增厚，增厚部分呈带状，环绕径向壁和上下壁而成一整圈，叫凯氏带（casparian strip）。凯氏带的宽度不一，但通常远比其所在的细胞壁狭窄，故在横切面上观察，径向壁的增厚部分成点状，又叫凯氏点（casparian spots）（图6-6）。

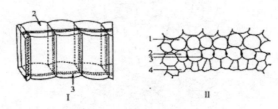

图6-6　内皮层及凯氏带

Ⅰ.内皮层细胞立体观，示凯氏带　Ⅱ.内皮层细胞横切面观，示凯氏点

1.皮层细胞　2.内皮层　3.凯氏带（点）　4.维管柱鞘

在单子叶植物和极少数双子叶植物（如茶）中，内皮层的大多数细胞除外切向壁（靠皮层的一面）以外，其他各面均栓质化和木质化增厚，所以在横切面上观察，内皮层细胞壁增厚部分呈马蹄形；也有的内皮层细胞壁全部木栓化增厚。在内皮层细胞壁增厚的过程中，有少数正对着初生木质部顶端的内皮层细胞的壁不增厚，仍保持着薄壁状态，这些细胞称为通道细胞（passage cell）。通道细胞起着皮层与维管柱之间物质交流的作用（图6-7）。

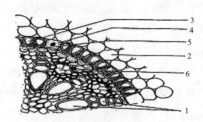

图6-7　鸢尾属植物幼根横切面的一部分

1.木质部　2.皮层薄壁组织　3.内皮层　4.通道细胞　5.维管柱鞘　6.韧皮部

在一般情况下，根部的皮层细胞有着暂时贮藏养料的作用，因此，皮层实际上是兼有吸收、运输和贮藏作用的基本组织。

3.维管柱（vascular cylinder）：内皮层以内所有的组织统称维管柱。通常是由维管柱鞘和初生维管束两部分组成，有些植物的根还具有髓部。维管柱是由初生分生组织中的原形成层发育而来。

（1）维管柱鞘（pericycle）：位于维管柱最外方，通常是由一层薄壁细胞组成，也有两层至多层薄壁细胞的，如桃、桑、柳及裸子植物等。维管柱鞘的薄壁细胞具有潜在的分生能力，在一定时期可以产生侧根、不定根、不定芽以及有次生生长植物的一部分形成层和木栓形成层等。在单子叶植物的老根中，维管柱鞘细胞常常可形成厚壁组织。

（2）初生维管束（primary vascular bundle）：位于维管柱鞘的内方，包括初生木质部（primary xylem）和初生韧皮部（primary phloem）。初生木质部一般分为几束，呈星角状，与初生韧皮部相间排列而成辐射维管束。在初生木质部和初生韧皮部之间，则分布着薄壁组织。

根中初生木质部的束数常因植物种类而异，双子叶植物通常为2—5束，单子叶植物常为8束至30余束或更多。每种植物根中初生木质部的束数是相对稳定的。植物的根，依初生木质部束数的不同，分为二原型（diarch）、三原型（triarch）、四原型（tetrarch）、五原型（pentarch）、六原型（hexarch）和多原型（polyarch）等。

根中初生木质部分化成熟的顺序，是由外向内逐渐进行的，这种成熟方式称为外始式（exarch）。最初形成的木质部在外方，称原生木质部（protoxylem），其导管直径较小，多为环纹或螺纹导管；后形成的木质部在内方，称后生木质部（metaxylem），其导管直径较大，多为梯纹、网纹或孔纹导管。被子植物的初生木质部由导管、管胞、木纤维和木薄壁细胞组成；裸子植物的初生木质部主要是管胞。

根中初生韧皮部的束数和初生木质部的束数相同，分化成熟的方式也是外始式，即原生韧皮部（protophloem）在外，后生韧皮部（metaphloem）在内。被子植物的初生韧皮部由筛管、伴胞、韧皮纤维和韧皮薄壁细胞组成；裸子植物的初生韧皮部主要是筛胞。

一般双子叶植物的根，初生木质部通常一直分化到维管柱的中心，因此不具髓部。但多数单子叶植物和有些双子叶植物的根，初生木质部不分化到维管柱的中心，因而存在着髓部（pith）。一般根的髓部由薄壁细胞组成，如百部、乌头、龙胆等（图3-8）；也有的髓部细胞木质化增厚而成为厚壁组织，如鸢尾等。

（三）侧根的形成

植物根上产生的支根，不论是主根、侧根或不定根上的，统称为侧根。

　　种子植物的侧根是从维管柱鞘起源的。侧根形成时，维管柱鞘的某些细胞的细胞质变浓，液泡变小，重新恢复分裂能力。首先进行切向分裂（即细胞分裂所产生的新壁与器官表面平行），使细胞层数增加，因而新生的组织就产生向外的突起。然后切向分裂和平周分裂（即细胞分裂所产生的新壁与器官表面垂直）同时进行，这就使原有的突起继续生长，形成侧根的根原基（root primordium）。根原基细胞经分裂、分化，形成生长点和根冠。新生长点的发生直接影响了周围的细胞，与生长点靠近的内皮层，也发生分裂，加大体积，以承受新生长点向外膨胀，但这层细胞不久即被突破。生长点的细胞继续分裂、增大和分化，并以根冠为先导向前推进。由于侧根不断生长所产生的机械压力和根冠所分泌的含酶物质能溶解皮层、表皮细胞，这样就能使侧根较顺利无阻地依次穿越皮层、表皮，而从根毛区后部露出母根，同时侧根的维管组织与母根的维管组织连接在一起形成一个连续的系统。由于侧根起源于根的组织内部，因此被称为内起源（endogenous origin）（图 6 - 8）。

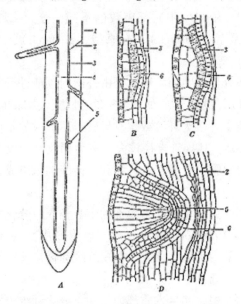

图 6 - 8　侧根的发生

A. 侧根发生的图解　B - D. 侧根发生的各期

1. 表皮　2. 皮层　3. 维管柱鞘　4. 维管柱　5. 侧根　6. 内皮层

　　侧根的产生通常有一定的位置。一般情况下，在二原型的根上，侧根发生在对着初生韧皮部或初生韧皮部与初生木质部之间；在三原型、四原型的根上，则发生在正对着初生木质部处；在多原型的根上，则是对着韧皮部的（图6 - 9）。

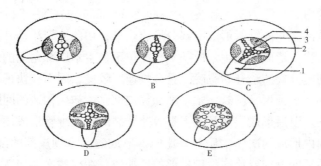

图 6 – 9 侧根发生的位置与不同类型根的关系

A，B. 二原型 C. 三原型 D. 四原型 E. 多原型

1. 侧根 2. 原生木质部 3. 后生木质部 4. 初生韧皮部

（四）根的次生构造

大多数双子叶植物及裸子植物的根中能够产生次生分生组织维管形成层和木栓形成层。

维管形成层和木栓形成层的细胞分裂、生长和分化的结果，不断使根加粗，这个过程称为次生生长（secondary growth）。由次生生长所产生的组织，称为次生组织（secondary tissue）。由次生组织形成的构造，称为次生构造（secondary structure）。

1. 维管形成层的产生及其活动：当根进行次生生长时，位于初生木质部放射状束的凹陷部分（即初生韧皮部内侧）的薄壁细胞首先恢复分裂能力，成为条状的形成层。以后各条逐渐向左右两侧扩展，并向外推移到与初生木质部放射角相对的维管柱鞘部分，这部分维管鞘细胞也开始分化成为形成层的一部分，结果就使条状的形成层彼此相衔接，形成一个波浪式的形成层环（cambium ring）（图 6 – 10）。

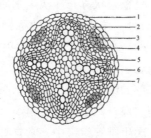

图 6 – 10 形成层发生的过程

1. 内皮层 2. 维管柱鞘 3. 初生韧皮部 4. 次生韧皮部 5. 形成层 6. 初生木质部 7. 次生木质部

维管形成层细胞主要进行切向分裂，向内产生新的木质部，加于初生木质部的外方，称为次生木质部（secondary xylem），向外产生新的韧皮部，加于

初生韧皮部的内方，称为次生韧皮部（secondary phloem）。由于位于初生韧皮部与初生木质部之间的维管形成层部分形成较早，切向分裂活动开始也早，同时分裂速度较快，形成的次生木质部多，而位于初生木质部角上的形成层部分形成较晚，切向分裂活动开始也晚，且分裂速度较慢，因而很快把原来呈多角形的形成层环变成圆形，同时，木质部和韧皮部已由初生构造的间隔排列而转变为内外排列。以后形成层环基本上是等速分裂的。在维管形成层分裂活动过程中，一般向内形成的次生木质部要比向外形成的次生韧皮部的细胞数目多，所以次生木质部的增加要比次生韧皮部的增加快。在根的次生构造中，原来的初生木质部仍留存在根的中心，而初生韧皮部则由于根的加粗常常被挤扁于次生韧皮部之外，成为没有细胞形态的颓废组织（图6-11）。

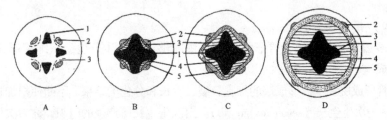

图6-11 根的次生生长图解（横剖面示形成层的产生与发展）

A. 幼根的情况。初生木质部在成熟中，点线示形成层起始的地方
B. 形成层已成连续组织，初生的部分已产生次生构造，初生韧皮部已受挤压
C. 形成层全部产生次生构造，但仍为凸凹不齐的形象，初生韧皮部被挤压更甚
D. 形成层已成完整的圆环

1. 初生木质部　2. 初生韧皮部　3. 形成层　4. 次生木质部　5. 次生韧皮部

在形成次生木质部和次生韧皮部的同时，维管形成层在一定部位也产生一些沿径向延长的薄壁细胞，呈辐射状分布在次生木质部和次生韧皮部内，位于木质部的称木射线（xylem ray），位于韧皮部的称韧皮射线（phloem ray），二者合称维管射线（vascular ray）。维管射线是次生射线（secondary ray），起着横向交换物质和气体的作用。

次生木质部和次生韧皮部的组成成分，基本上与初生木质部和初生韧皮部相同。次生木质部和次生韧皮部合称次生维管组织（secondary vascular tissue），是次生构造的主要部分。在次生维管组织中，常含有各种后含物，多与药用有关（图6-12）。

2. 木栓形成层的产生及其活动：维管形成层活动的结果，使根不断加粗，外方的表皮和皮层因不能相应加粗而遭到破坏。当皮层组织被破坏之前，通常由根的维管柱鞘细胞恢复分裂机能而形成木栓形成层，向外产生大量的木栓细胞组成木栓层，向内产生少量的薄壁细胞形成栓内层，三者总称周皮，同属于次生结构；因根部不见光，所以栓内层细胞不含叶绿体，此点与茎不同。周皮形成后，外方的表皮和皮层因得不到水分和营养物质而逐渐枯死脱落。因此一般根的次生构造中没有表皮和皮层，而为周皮所代替。木栓形成层活动一段时间后就失去分生能力，在这之前，原木栓形成层内方的薄壁细胞又恢复分裂机能产生新的木栓形成层，而形成新的周皮。

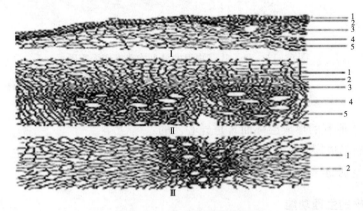

图 6 – 12　马兜铃根的横切面

Ⅰ. 1. 木栓层　2. 木栓形成层　3. 皮层　4. 淀粉粒　5. 分泌细胞
Ⅱ. 1. 韧皮部　2. 筛管群　3. 形成层　4. 射线　5. 木质部
Ⅲ. 1. 木质部　2. 射线

药材上的根皮是指维管形成层以外的部分，主要包括韧皮部和周皮。

绝大多数单子叶植物和有些双子叶植物的根由于没有维管形成层和木栓形成层，因而没有次生构造，整个生活过程中一直保存着初生构造。

（五）根的异型构造

某些双子叶植物的根，除了在初生木质部和初生韧皮部之间产生正常的形成层环、形成次生维管束外，还在正常形成层环以外不断产生一些新的形成层环、形成新的维管束，称为异型维管束，所形成的构造称为异型构造，也称三生构造（和初生构造、次生构造相对应）。新形成层环的产生有以下两种方式（图 6 – 13）：

1. 对于原有的形成层环而言是同心性的，其中又分两种情况：

（1）不断产生的新形成层环，自始至终保持分生能力，并使层层同心性排列的异型维管束不断长大而呈年轮状，如商陆的根。

（2）不断产生的新形成层环仅最外一层保持了分生能力，而内面各同心性形成层环于异型维管束形成后即停止活动，如牛膝、川牛膝的根。

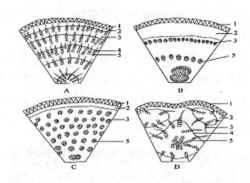

图 6 - 13　双子叶植物根的异型构造横切面简图
A. 商陆根　B. 牛膝根　C. 川牛膝根　D. 何首乌根
1. 木栓层　2. 皮层　3. 韧皮部　4. 形成层　5. 木质部

2. 对于原有的形成层环而言是异心性的:

数个新形成层环在原有的形成层环外侧四周的皮层部分同时产生，并分别形成各有差别的异型维管束，如何首乌的块根。

五、根的生理功能

根的生理功能主要包括吸收、固着、输导、合成、贮藏及繁殖作用。

（一）吸收作用

根的功能以吸收土壤中的水分和二氧化碳以及无机盐类为最重要。植物体内所需要的物质，除一部分由叶和幼嫩的茎自空气中吸收外，大部分都是由根自土壤中取得。

（二）固着作用

植物体的地上部分之所以能够稳固地直立于地面上，主要是依赖于反复分枝、深入土壤的根系以及根内牢固的机械组织和维管组织的共同作用。

（三）输导作用

由根毛、表皮吸收的水分和无机盐，通过根的维管组织输送到茎、叶，而叶所制造的有机养料经过茎输送到根，再经根的维管组织输送到根的各部分，以维持根的生长和生活的需要。

（四）合成作用

据研究，在根中能合成蛋白质所必需的多种氨基酸，合成后能很快地运至生长的部分，用来构成蛋白质，作为形成新细胞的材料。科学研究中，也证明根能形成激素和生物碱，这些激素和生物碱对植物地上部分的生长、发育有着较大的影响。例如，烟草的根能合成烟碱，南瓜和玉米中很多重要的氨基酸是在根部合成的。

（五）储藏作用

根内的薄壁组织一般比较发达，尤其是一些变态的贮藏根，常为物质贮藏之所。

（六）繁殖作用

不少植物的根能产生不定芽，有些植物的根，在伤口处更易形成不定芽，因此可用来进行营养繁殖。例如，甘薯的繁殖就是利用根出芽来做插条繁殖的。

第二节　叶的形态特点和功能

叶着生在茎节上，通常为绿色扁平体，含有大量叶绿体，具有向光性。叶是植物进行光合作用、制造有机养料的重要营养器官。

一、叶的组成部分

植物的叶一般由叶片（blade）、叶柄（petiole）和托叶（stipule）三部分组成（图6–14）。

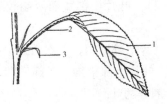

图6–14　叶的组成部分
1. 叶片　2. 叶柄　3. 托叶

完全叶（complete leaf）：同时具备叶片、叶柄和托叶三部分的叶。

不完全叶（incomplete leaf）：缺乏叶片、叶柄和托叶中任意一个或两个部分的叶。

二、叶的形态

（一）叶片

叶片是叶的主要组成部分，通常为薄的绿色扁平体。叶片的顶端称为叶端或叶尖（leaf apex），基部称为叶基（leaf base），周边称为叶缘（leaf margin），贯穿于叶片内部的维管束则为叶脉（vein）。

1. 叶片的全形：常见的叶片形状有以下几种（图 6-15）：

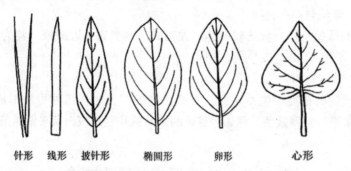

针形　线形　披针形　　椭圆形　　卵形　　　心形

图 6-15　常见叶片的全形

（1）针形（acicular 或 acerose）：叶细长如针，先端尖锐，如松、云杉等的叶。

（2）线形（linear）：叶片扁平狭长，整个叶片的宽度大约相等，两侧叶缘近平行，又称条形或带形，如水稻、小麦、韭菜、麦冬等的叶。

（3）披针形（lanceolate）：叶片长为宽的 3—4 倍，中下部最宽，向先端逐渐狭尖，如柳、桃等的叶。

（4）椭圆形（elliptical）：叶片中部宽而两端较狭，两侧叶缘成弧形，如薄荷、樟、刺槐等的叶。

（5）卵形（ovate）：叶片下部圆阔，上部稍狭，如向日葵、桑等的叶。

（6）心形（cordate）：叶片上部稍狭，下部广阔，基部凹入成尖形，整个叶片似心脏，如细辛、紫荆等的叶。

2. 叶端的形状：常见的叶端的形状有以下几种（图 6-16）：

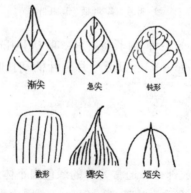

渐尖　　急尖　　钝形

截形　　骤尖　　短尖

图 6-16　常见叶端的形状

（1）渐尖（acuminate）：顶端成锐角延长，两边内弯，如何首乌、响叶杨的叶。

（2）急尖（acute）：顶端成一锐角，两边平直，如荞麦、柳的叶。

（3）钝形（obtuse）：叶端钝而不尖，或近圆形，如厚朴的叶。

（4）截形（truncate）：叶端平截面多少成一直线，如蚕豆、鹅掌楸的叶。

（5）短尖（mucronate）：叶端具有中脉延伸而成的短锐尖头，又称凸尖，如锦鸡儿的叶

（6）骤尖（cuspidate）：叶端骤然形成尖而硬的尖头，如虎杖、吴茱萸的叶。

3. 叶基的形状：主要的形状有渐尖、急尖、钝形、心形、截形等，与叶端的形状相似，只是在叶基部分出现。

4. 叶缘的形状：常见的有以下几种（图6－17）：

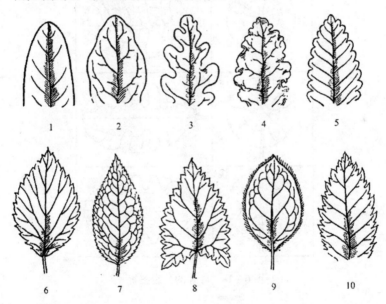

图6－17　叶缘的形状

1. 全缘　2. 浅波状　3. 深波状　4. 皱波状　5. 圆齿状
6. 锯齿状　7. 细锯齿状　8. 牙齿状　9. 睫毛状　10. 重锯齿状

（1）全缘（entire）：叶片边缘完整，没有缺刻或齿，如女贞、夹竹桃、玉兰的叶。

（2）波状（undulate）：叶片边缘起伏如波浪形，如茄、胡颓子的叶。

（3）牙齿状（dentate）：叶缘具尖齿，齿端向外，齿的两边相等，如地

榆、桑、金缕梅的叶。

（4）锯齿状（serrate）：叶缘具向前倾斜的尖齿，齿的两边不等，如茶、薄荷、月季的叶。

（5）圆齿状（crenate）：叶缘具钝圆形的齿，如锦葵、山毛榉的叶。

5. 叶片的分裂：叶片边缘裂开成较深的缺口，称为分裂。根据裂口的深度不同，可分为以下三种（图6-18，图6-19）：

（1）浅裂（lobate）：裂口深度不及或约达整个叶片宽度的四分之一。

（2）深裂（parted）：裂口深度超过整个叶片宽度的四分之一。

（3）全裂（divided）：裂口深度几乎达到叶片的中脉或叶柄顶部。

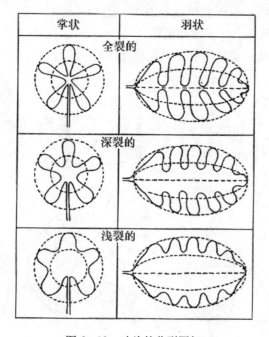

图6-18　叶片的分裂图解

羽状分裂：叶的裂片呈羽状排列。

掌状分裂：叶的裂片呈掌状排列。

三出分裂：裂片为三个。

缺刻（lobed）：有些植物的叶片具有大小深浅不规则的裂片，统称缺刻，如菊叶。

6. 叶片的质地：常见的有以下几种：

（1）肉质（succulent）：叶片肥厚多汁，如芦荟、马齿苋、景天的叶。

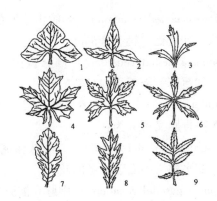

图 6 – 19 叶片的分裂类型

1. 三出浅裂 2. 三出深裂 3. 三出全裂 4. 掌状浅裂 5. 掌状深裂

6. 掌状全裂 7. 羽状浅裂 8. 羽状深裂 9. 羽状全裂

（2）革质（coriaceous）：叶片稍厚，比较坚韧，略似皮革，上面常有光泽，如枇杷、夹竹桃的叶。

（3）草质（herbaceous）：叶片薄而柔软，如薄荷、藿香、商陆的叶。

（4）膜质（membranous）：叶片薄而半透明，如半夏的叶。

7. 叶脉：叶脉是由茎通过叶柄进入叶片的维管束。位于叶片中央那条大而明显的脉，称为中脉（midrib），中脉的分枝称为侧脉（lateral vein），侧脉的分枝称为细脉（veinlet）。叶脉在叶片上的分布方式称为脉序（venation），一般可分为以下三大类（图 6 –20）：

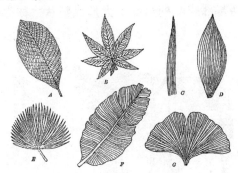

图 6 – 20 脉序的类型

A – B. 网状脉（A. 羽状网脉 B. 掌状网脉）

C – F 平行脉（C. 直出平行脉 D. 弧状平行脉 E. 射出平行脉 F. 羽状平行脉 G. 叉状脉

（1）网状脉（netted venation）：具有明显的主脉，由主脉分出许多侧脉，侧脉再分出细脉，彼此连接成网状，是大多数双子叶植物的脉序。网状脉又可分为：

1）羽状网脉（pinnate netted venation）：侧脉由中脉的两侧分出，呈羽状排列，细脉则仍呈网状，如枇杷、桃、李的叶。

2）掌状网脉（palmate netted venation）：侧脉自中脉的基部分出形如掌状，细脉仍连成网状，如蓖麻、南瓜、向日葵的叶。

（2）平行脉（parallel venation）：叶脉多呈平行或近于平行分布，是大多数单子叶植物的脉序。平行脉又可分为：

1）直出平行脉（straight parallel venation）：中脉和侧脉自叶片基部发出，彼此平行，直达叶端，如水稻、小麦、麦冬的叶。

2）弧状平行脉（arc‑parallel venation）：中脉和侧脉自叶片基部发出，弧状纵行，直达叶端，如铃兰、玉竹、玉簪的叶。

3）羽状平行脉（pinnately parallel venation）：侧脉自中脉两侧发出，彼此平行，直达叶缘，如芭蕉、美人蕉的叶。

4）射出平行脉（radiate parallel venation）：各叶脉自叶片基部射出呈扇形排列，如棕榈、蒲葵的叶。

（3）叉状脉（dichotomous venation）：叶脉为二叉分枝式，即一条叶脉分出大小相近的两条分枝，在同一叶上可以有好几级分枝，常见于蕨类植物，裸子植物中的银杏亦具有这种脉序。

（二）叶柄

叶柄是叶片与茎枝相连接的部分，一般呈半圆柱形、类圆柱形或稍扁平，上面常有沟槽，具有支持叶片的作用。

有些植物的叶柄基部或叶柄全部扩大形成鞘状，称为叶鞘（leaf sheath）（图6－21）。

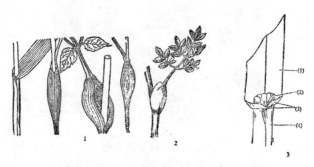

图6－21　各种形态的叶鞘

1. 各种形态的叶鞘　2. 伞形科植物的叶　3. 禾本科植物的叶

（1）叶片　（2）叶舌　（3）叶耳　（4）叶鞘

禾本科植物的叶除叶鞘外，在叶鞘与叶片相接处的腹面还有膜状的突起物，称为叶舌（ligulate）。在叶舌的两旁，另有一对从叶片基部边缘延伸出来的突出物，称为叶耳（auricle）。

（三）托叶

托叶是叶柄基部的附属物，常成对着生于叶柄基部的两侧。托叶的形状多种多样，常见的有叶片状、线状、卷须状、刺状等；有的托叶联合成鞘状，并包围于茎节的基部，称为托叶鞘（ocrea）（图6－22）。

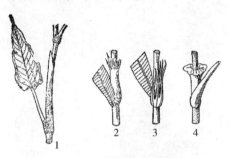

图6－22 托叶鞘形状类型

1. 长椭圆形托叶鞘 2. 顶端撕裂状的托叶鞘 3. 全裂托叶鞘 4. 高脚蝶状托叶鞘

三、单叶与复叶

单叶（simple leaf）：一个叶柄上只着生一个叶片的叶。

复叶（compound leaf）：一个叶柄上着生两个以上叶片的叶。

复叶的叶柄称为总叶柄（common petiole），其腋内有腋芽，总叶柄上着生叶片的轴状部分称叶轴（rachis），叶轴上着生的每个叶片称小叶（leaflet），小叶有柄或无柄，其腋内无腋芽；小叶的柄，称小叶柄（petiolule）。

根据小叶的数目和在叶轴上排列的方式不同，可将复叶分为以下几种类型（图6－23）：

（一）羽状复叶（pinnately compound leaf）：叶轴长，多数小叶在叶轴的两侧成羽状排列。

奇（单）数羽状复叶（odd－pinnately compound leaf）：多数小叶在叶轴的两侧成羽状排列，且小叶的数目为单数，如槐、苦参、蔷薇的叶。

偶数羽状复叶（even－pinnately compound leaf）：多数小叶在叶轴的两侧成羽状排列，且小叶的数目为双数，如决明、落花生、皂荚的叶。

二回羽状复叶（bipinnate leaf）：叶轴长，叶轴作一次羽状分枝，形成许多侧生小叶轴（rachilla），在每一小侧轴的两侧多数小叶成羽状排列，如合欢、云实、含羞草的叶。

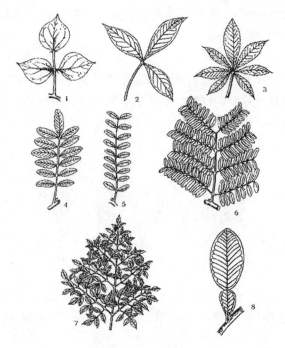

图 6 – 23　复叶的类型
1. 三出羽状复叶　2. 三出掌状复叶　3. 掌状复叶　4. 奇数羽状复叶
5. 偶数羽状复叶　6. 二回羽状复叶　7. 三回羽状复叶　8. 单身复叶

若羽状复叶的叶轴作二次或多次分枝，在最后的分枝上又形成羽状复叶，则分别形成三回或多回羽状复叶，如南天竹、苦楝、茴香等植物的叶。

（二）掌状复叶（palmately compound leaf）：三个以上的小叶着生在极度缩短的叶轴上呈掌状排列，如人参、五加、七叶树的叶。

（三）三出复叶（ternately compound leaf）：叶轴上着生有三个小叶。

三出掌状复叶（ternate palmate leaf）：三个小叶柄等长，如酢浆草、半夏、橡胶树的叶。

三出羽状复叶（ternate pinnate leaf）：顶端小叶柄较长，两侧小叶柄较短，如大豆、胡枝子的叶。

（四）单身复叶（unifoliate compound leaf）：总叶柄顶端只具一个叶片，总叶柄常作叶状或翼状，在柄端有关节与叶片相连，如酸橙、柑橘、柚的叶。

具单叶的小枝和羽状复叶之间有时易混淆，识别时首先要弄清叶轴和小枝的区别：第一，叶轴的先端没有顶芽，而小枝的先端有顶芽；第二，小叶的腋内没有腋芽，仅在总叶柄的腋内有，而小枝上每一单叶的腋内均有腋芽；第三，复叶上的小叶与叶轴成一平面，而小枝上的单叶与小枝常成一定角度；第四，复叶脱落时，整个复叶由总叶柄处脱落，或小叶先脱落，然后叶轴连同总叶柄一起脱落，而小枝一般不脱落，只有叶脱落。

四、叶序

叶序（phyllotaxy）：叶在茎枝上的排列方式。

常见的叶序有下列四种（图 6 – 24）：

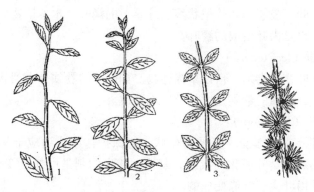

图 6 – 24　叶序
1. 互生叶序　2. 对生叶序　3. 轮生叶序　4. 簇生叶序

（一）互生叶序（alternate phyllotaxy）：在茎的每一节上只生有一片叶子，各叶成螺旋状排列在茎上，如桃、桑、柳的叶序。

（二）对生叶序（opposite phyllotaxy）：茎的每一节上有相对而生的两片叶子，如丁香、薄荷、石竹、龙胆的叶序。

（三）轮生叶序（whorled phyllotaxy）：茎的每一节上着生有三个或三个以上的叶子，排列成轮状，如夹竹桃、直立百部、轮叶沙参的叶序。

（四）簇生叶序（fascicled phyllotaxy）：两片或两片以上的叶子着生在节间极度缩短的茎上，密集成簇状，如银杏、枸杞、落叶松的叶序。

此外，有些植物的茎极为短小，节间不明显，其叶如同从根上生出而呈莲座状，称为基生叶（basal leaf），如蒲公英、车前等。

五、叶的变态

叶也和根、茎一样，受环境条件的影响而有各种变态叶。常见的变态叶有下列几种：

1. 苞片（bract）：生于花或花序下面的变态叶。

（1）总苞片（involucre）：生在花序外围或下面的变态叶。

（2）小苞片（bractlet）：生于花序中各花花柄上或花萼下的变态叶。

苞片的形状多与普通叶不同，常较小，绿色，但也有形大而呈各种颜色的，如鱼腥草花序下的总苞片呈白色花瓣状。

2. 鳞叶（scale leaf）

叶的功能特化或退化成鳞片状，称为鳞叶。有的鳞叶肉质肥厚，能贮藏营养物质，如百合、贝母、洋葱等鳞茎上的肉质鳞叶；有的鳞叶形成很薄的膜质，如麻黄的叶、姜、荸荠等根状茎、球茎上的鳞叶。木本植物冬芽外面紧密重叠的鳞片，也是由叶变成的鳞叶。

3. 叶卷须（leaf tendril）

叶片或托叶变成卷须，借以攀缘他物。如豌豆的卷须是由羽状复叶上部的小叶变态而成；菝葜的卷须是由托叶变态而成。

4. 刺状叶（leaf thorn）

叶的一部分或全部变为坚硬的刺状，起保护作用或适应干旱环境。如小檗、仙人掌的刺，是叶退化而成的；刺槐、酸枣的刺是由托叶变成的；红花、枸骨上的刺是由叶尖、叶缘变成的。

5. 捕虫叶（insectivorous leaf）

食虫植物的叶，叶片形成囊状、盘状或瓶状等捕虫结构，当昆虫触及时，能立即自动闭合，将昆虫捕获，而被腺毛和腺体分泌的消化液所消化。如捕蝇草、茅膏菜、猪笼草的叶（图6-25）。

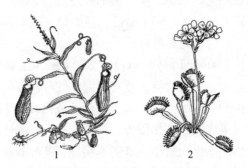

图6-25　叶的变态——捕虫叶

1. 猪笼草　2. 捕蝇草

六、叶的组织构造

叶与茎是通过叶柄相连的，叶柄的构造和茎的构造大致相似，但叶片是一个薄的扁平体，在构造上和茎有着显著的不同，因此下面重点介绍叶片的构造。

（一）双子叶植物叶片的一般构造

一般双子叶植物叶片的构造比较一致，由表皮、叶肉和叶脉三部分组成（图6-26）。

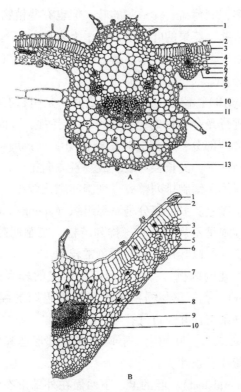

图6-26 双子叶植物叶片的横切面详图

A. 线纹香茶菜叶横切面详图 1. 厚角组织 2. 上表皮 3. 栅栏组织

4. 海绵组织 5. 侧脉维管束 6. 下表皮 7. 腺毛 8. 气孔 9. 腺鳞

10. 木质部 11. 韧皮部 12. 草酸钙针晶 13. 非腺毛

B. 薄荷叶横切面详图 1. 腺毛 2. 上表皮 3. 橙皮苷结晶 4. 栅栏组织

5. 海绵组织 6. 下表皮 7. 气孔 8. 木质部 9. 韧皮部 10. 厚角组织

1. 表皮：包被在整个叶片的表面，由于一般叶片是有背、腹面之分的扁平体，故表皮也分为位于腹面的上表皮和位于背面的下表皮。表皮通常是由于一层形状不规则的、侧壁凸凹不齐的扁平生活细胞紧密嵌合在一起而组成的，但也有由多层细胞组成的，称为复表皮（multiple epidermis），如夹竹桃和海桐叶具有2—3层细胞组成的复表皮，印度橡胶树叶具有3—4层细胞组成的复表皮。

表皮细胞的外壁较厚，角质化并具角质层，有的还具有蜡被、毛茸等附属物。表皮细胞中通常不含有叶绿体。

叶的表皮具有较多的气孔。大多数植物叶的上、下表皮都有气孔，而下表皮一般较上表皮为多，如薄荷、洋地黄的叶；但也有些植物，气孔却只限于下表皮，如小檗、旱金莲、苹果的叶；或只限于上表皮，如莲、睡莲的叶；还有些植物的气孔却只限于下表皮的局部区域，如夹竹桃叶的气孔，仅存在于下表皮凹陷的气孔窝部分。

2. 叶肉（mesophyll）：位于上、下表皮之间，是由含有叶绿体的薄壁细胞组成，是绿色植物进行光合作用的主要场所。在有背、腹面之分的两面叶中，叶肉组织明显地分为两部分：一部分叫做栅栏组织（palisade tissue），位于上表皮之下，细胞呈圆柱形，其长径与表皮成垂直方向排列，形似栅栏。栅栏组织细胞内含大量叶绿体，细胞排列整齐，细胞间隙比较小，在叶片内可以排列成一层、二层或三层以上。另一部分是海绵组织（spongy tissue），位于栅栏组织和下表皮之间，细胞呈不规则形状，排列疏松，细胞间隙发达，呈海绵状。细胞内含叶绿体较少，所以叶片下面的颜色常较浅。

在上、下表皮气孔的内侧，有由叶肉组织形成的较大腔隙，称为孔下室（substomatic chamber）。孔下室与栅栏组织和海绵组织的细胞间隙互相连接，构成叶片内部的通气系统，并通过气孔与外界相通。

两面叶（bifacial leaf）：叶的上、下两面在外部形态和内部结构上有明显区别，如桑叶、薄荷叶、茶叶。

等面叶（isobilateral leaf）：叶的上、下两面在外部形态和内部结构上没有明显的区别，如桉叶、番泻叶。

3. 叶脉：叶脉的内部结构，因叶脉的大小而不同。

（1）中脉和大的侧脉：由维管束和机械组织组成。维管束的木质部在上方，韧皮部在下方，二者之间常有活动期很短的形成层。在维管束的上、下方常具有多层机械组织，尤其在下方更为发达，因此大的叶脉在叶片的背面形成显著的突起。

（2）在叶中叶脉越分越细，构造也越来越简单：一般首先是形成层消失；

其次是机械组织渐次减少，以至完全没有；再次是木质部和韧皮部的结构逐渐简单，组成分子数目逐渐减少；最后是到了叶脉的末梢，木质部只有一个螺纹管胞，韧皮部仅有短狭的筛管分子和增大的伴胞，甚至有时仅有木质部分子存在。

在叶片中，较大的叶脉包埋在不分化为叶肉组织的含有少量叶绿体的基本组织中，较小的叶脉则包埋在叶肉组织中，但在这些小的维管束外面常围绕着一层或几层排列紧密的细胞，形成维管束鞘（vascular bundle sheath）。维管束鞘一直延伸到叶脉的末梢，因此在叶片中的整个维管系统没有一处是暴露在细胞间隙中的。

（二）禾本科植物叶片的构造

禾本科植物叶片的基本构造和其他被子植物一样，也是由表皮、叶肉和叶脉三部分组成（图6-27）。

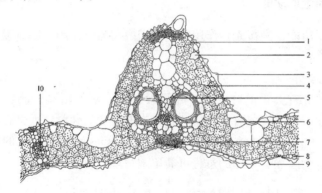

图6-27　水稻叶片的横切面详图

1. 上表皮　2. 气孔　3. 表皮毛　4. 薄壁细胞　5. 主脉维管束
6. 泡状细胞　7. 厚壁组织　8. 下表皮　9. 角质层　10. 侧脉维管束

1. 表皮：细胞的形状比较规则，排列成行，有长细胞和短细胞两种类型。长细胞为长方柱形，长径与叶的纵长轴平行，外壁角质化，含有硅质。短细胞又分为硅质细胞和栓质细胞，硅质细胞内充满硅质体，故禾本科植物叶坚硬而表面粗糙；栓质细胞则为细胞壁木栓化。在表皮上，往往是一个长细胞和两个短细胞（即一个硅质细胞和一个栓质细胞）交互排列，有时也可见多个短细胞聚集在一起。在上表皮的两个叶脉之间还有一些特殊的大型含水细胞，其长径与叶脉平行，有较大的液泡，称为泡状细胞（bulliform cell）。泡状细胞在叶上排列成若干纵行。在横切面上，泡状细胞的排列大致呈扇形。

在禾本科植物叶的上、下表皮上都有气孔，呈纵行排列，而且气孔是由两个哑铃形的保卫细胞组成，每个保卫细胞外侧各有一个三角形的副卫细胞。

2. 叶肉：禾本科植物的叶肉组织比较均一，一般没有明显的栅栏组织和海绵组织之分，细胞间隙比较小，但在气孔的内部有较大的细胞间隙，即孔下室。也有个别植物叶的叶肉组织分化为栅栏组织和海绵组织，如淡竹叶。

3. 叶脉：禾本科植物叶片中的维管束一般平行排列，为有限外韧维管束。较大的维管束的上、下两端与上、下表皮之间存在着厚壁组织。维管束外具有由1—2层细胞组成的维管束鞘。维管束鞘有两种类型：一种为单层薄壁细胞，细胞较大，排列整齐，含叶绿体，如玉米、甘蔗、高粱。另一种为两层细胞，外层细胞是薄壁的，较大，所含叶绿体较叶肉细胞为少；内层是厚壁的，细胞较小，几乎不含叶绿体，如小麦、大麦、水稻，但在水稻的细脉中，一般只有一层维管束鞘。

七、叶的生理功能

叶的主要功能是进行光合作用、气体交换和蒸腾作用，亦有吸收、贮藏和繁殖等功能。

（一）光合作用

在叶片中含有大量的叶绿素，叶绿素和有关酶的活动，能够利用太阳光能，把二氧化碳和水合成有机物质，并将光能转变为化学能而储存起来，同时释放出氧气，这个过程称为光合作用（photosynthesis）。所合成的有机物质主要是碳水化合物。光合作用的过程可简单地写成：

$$6CO_2 + 6H_2O \xrightarrow[\text{叶绿素}]{674\ \text{千卡光能}} C_6H_{12}O_6 + 6O_2 \uparrow$$

光合作用的产物不仅是植物生长、发育所必需的有机物质，而且也是所有其他生物（包括人类在内）食物的最终来源。

（二）气体交换

植物和动物一样，在任何时候，生活细胞都有呼吸作用（respiratiofi），即吸入氧气，使植物体内的有机物质氧化分解，排出二氧化碳，并释放能量供植物生理活动的需要。呼吸作用与光合作用相反，可简单地写成：

$$C_6H_{12}O_6 + 6O_2 \longrightarrow 6H_2O + 6CO_2 \uparrow + 674\ \text{千卡热}$$

光合作用或呼吸作用过程中均有复杂的气体交换，气体交换的主要通道是气孔，植物叶的表面上有很多气孔，因此气体交换主要依靠叶来完成。

（三）蒸腾作用

水分以气体状态从植物体表散失到大气中的过程，称为蒸腾作用（transpiration）。植物的蒸腾作用主要是通过叶和幼茎上的气孔进行的。

蒸腾作用对植物的生命活动有着重大的意义，一方面可以降低叶片的表面温度，使叶片在强烈的日光下，不致因温度过高而灼伤；另一方面是根系吸收水分和无机盐的动力之一，并可促进植物体内水分和无机盐的运转。

（四）吸收作用

植物的叶还有吸收作用，如向叶面上喷洒一定浓度的肥料，可以通过叶的表面吸收到植物体内，达到根外施肥的作用。

（五）贮藏作用

有些植物的叶有贮藏功能，如洋葱、百合、贝母等的肉质鳞叶内含有大量的贮藏物质。

（六）繁殖作用

少数植物的叶还具有繁殖能力，如落地生根、秋海棠的叶上生有许多不定芽或小植株，脱落后掉在土壤里，就可长成一新个体。

第三节 茎的形态特点和功能

茎是植物体生长在地上的营养器官，是植物体地上部分的躯干。植物的主茎是由种子的胚芽发育而来，具有背地性。主茎的顶端不断地向上生长，重复产生分枝，从而形成植物体整个地上部分的茎。

一、茎的外部形态

（一）茎的外形

茎一般呈圆柱形，但也有的呈三角柱形（如莎草、香附）、方柱形（如薄荷、蚕豆、益母草）或扁平柱形（如仙人掌、昙花）。茎有节与节间之分，其上着生有叶和芽，幼茎常含叶绿体，生长点先端没有类似根冠的结构。

节（node）：

茎上着生叶的部位。

节间（internode）：相邻两节之间的部分。

叶痕（leaf scar）：多年生落叶木本植物叶子脱落后在茎上留下的痕迹。

芽鳞痕（bud scale scar）：包被芽的芽鳞片脱落后在茎上所留下的痕迹。

枝或枝条（shoot）：着生叶和芽的茎。

长枝（long shoot）：节间显著伸长的枝条。

短枝（short shoot）：节间短缩、紧密相接的枝条（图6-28）。

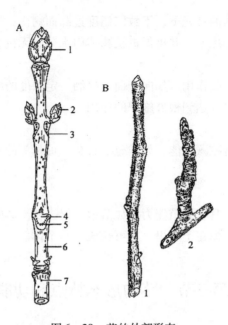

图 6 – 28　茎的外部形态

A. 正常茎的外部形态：1. 顶芽　2. 侧芽　3. 节　4. 叶痕　5. 维管束痕　6. 节间　7. 皮孔

B. 长枝和短枝：1. 苹果的长枝　2. 苹果的短枝

（二）芽及其类型

芽是处于幼态而未伸展的枝、花或花序，也就是枝、花或花序尚未发育前的雏体。

芽可以根据生长位置、发展性质、芽鳞的有无、活动能力的不同进行分类（图 6 – 29）。

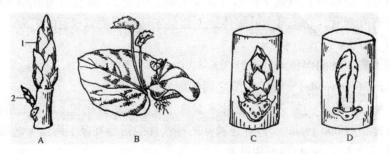

图 6 – 29　芽的类型

A. 定芽（1. 顶芽　2. 腋芽）　B. 不定芽　C. 鳞芽　D. 裸芽

1. 依芽的生长位置区分

（1）定芽（normal bud）：在茎枝上有着固定的着生位置，又分为：

1）顶芽（terminal bud）：生于茎枝顶端的芽。

2）腋芽（axillary bud）：生于叶腋处的芽，又称侧芽（lateral bud）。有些植物腋芽生长的位置较低，被覆盖在叶柄基部内，直到叶脱落后才显露出来，称为叶柄下芽（subpetiolar bud），如悬铃木（法国梧桐）、刺槐的腋芽。

3）副芽（accessory bud）：一些植物在顶芽或腋芽旁边又生出一个或几个较小的芽称为副芽，如金银花、桃、葡萄、桑。在顶芽或腋芽受伤后可代替它们而发育。

（2）不定芽（adventitious bud）：没有固定的生长位置，不生在茎枝顶端或叶腋处。如甘薯、蒲公英、榆、刺槐等生在根上的芽，落地生根和秋海棠叶上的芽，桑、柳等创伤切口上产生的芽，都是不定芽。

2. 依芽的发展性质区分

（1）枝芽（branch bud）：发育成枝与叶的芽。

（2）花芽（floral bud）：发育成花或花序的芽。

（3）混合芽（mixed bud）：能同时发育成枝和花的芽，如梨、苹果、白丁香等的芽。

3. 依芽鳞的有无区分

（1）被芽（protected bud）：芽的外面有鳞片（scale，又称芽鳞 bud scale）包被，也称鳞芽（scaly bud），如杨、柳、桑等多数多年生木本植物的越冬芽。

（2）裸芽（naked bud）：芽的外面无鳞片包被。所有一年生植物、多数二年生植物和少数多年生木本植物的芽都是裸芽，如黄瓜、油菜、蓖麻、薄荷、枫杨等。

4. 依芽的活动状态区分

（1）活动芽（active bud）：在生长季节活动的芽，即当年形成，当年萌发或第二年春天萌发的芽，如一年生草本植物和一般木本植物的顶芽及距顶芽较近的芽。

（2）休眠芽（dormant bud）或潜伏芽（latent bud）：长期保持休眠状态而不萌发的芽。一般木本植物大部分靠下部的腋芽都呈休眠状态。但休眠是相对的，在一定条件下可以萌发，如植株受到创伤或虫害时往往由休眠芽萌发出新的枝叶。

（三）茎的分枝

每种植物的茎生长时都有一定的分枝方式，常见的分枝方式有下列四种

（图 6 - 30）：

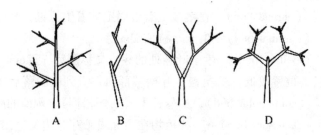

图 6 - 30　茎的分枝方式图解
A. 单轴分枝　B. 合轴分枝　C. 二叉分枝　D. 假二叉分枝

1. 二叉分枝（dichotomous branching）：顶端的分生组织平分成两半，每一半各形成一个分枝，在一定的时候，又进行同样的分枝，以后不断重复进行，形成二叉分枝系统。这是一种比较原始的分枝方式，多见于低等植物，在高等植物中则见于苔藓和蕨类植物，如地线、石松等。

2. 假二叉分枝（false dichotomous branching）：在顶芽停止生长后，或顶芽是花芽，在花芽开花后，由近顶芽下面的两侧腋芽同时发育成两个相同的分枝，从外表看和二叉分枝相似，因此称为假二叉分枝，如曼陀罗、丁香等。

3. 单轴分枝（monopodial branching）：主轴的顶芽能不断向上生长，形成主干，同时侧芽发展成侧枝，侧枝又以同样方式形成次级侧枝。但主干的伸长和加粗速度比侧枝快得多，因而主干极显著。多数裸子植物和一部分被子植物具有单轴分枝，如松、杉、柏、杨、山毛榉等。

4. 合轴分枝（sympodial branching）：主干的顶芽在生长季节生长缓慢或死亡，或顶芽为花芽，由紧接着顶芽下面的腋芽代替顶芽发育形成粗壮的侧枝，每年同样地交替进行，使主干继续生长，因为这种主干是由许多腋芽发育而成的侧枝联合组成的，所以称为合轴。合轴分枝是先进的分枝方式。大多数被子植物是这种分枝方式，如桃、苹果、桑、番茄、马铃薯等。

二、茎的类型

茎可根据质地或生长习性的不同而进行分类（图 6 - 31）。

（一）依茎的质地划分

1. 木质茎（woody stem）：茎的质地坚硬，木质部发达。具木质茎的植物称为木本植物（woods），据其性状的不同，又可分为：

（1）乔木（tree）：植株高大，主干明显，下部少分枝，如松、厚朴、杨等。

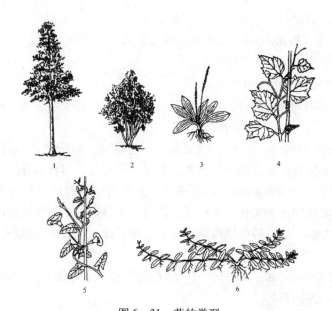

图 6-31　茎的类型

1. 乔木　2. 灌木　3. 草本　4. 攀缘藤本　5. 缠绕藤本　6. 匍匐茎

（2）灌木（shrub）：植株矮小，主干不明显，在基部分枝成数个丛生枝干，如白丁香、连翘等。

（3）半灌木（half shrub）：植株外形与灌木相似，但其茎的基部为木质而多年生，如麻黄、牡丹等。

（4）木质藤木（woody climber）：茎长，须缠绕或攀附他物才能向上生长，如葡萄、木通等。

2. 草质茎（herbaceous stem）：茎的质地较柔软，木质部不发达。具草质茎的植物称为草本植物（herbs），据其生长年限和性状的不同，又可分为：

（1）一年生草本（annual herb）：植物在一年内完成其生命周期，即植物在一年内完成从种子萌发至开花结实后全株枯死的全过程，如红花、小麦、向日葵等。

（2）二年生草本（biennial herb）：植物在两年内完成其生命周期，即种子在第一年萌发，只进行营养生长，第二年才开花结实，然后全株枯死，如胡萝卜、菘蓝、白菜等。

（3）多年生草本（perennial herb）：植物生活两年以上才全株枯死，如薄荷、人参、桔梗、黄连等。

（4）草质藤本（herbaceous climber）：茎细长柔软，须缠绕或攀附他物才能向上生长，如党参、牵牛、黄瓜、南瓜等。

3. 肉质茎（fleshy stem）：茎的质地柔软多汁、肉质肥厚，如芦荟、仙人掌、景天等。

（二）依茎的生长习性划分

1. 直立茎（erect stem）：茎直立于地面上生长，如玉米、松、向日葵、亚麻等。

2. 缠绕茎（twining stem）：茎细长，不能直立，而依靠茎本身缠绕他物，呈螺旋状向上生长，如五味子、忍冬、牵牛、马兜铃、何首乌等。

3. 攀缘茎（climbing stem）：茎细长，不能直立，而以卷须、不定根等特有的结构攀附他物向上生长，如栝楼、葡萄、豌豆等借助茎或叶形成的卷须攀缘他物；常春藤、络石等的攀缘结构是不定根；爬山虎借助短枝形成的吸盘攀缘他物。

4. 匍匐茎（creeping stem）：茎平卧在地上生长，节处生有不定根长入地下，如甘薯、连钱草等。

5. 平卧茎（prostrate stem）：茎平卧在地上生长，节处不产生不定根，如蒺藜、地锦、马齿苋等。

三、茎的变态

茎和根一样，由于植物长期适应某一特殊的生活环境，而产生了变态。茎的变态可分为以下两大类（图 6 - 32）：

（一）地下变态茎（subterraneous metamorphic stem）

常见的地下变态茎有下列四种：

1. 根状茎（rhizome）：外形似根，在土中横着生长，但有明显的节和节间，节上具退化的鳞片叶，先端及节上均具有芽。有的植物根状茎呈团块状，如姜、苍术、川芎等；有的植物根状茎细长，如白茅、芦苇等。

2. 块茎（stem tuber）：短而肥厚，呈不规则的块状，节间短且在节处具有芽和细小的或后枯萎脱落的鳞片叶，如天麻、半夏、马铃薯等。

3. 鳞茎（bulb）：茎缩短成扁平或圆盘状的鳞茎盘，其上着生有许多肉质肥厚的鳞片叶，顶端有顶芽，叶腋有腋芽，如洋葱、百合、贝母等。有的鳞茎腋芽特别肥大，如大蒜的腋芽是主要的食用部分。

4. 球茎（corm）：茎的肉质肥大呈球状，节和节间明显，节上生有膜质鳞片叶和芽，如荸荠、慈姑、芋等。

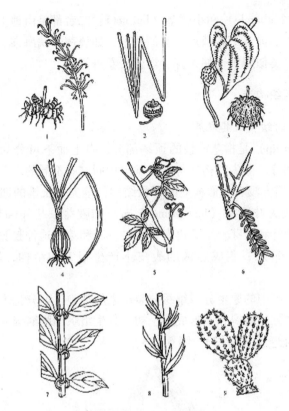

图 6 - 32　变态茎的种类

1. 根状茎　2. 球茎　3. 块茎　4. 鳞茎　5. 卷须茎　6. 刺状茎
7. 钩状茎　8. 叶状茎（天门冬）　9. 叶状茎（仙人掌）

（二）地上变态茎（aerial metamorphic stem）

1. 叶状茎（phylloclade）：茎变成绿色的扁平叶状或针叶状，行使叶的功能，而正常的叶则退化为膜质鳞片状、线状或刺状，如仙人掌、天门冬、竹节蓼、假叶树等。

2. 刺状茎（stem thorn）：茎变成分枝或不分枝的坚硬针刺。刺状茎生于叶腋，可与刺状叶相区别，如山楂、皂荚、酸橙等。

3. 钩状茎（hook like stem）：由茎的侧轴变态而来，通常弯曲呈钩状，粗短、坚硬、无分枝，位于叶腋，如钩藤。

4. 卷须茎（stem tendril）：茎变成分枝或不分枝的卷须，生于叶腋（如栝楼、黄瓜、南瓜）或与花枝的位置相当（如葡萄）。

5. 小块茎（tubercle）和小鳞茎（bulblet）：二者都是由地上芽形成的小球体，具繁殖作用。前者不具鳞片，类似块茎，如薯蓣、秋海棠、半夏等；后者具肥厚小鳞片，类似鳞茎，如大蒜、洋葱、卷丹等。

四、茎的组织构造

（一）茎尖的结构及其发展

茎尖（stem tip）是指茎或枝的顶端部分，自上而下可分为分生区、伸长区和成熟区三部分。茎尖的构造与根尖基本相同，所不同的是茎尖先端为分生区（生长锥），前方没有类似根冠的帽状结构；茎尖生长锥的四周表面能向外形成小突起，成为叶原基（leaf primordium）和腋芽原基（bud primordium），以后分别发育为叶和腋芽，腋芽再发育成枝。叶和芽的这种起源方式称为外起源（exogenous origin）；茎成熟区的表皮不产生根毛的结构，但常有气孔和毛茸。

由茎尖分生区中的原生分生组织分裂出来的细胞逐渐分化为初生分生组织原表皮层、基本分生组织和原形成层。初生分生组织细胞继续分裂分化，进而形成茎的初生构造（图6-33、图6-34）。

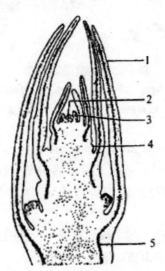

图6-33　忍冬芽的纵切面

1. 幼叶　2. 生长点　3. 叶原基　4. 腋芽原基　5. 原形成层

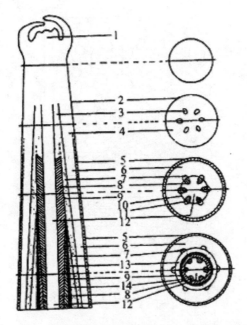

图6－34　茎尖的纵切面和不同部位上的横切面图解

1. 分生组织　2. 原表皮　3. 原形成层　4. 基本分生组织　5. 表皮

6. 皮层　7. 初生韧皮部　8. 初生木质部　9. 维管形成层　10. 束间形成层

11. 束中形成层　12. 髓　13. 次生韧皮部　14. 次生木质部

（二）双子叶植物茎的初生构造

通过茎尖的成熟区做一横切片，可观察到双子叶植物茎的初生构造由外向内分为表皮、皮层和维管柱三部分（图6－35、图6－36）。

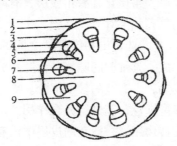

图6－35　双子叶植物茎的初生构造简图（向日葵幼茎横切面）

1. 表皮　2. 皮层厚角组织　3. 皮层　4. 初生韧皮纤维

5. 韧皮部　6. 木质部　7. 形成层　8. 髓　9. 髓射线

95

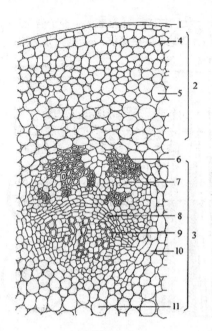

图6-36 双子叶植物茎的初生构造（横切面）

1. 表皮　2. 皮层　3. 维管柱　4. 厚角组织　5. 薄壁组织　6. 韧皮纤维

7. 初生韧皮部　8. 束中形成层　9. 初生木质部　10. 髓射线　11. 髓

1. 表皮：位于茎的最外方，由一层长径与茎的纵轴平行的长方柱形生活细胞组成，是由原表皮层发育而成。细胞排列整齐、紧密，一般不含叶绿体，但有些植物茎的表皮细胞含花青素，因此茎有红、紫等色，如蓖麻的茎为红紫色。表皮细胞的外壁比较厚，角质化并有角质层，有时还有蜡被。有的表皮具有由表皮细胞分化而成的气孔和毛茸等。

2. 皮层：位于表皮内方，是表皮和维管柱之间的部分，由多层排列疏松或稍密的薄壁生活细胞组成，具细胞间隙，是由基本分生组织分化而成。茎的皮层一般不及根的皮层发达，占有茎的较小部分。靠近表皮的皮层薄壁细胞常含叶绿体，所以幼嫩茎多呈绿色，能进行光合作用。皮层中常具有厚角组织和厚壁组织，以加强茎的支持作用。一般茎的皮层中没有明显的内皮层，但有的植物在皮层最内层细胞中含有许多淀粉粒，称为淀粉鞘（starch sheath），如南瓜、马兜铃、蚕豆、蓖麻等。

3. 维管柱：维管柱是皮层以内所有组织的统称，包括维管束、髓射线和髓。

（1）初生维管束（primary vascular bundle）：在皮层内方呈环状排列，由原形成层发育而成，包括初生韧皮部、束中形成层（fascicular cambium）和初生木质部。其大多数是初生韧皮部在外，初生木质部在内，形成外韧维管束。也有的是在初生木质部内、外都具有韧皮部而形成双韧维管束。在初生韧皮部和初生木质部之间，具有束中形成层，它是在初生维管束形成过程中由原形成层遗留下来的具有潜在分裂能力的组织。在双韧维管束中，初生木质部和外韧皮部之间具有束中形成层，内韧皮部与初生木质部之间不存在束中形成层，或有极微弱的束中形成层。

茎中初生韧皮部是由筛管、伴胞、韧皮薄壁细胞和韧皮纤维组成，其发育顺序和根中相同，也是外始式。有些双子叶植物的茎上，在初生韧皮部的外侧，有成群的纤维存在，过去常误称为中柱鞘纤维。事实上，大多数种子植物的茎上是韧皮纤维。但是，也有少数植物茎上的纤维是从韧皮部以外发生的，称为周维纤维（或环管纤维），如马兜铃、南瓜等。

茎中初生木质部是由导管、管胞、木薄壁细胞和木纤维组成，其发育顺序和根中不同，是内始式（endarch），即先形成的原生木质部在内方，后形成的后生木质部在外方。

（2）髓射线（pith ray）：是维管束之间的薄壁组织，也称为初生射线（primary ray），由基本分生组织发育而成。髓射线外连皮层，内接髓部，具横向运输和贮藏营养物质的作用。

（3）髓（pith）：位于茎的中心，是由基本分生组织产生的薄壁细胞组成。有些植物的髓部在发育过程中消失而形成中空的茎，如连翘、芹菜、南瓜等。有些植物在髓的周围部分有由排列紧密的细胞壁较厚的小细胞所形成的可与里面部分明显区别的周围区域，称为环髓带（perimedullary zone），如椴。髓具有贮藏营养物质的作用。

（三）双子叶植物茎的次生构造

在双子叶植物茎中不仅具有增加长度的初生生长，而且还有维管形成层和木栓形成层所产生的使茎加粗的次生生长，从而形成茎的次生构造。

1. 双子叶植物木质茎的次生构造

（1）维管形成层及其活动：当茎进行次生生长时，束中形成层开始活动，与此同时，髓射线里面邻接束中形成层的薄壁细胞恢复分裂机能形成束间形成层（interfascicular cambium），束间形成层产生以后，就和束中形成层衔接起来，从横切面上看，就形成一个完整的维管形成层环。

维管形成层细胞主要是进行切向分裂，向内产生次生木质部，加添在初生木质部的外方，向外产生次生韧皮部，加添在初生韧皮部的内方，一般向内形成的木质部细胞远较向外形成的韧皮部细胞为多。同时，维管形成层中的一些细胞也不断产生径向延长的薄壁细胞，放射状分布于次生木质部和次生韧皮部中，分别称为木射线和韧皮射线，二者合称维管射线，具有横向运输和贮藏的作用。

在具有双韧维管束的植物中，只有木质部与外面的韧皮部之间有形成层，产生次生构造，在内韧皮部和木质部之间不存在形成层，或存在极微弱的形成层，因而不形成次生构造，或形成极少而不显著的次生构造。

次生木质部和次生韧皮部的组成成分，基本上与初生木质部和初生韧皮部相似。

维管形成层细胞在不断分裂形成次生构造的同时，也进行径向分裂，扩大本身的圆周，以适应内方木质部的增大，同时维管形成层的位置也渐次向外推移。

（2）木栓形成层及其活动：双子叶植物木质茎中的木栓形成层可由茎的表皮细胞（栓皮槠、柳、梨）、皮层细胞（杨、胡桃、榆、刺槐、马兜铃）或初生韧皮部薄壁细胞（葡萄、石榴）恢复分裂机能而形成，但通常是由紧接表皮的皮层细胞所形成。木栓形成层向外产生木栓层，向内产生常含叶绿体的栓内层，从而构成新的保护组织——周皮，以适应内部的生长。

多数植物茎的木栓形成层活动数月后即失去分生能力，在这之前，在原木栓形成层的内方又产生新的木栓形成层，形成新的周皮，这样依次向内形成，最后则在次生韧皮部内产生。新周皮形成后，它的外方所有组织，由于水分和营养供应的终止而相继死亡（图6-37）。

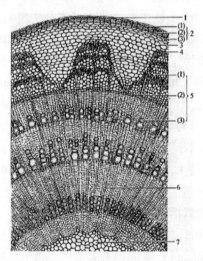

图6-37 双子叶植物茎的次生构造（横切面）

1. 表皮层　2. 周皮　（1）木栓层　（2）木栓形成层　（3）栓内层　3. 皮层　4. 韧皮纤维
5. 维管束　（1）韧皮部　（2）形成层　（3）木质部　6. 木射线　7. 髓

2. 双子叶植物草质茎的次生构造

双子叶植物草质茎的生活期较短，形成层活动能力弱，只产生少量次生组织，木质部不发达，茎的直径增加有限，质地较柔软。而且多数草质茎不分化木栓形成层，故无周皮，由表皮行使保护作用，表皮常具角质层、蜡被、气孔、毛茸等；但有些植物在表皮内方形成木栓形成层，能向外分生少数几列木栓细胞，向内分生栓内层，由于木栓层薄，所以表皮仍保留在表面。另外，草质茎的髓部较发达，髓射线较宽；有的髓部中央破裂呈空洞状（图6-38，图6-39）。

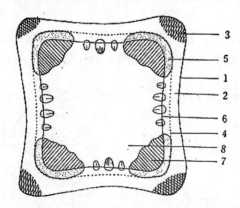

图6-38　薄荷茎横切面简图
1. 表皮　2. 皮层　3. 厚角组织　4. 内皮层　5. 韧皮部　6. 形成层　7. 木质

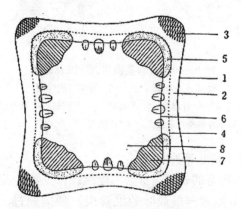

图6-39　薄荷茎横切面详图
1. 表皮　2. 橙皮苷结晶　3. 厚角组织　4. 皮层
5. 内皮层（不具凯氏点）　6. 韧皮部　7. 形成层　8. 木质部　9. 髓

（四）单子叶植物茎的构造

绝大多数单子叶植物的茎中没有形成层和木栓形成层，因此，只有初生构造，没有次生构造，不能无限加粗。

单子叶植物茎的初生构造虽然也是由表皮、基本组织和维管束组成，但茎中维管束的排列方式却与双子叶植物不同，单子叶植物茎中的维管束一般有两种排列方式：一种是维管束散生于表皮内的基本组织中，因而难以分辨皮层和髓；另一种是维管束呈二轮排列，中央部分为髓或中央部分萎缩破裂呈中空状（如小麦、水稻）。

在单子叶植物茎中，成熟的维管束多为有限外韧维管束（如玉米、石斛），有的为周木维管束（如香附、重楼）（图6-40，图6-41）。

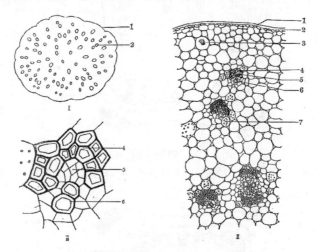

图6-40　石斛茎横切面简图及详图

Ⅰ. 石斛茎的简图　1. 表皮　2. 维管束　Ⅱ. 石斛茎的详图　1. 角质层　2. 表皮

3. 针晶束　4. 纤维束　5. 韧皮部　6. 木质部　7. 薄壁细胞

Ⅲ. 石斛茎外韧维管束放大　4. 纤维束　5. 韧皮部　6. 木质部

（五）双子叶植物根状茎的构造

双子叶植物根茎构造的表面通常为木栓组织，少数具表皮。皮层中常有根迹和叶迹维管束（由茎通向根或叶的维管束）斜向通过，内皮层多不明显；皮层内侧有时有厚壁组织，维管束多为无限外韧型，呈环状排列，中央髓部明显；一般机械组织不发达，薄壁组织发达，细胞中常含有较多的贮藏物（图6-41和图6-42所示）。

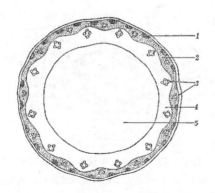

图 6-41 小麦茎秆横切面的轮廓图

1. 绿色组织 2. 机械组织 3. 维管束 4. 薄壁组织 5. 髓腔

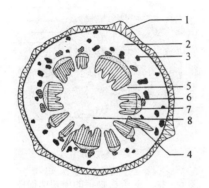

图 6-42 黄连根状茎横切面简图

1. 木栓层 2. 皮层 3. 石细胞群 4. 根迹
5. 射线 6. 韧皮部 7. 木质部 8. 髓

（六）单子叶植物根状茎的构造

单子叶植物根茎的表面通常不产生周皮，为表皮或木栓化的皮层细胞；少数有周皮，如射干、仙茅。内皮层大多明显，且具凯氏带，因而皮层与维管组织区域可明显区分，如姜、石菖蒲等；也有的内皮层不明显，如知母、射干等。皮层常占有较大的部分，细胞内常贮藏有大量营养物质。皮层中常散生有叶迹维管束或纤维束等。维管束多为有限外韧型，但也有周木型，如香附；有的则兼有有限外韧型和周木型两种，如石菖蒲（图 6-43）。

（七）裸子植物茎的构造

裸子植物茎的构造与木本双子叶植物茎相似，不同点在于（图 6-44）：

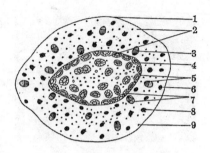

图 6-43　石菖蒲根状茎横切面简图

1. 表皮　2. 薄壁组织　3. 叶迹维管束　4. 内皮层

5. 木质部　6. 纤维束　7. 韧皮部　8. 草酸钙结晶　9. 油细胞

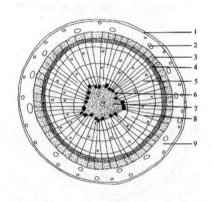

图 6-44　裸子植物茎的横切面简图

1. 周皮　2. 树脂道　3. 不具输导功能的韧皮部　4. 具有输导功能的韧皮部

5. 次生木质部　6. 初生木质部　7. 髓　8. 射线　9. 皮层

（1）多数裸子植物茎的次生木质部无导管（少数如麻黄属、买麻藤属的裸子植物，木质部具有导管）。裸子植物次生木质部无典型的木纤维，管胞兼有输送水分和支持作用。

（2）裸子植物茎的次生韧皮部是由筛胞、韧皮薄壁细胞组成，无筛管、伴胞和韧皮纤维。

（3）有些裸子植物（如松柏类植物）茎的皮层、维管柱中，常分布有树脂道。

五、茎的生理功能

茎的主要功能是输导、支持，亦有贮藏和繁殖等功能。

（一）输导作用

茎是植物体内物质运输的主要通道，根部从土壤中吸收的水分和无机盐以及在根中合成或贮藏的营养物质，要通过茎运输到地上各部分；叶进行光合作用所制造的有机养料，也要通过茎输送到体内各部分被利用或贮藏。

（二）支持作用

茎中的机械组织，特别是纤维和石细胞，分布在基本组织和维管组织中，以及木质部中的导管、管胞，它们构成植物体坚固有力的结构，承受着叶、花及果的重量，并支持它们合理伸展和有规律地分布，有利于光合作用、开花和传粉的进行以及果实和种子的传播。

（三）贮藏作用

茎的薄壁组织细胞中，往往贮存大量营养物质，而变态茎中，如根状茎（藕）、球茎（慈姑）、块茎（马铃薯）等的贮藏物质尤为丰富，可做食品和工业原料。

（四）繁殖作用

不少植物有形成不定根和不定芽的习性，可做营养繁殖。农、林和园艺工作中用扦插、压条来繁殖苗木，便是利用茎的这种习性。

第四节　芽的形态特点和功能

芽：茎和叶都是由芽发育而来的，因而对芽的了解也是十分必要的。

一、根据芽着生的位置可分为：

1. 定芽：发生在一定位置的芽，如顶芽和腋芽都属于定芽。

（1）顶芽：生于枝的顶端的芽，如桑的顶芽。

（2）腋芽：生于叶腋的芽，如桑的腋芽。

（3）副芽：腋芽数个在一起时，旁边的芽叫副芽，如桃有 2 个副芽。

（4）叶柄下芽：叶柄基部膨大而包住整个芽，当叶脱落后，芽才能露出，如悬铃木。

2. 不定芽：芽的发生没有固定的位置，在根、老茎、叶的各个部位都能发生的芽，如甘薯。

二、按芽的性质可分

1. 花芽：此芽开展后，形成花或花序，如桃树的副芽。

2. 叶芽：此芽开展后，形成新的枝条和叶，如杨树的顶芽。

3. 混合芽：此芽开展后，既形成新的枝条，又有花序的发生，如丁香的芽。

4. 珠芽：叶腋内生的肉质芽，如卷丹叶腋内生的肉质芽。

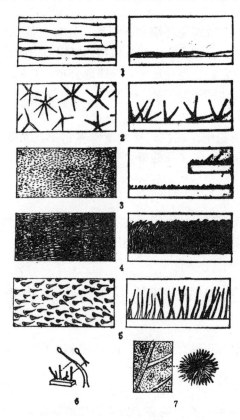

图 6 - 45　植物的表皮毛

1. 丁字毛　2. 星状毛　3. 短柔毛　4. 绵毛　5. 刺毛　6. 腺毛　7. 鳞片状毛

三、按芽鳞的有无

1. 鳞芽：芽的外面包被鳞片，如杨树的越冬芽。
2. 裸芽：芽的外面没有包被鳞片，如枫杨的越冬芽。

第五节 花的形态特点和功能

一朵典型花，由花托、花被（花萼、花冠）、雄蕊群、雌蕊群组成(图6-46.1)。

一、花的类型

1. 整齐花：通过花的中心点可切出两个以上的对称面的花，如桃花。

2. 不整齐花：通过花的中心点，只能切出一个对称面的花，叫不整齐花（或两侧对称花），如洋槐。

3. 双被花（图6-46.2）：具有花萼和花冠的花叫做双被花，如桃花。

4. 单被花（图6-46.3）：只具花萼或花冠的花叫做单被花，如桑。

5. 无被花（图6-46.4）：不具花萼和花冠的花叫做无被花，如旱柳。

6. 两性花（图6-46.1）：在一朵花中，同时具有能育的雄蕊和雌蕊，如桃花。

7. 单性花（图6-46.4）：一朵花中只有能育的雄蕊或能育的雌蕊，分别称作雄花或雌花，如旱柳。

8. 中性花：雌、雄蕊都发育不全者，如向日葵边缘的舌状花。

9. 杂性花：单性花和两性花同生于一株植物上，如元宝槭。

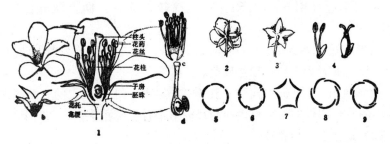

图6-46 花的结构、类型、花被卷迭式

1. 典型花的纵剖（a. 花冠 b. 花萼 c. 雄蕊群 d. 雌蕊群） 2. 双被花 3. 单被花
4. 无被花 5. 镊合状 6. 内向镊合状 7. 外向镊合状 8. 旋转状 9. 覆瓦状

雌花和雄花分别生于不同植株上的植物，称作雌雄异株，如毛白杨；两性花或雌花和雄花生于同一植株上的植物，称作雌雄同株，如苹果。

105

二、花萼的变态

1. 萼距：由萼片特化成距状。如耧斗菜。

2. 冠毛：菊科中很多植物的萼片特化为毛状，叫做冠毛。冠毛有各种不同的形状，冠毛为单毛的，如蒲公英；为羽毛状的如刺儿菜；为鳞片状的如向日葵；为钩刺状的，如鬼针草。

三、花被卷迭式

花被各片之间的排列形式及关系称为花被卷迭式，其在花蕾即将绽开时尤为明显。

1. 镊合状（图 6 – 46.5.6.7）：花瓣的边缘彼此相接而不重叠，如葡萄。

2. 螺旋状（图 6 – 46.8）：花被各片边缘依次压覆成回旋状，也称旋转状，如夹竹桃。

3. 覆瓦状（图 6 – 46.9）：花被各片边缘彼此覆盖，但一片花瓣完全在外，一片完全在内，其他各片的排列方式和螺旋状相同，如三色堇。

四、花冠的类型

1. 十字形花冠（图 6 – 47.10）：由 4 个分离的花瓣排成十字形，如白菜。

2. 漏斗状花冠（图 6 – 47.7）：花冠筒较长，自基部逐渐向上展开成漏斗状，如牵牛花。

3. 钟形花冠（图 6 – 47.6）：花冠筒较短而广，向上展开成钟状，如党参。

4. 唇形花冠（图 6 – 47.5）：花冠筒较长，花冠裂片分为上下两唇，通常上唇为 2 裂，下唇为 3 裂，如益母草。

5. 蝶形花冠：（图 6 – 47.3）：花瓣排成蝶形，上面最大的一瓣叫做旗瓣，两侧较小的两片叫做翼瓣，最内的两片处形小且上部稍连，合并向上弯曲成龙骨状，称为龙骨瓣，如扁豆。

6. 舌状花冠（图 6 – 47.1）：花冠筒短，上部向一侧延伸成扁平舌状，如蒲公英的舌状花。

7. 管状花冠（图 6 – 47.2）：花冠筒较长，呈管状，如小蓟、向日葵。

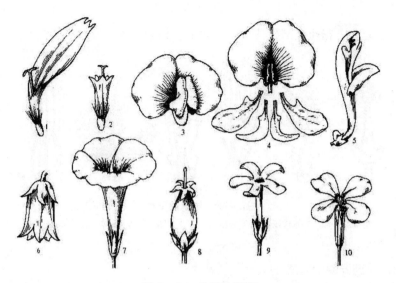

图 6 - 47　花冠的类型

1. 舌状花冠　2. 管状花冠　3. 蝶形花冠　4. 蝶形花冠解剖　5. 唇形花冠
6. 钟状花冠　7. 漏斗形花冠　8. 壶形花冠　9. 高脚碟形花冠　10. 十字花冠

五、雄蕊的类型

1. 单体雄蕊（图 6 - 48.1）：所有雄蕊的花丝互相连成一体，形成雄蕊管且包住花柱，而花药彼此分离，如棉花等锦葵科植物。

2. 二体雄蕊（图 6 - 48.2）：花丝结合成两束，如豌豆等蝶形花科植物。

3. 多体雄蕊（图 6 - 48.5）：雄蕊多数，其花丝分别结合成多束，如金丝桃。

4. 聚药雄蕊（图 6 - 48.6）：花药聚合在一起，而花丝彼此分离，如菊科植物的雄蕊。

5. 二强雄蕊（图 6 - 48.4）：雄蕊 4 枚，分离，2 长 2 短，如益母草等唇形科植物。

6. 四强雄蕊（图 6 - 48.3）：雄蕊 6 枚，分离，4 长 2 短，如白菜等十字花科植物。

六、花药的着生方式

1. 底着药（图 6 - 49.1）：花药以底部着生在花丝的顶端，如茄。

2. 背着药（图 6 - 49.2）：花药以背部着生于花丝的上部，如杜鹃。

3. 丁字着药（图 6 - 49.3）：花药以背部中央着生于花丝的顶端，如有斑百合。

　　4. 全着药：花药全部附着生于花丝上，如紫玉兰。

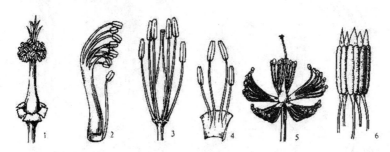

图 6 - 48　雄蕊的类型
1. 单体雄蕊　2. 二体雄蕊　3. 四强雄蕊　4. 二强雄蕊　5. 多体雄蕊　6. 聚药雄蕊

七、花药开裂的方式

　　1. 纵裂（图 6 - 49.4）：花药自上而下裂开一缝，如油菜。

　　2. 孔裂（图 6 - 49.5）：花药成熟时，自顶端裂开一个小孔，花粉由小孔散出，如茄。

　　3. 横裂：花药成熟时，从药室的中央横向裂开，如棉花。

　　4. 瓣裂（图 6 - 49.6）：花药上形成数个向外裂开的小瓣，花粉由瓣下小孔散出，如樟树。

八、雌蕊的类型

　　1. 单心皮雌蕊（图 6 - 49.7）：由一个心皮组成的雌蕊，如豌豆。

　　2. 离生心皮雌蕊（图 6 - 49.8）：一朵花内由两个以上的离生心皮组成的雌蕊，如草莓。

　　3. 合生心皮雌蕊（图 6 - 49.9）：由两个以上的合生心皮组成的雌蕊，如苹果。

九、胎座的类型

　　胚珠在子房内着生的位置叫做胎座。

　　1. 全面胎座：也可叫做片状胎座。在子房的内壁上全有胚珠着生，如睡莲。

　　2. 边缘胎座（图 6 - 50.1）：由单心皮构成的单室子房，胚珠着生在心皮的腹缝线上，如豆科植物的胎座。

　　3. 中轴胎座（图 6 - 50.2）：由数个合生心皮组成两室以上的复子房，胚珠着生在中轴上，如棉花的胎座。

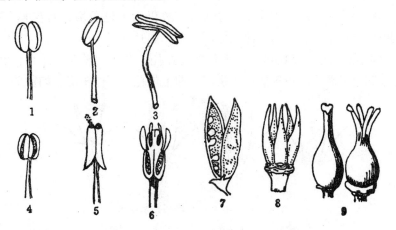

图 6－49　花药的着生和开裂方式、雌蕊的类型
1. 底着药　2. 背着药　3. 丁字着药　4. 纵裂　5. 孔裂　6. 瓣裂
7. 单心皮雌蕊　8. 离生心皮雌蕊　9. 合生心皮雌蕊

4. 侧膜胎座（图图 6－50.3）：由数个合生心皮形成一室的复子房，胚珠沿着相邻的两个心皮的腹缝线上着生，如黄瓜。

5. 特立中央胎座（图图 6－50.4）：由数个合生心皮形成一室的复子房，胚珠着生在中央的轴上，如石竹。

6. 顶生胎座（图图 6－50.5）：胚珠着生在子房的顶部，如桑科的多数植物。

7. 基生胎座（图图 6－50.6）：胚珠着生在子房的基部，如向日葵。

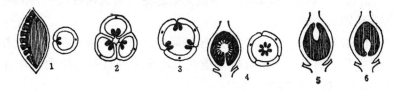

图图 6－50　胎座的类型
1. 边缘胎座　2. 中轴胎座　3. 侧膜胎座　4. 特立中央胎座　5. 顶生胎座　6. 基生胎座

十、下位花、周位花、上位花

1. 下位花（图 6－51.1）：花萼、花冠、雄蕊着生的位置，低于子房的叫做下位花，而子房就成了上位子房，如玉兰。

2. 周位花（图 6 - 51.2.3）：花萼、花冠和雄蕊着生在杯状或壶形萼筒（花托）上，围绕子房，但不与子房结合，故仍为上位子房；而花萼、花冠、雄蕊的位置已比下位花升高，故叫做周位花，如月季。

3. 上位花（图 6 - 51.4）：由于萼筒（花托）与子房壁完全结合，因而花萼、花冠和雄蕊着生的位置要比子房高，即上位花、下位子房，如黄瓜。

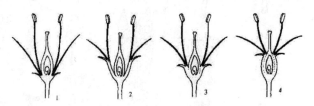

图 6 - 51　子房与花被的相关位置
1. 子房上位（下位花）　2. 子房上位（周位花）
3. 子房半下位（周位花）　4. 子房下位（上位花）

十一、花序的类型

许多小花在花序轴上排列的次序，叫做花序。

1. 无限花序：花序轴的主轴在开花期间可继续生长，不断产生新的苞片和花芽，开花的顺序是花序轴基部的花或边缘的花先开，顶部花或中间的花后开。可分为：

（1）总状花序（图 6 - 52.1）：多数具柄的两性花排列在一个不分枝的花序轴上，如白菜。

（2）穗状花序（图 6 - 52.2）：多数无柄的花（常为两性花）排列在一个不分枝的花序轴上，如车前。

（3）肉穗花序（图 6 - 52.3）：花序轴粗短，肥厚而肉质化，其上着生多数无柄的单性花，如马蹄莲。有些植物在肉穗花序外具有一个大苞片（佛焰苞），如天南星科的一些植物。

（4）葇荑花序（图 6 - 52.4）：多数无柄或短柄的单性花排列在一个不分枝的花序轴上，落时整个花序一起脱落，如毛白杨。

（5）伞房花序（图 6 - 52, 6）：在一个总的花序轴上，排列着许多花柄长度极不相等的花，越靠下的花柄越长，致使整个花序的顶部近一平面，如樱花。

（6）伞形花序（图 6 - 52, 7）：由许多花柄近于相等的花集生于花序轴的顶端，如人参。胡萝卜的花序由许多个伞形花序组成，故叫做复伞形花序（图 5 - 17.8）。

（7）头状花序（图 6 - 52.9）：花序轴极度缩短而膨大，扁形，铺展，其上着生多数无柄的两性花，各苞片常集成总苞，开花顺序一般是由外向内，如向日葵。

（8）隐头花序（图 6 – 52. 10）：花序轴顶端膨大，中央的部分凹陷形成囊状。通常雄花着生在内壁的上部，雌花着生在内壁的下部。雄花和雌花完全隐藏在膨大的花序轴内，称为隐头花序，如无花果。

（9）圆锥花序（图 6 – 52. 5）：是一种复合花序，由于花序轴分生许多小枝，每一小枝自成一总状花序，如丁香。

2. 有限花序：花序轴顶端的花先开放，却限制了花序轴的继续生长，各花的开放顺序是由上而下，或由内而外。

（1）单歧聚伞花序（图 6 – 52. 12）：当顶端第一朵花开后，主轴便停止伸展，而侧枝只在一边伸展。如侧枝的伸展是向两侧交替进行的，即形成蝎尾状聚伞花序，如唐菖蒲（图 6 – 52. 13）；如侧枝只固定在一侧伸展，便形成螺状聚伞花序（图 6 – 52. 14），如勿忘我。

（2）二歧聚伞花序（图 6 – 52. 11）：顶花下的主轴向两侧分生枝，枝的顶端各自生花，每一枝再在两侧分生枝，如此反复进行，如大叶黄杨。

（3）多歧聚伞花序（图 6 – 52. 12）：当顶端第一朵花开后，顶花下的主轴上又分出三个以上的分枝，各分枝又自成一小聚伞花序，如泽漆短梗花密集，称为密伞花序；益母草许多无柄的花聚伞排列在茎节的叶腋间，外形似轮状排列，称为轮伞花序。

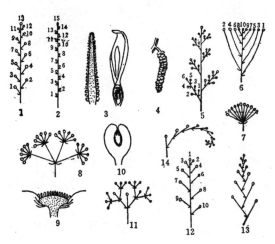

图 6 – 52　花序的类型

1. 总状花序　2. 穗状花序　3. 肉穗花序　4. 葇荑花序　5. 圆锥花序

6. 伞房花序　7. 伞形花序　8. 复伞形花序　9. 头状花序　10. 隐头花序

11. 二歧聚伞花序　12. 单歧聚伞花序　13. 螺状聚伞花序　14. 蝎尾状聚伞花序

（4）聚伞状伞形花序：外形似伞形花序，其主要区别是中间的花先开，如葱。

第六节　果实和种子的形态特点和功能

一、聚合果和聚花果

1. 聚合果（图6-53.1.2）：由一朵花的多数分离心皮形成的果，这些小果都聚生在花托上，如草莓的聚合瘦果。

2. 聚花果（图6-53.3.4.5）：由一个花序发育而成，花序上的每朵花形成一个果，这些小果聚生在花序轴上，如桑的聚花果（桑葚）。

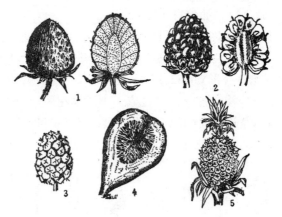

图6-53　聚合果（1、2）、聚花果（3、4、5）

二、肉果

果皮肉质化、肥厚多汁的果实称作肉果。可分为以下类型：

1. 浆果：多心皮雌蕊发育形成的果实，果皮除表面几层细胞外，一般肉质多汁，内含数枚种子，如葡萄、番茄。

2. 柑果：也是一种浆果，它是由多心皮具中轴胎座的子房形成的果实，如柑橘等芸香科植物的果实。

3. 瓠果：也是一种浆果，它是由合生心皮的下位子房形成的果实。中果皮、内果皮和胎座都肉质化。如西瓜等葫芦科植物的果实。

4. 梨果：由数个合生心皮的下位子房形成的果实，如苹果。

5. 核果：具1粒种子的肉质果实，外果皮薄，中果皮肉质，内果皮木质，如桃的果实。

三、开裂的干果

1. 蓇葖果（图6-54.1）：由单心皮雌蕊或离生心皮雌蕊形成，成熟时沿背缝或腹缝纵向开裂的果实，如牡丹的聚合蓇葖果。

2. 荚果（图6-54.2）：由单心皮形成，成熟时沿背缝和腹缝同时开裂的果实，如大豆的果。

3. 角果（图6-54.3）：由两个合生心皮形成，中间具假隔膜，成熟时沿背缝和腹缝同时开裂。果实的长超过宽2倍以上的叫做长角果，如白菜；果实的长和宽近于相等的叫做短角果，如荠菜。

4. 蒴果（图6-54.4.5.6）：由两个以上的合生心皮形成的果实，成熟后开裂。根据蒴果开裂的方式分为：室背开裂，果成熟后沿心皮的背缝线开裂，如棉花；室间开裂，即沿室与室之间的缝处开裂，如卫矛；孔裂，果实成熟时，种子由裂开的小孔散出，如罂粟；盖裂，果实成熟时呈盖状裂开，如马齿苋。

四、不开裂的干果

1. 瘦果（图6-54.8）：由离生心皮或1—3心皮形成一室一胚珠的果，果皮坚硬，和种皮易于分开，如向日葵的瘦果（2心皮构成）。

2. 颖果（图6-54.9）：由合生心皮形成一室一胚珠的果。果皮和种皮完全愈合，不能分开，如小麦等禾本科的果实。

3. 翅果（图6-54.10）：果皮延展成翅状。具有两个翅的果实叫做双翅果，如五角枫；具有单个翅的果实叫做单翅果，如白蜡树。

4. 坚果（图6-54.7）：由合生心皮形成一室一胚珠的果。外果皮坚硬木质化，如板栗。

5. 双悬果（图6-54.11）：由2心皮的下位子房形成的果实，成熟时由中线分开，悬挂于中央果柄的上端，如小茴香等伞形科的果实。

五、种子

种子由胚珠受精后形成，通常由种皮、胚和胚乳三部分组成，但也有无胚乳的种子。

1. 种皮（testa or seed-coat）：由珠被发育形成，对里面的胚具有保护作用。

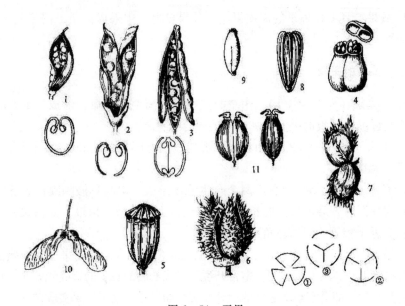

图6-54　干果

1. 蓇葖果　2. 荚果　3. 长角果　4. 蒴果（盖裂）　5. 蒴果（孔裂）

6. 蒴果（纵裂）①室间开裂　②室背开裂　③室轴开裂　7. 坚果

8. 瘦果　9. 颖果　10. 翅果　11. 双悬果

2. 胚乳（endosperm）：是贮存养料的构造。具有胚乳的种子叫做有胚乳的种子，如蓖麻。植物的胚乳被子叶吸收而消失的种子，叫做无胚乳的种子，如落花生。

3. 胚（embryo）：新一代植物的幼体，包括胚芽、胚轴、胚根和子叶四部分。子叶的数目在不同的植物类群中是不相同的，裸子植物大多具有多片子叶；而大多数双子叶植物的胚具有两片子叶，大多数单子叶植物的胚只有一片子叶。

复习思考题

1. 根有哪些主要功能？以根入药的常见药材有哪些？

2. 茎有哪些主要功能？其基本特征是什么？

3. 叶有哪些主要功能？以叶片入药的常见药材有哪些？

4. 单子叶植物和双子叶植物在初生结构上有何不同？

5. 花由哪些部分组成？如何划分花序类型？有哪些主要类型？

6. 有哪些药材是以茎入药的？请举例说明。

7. 举例说明根的变态类型有哪些。

8. 如何描述叶的形态？

9. 哪些民族药材是以植物的花入药？举例说明。

第三篇　植物分类学基础

第七章　植物分类学基础知识

第一节　植物分类学的目的和意义

植物分类学（Plant Taxonomy）是一门对植物进行准确描述、命名、归类，并探索不同类群的起源、亲缘关系远近和进化发展规律的基础科学。早期的植物分类学只是根据植物的用途、习性、生境等进行分类。中世纪仅根据植物的外部形态差异、区分种、属科及科以上大单位分类。

广义的植物分类学是研究植物的进化过程、进化规律和对植物进行具体分类的科学。如果把研究植物的进化过程和规律划分为植物系统学，则狭义的植物分类学只是研究植物的具体分类，包括种、种以上和种以下的分类方法。各种植物志就是应用植物分类学的方法的具体结果。植物分类工作在发掘提高药用植物工作中的重要意义有：

一、准确鉴定药材原植物种类，保证药材生产、研究的科学性和用药的安全性

我国地域广阔，药用植物资源极为丰富，但是由于各地区的用药情况不同，因而对同一药用植物往往出现不同的名称。如紫金牛 Ardisia japonica（Hornst.）Blume，在湖南称为矮地茶，在其他地区又有矮茶凤、平地木等名称，这种现象称为"同物异名"。而有的同一名称在不同的地区使用的种类却不相同，如金钱草在四川使用的是报春花科植物过路黄 Lysimachia chritistinae Hance，广东所使用的是豆科植物金钱草 Desmodium styracifolium（OsB.）Merr.，江西使用的为伞形科植物天胡荽 Hydrocotyle sibthorpioides Lam，在江苏

为唇形科植物活血丹 Glecboma longituba（Nakai）Kupr，等等，这种同名不同物的现象称为"同名异物"。不论同物异名现象或同名异物现象对于药用植物的生产、使用和科研都可能成为一种妨碍，因此必须对药用植物的原植物种名进行准确的鉴定、记述并比较其特征，以区分其种类。按照我国的药典和药品地方标准，确定药名和原植物，以保证用药安全、有效，达到预期的治疗效果。

二、调查了解药用植物的资源和使用情况，编写药用植物名录或药用植物志，为进一步利用野生植物资源和引种栽培提供资料

在全国范围内曾经进行过野生经济植物普查和药源普查，编写了野生经济植物志和民族药、民间药和中药志，以后又编写了许多地区性的中药志或药用植物手册，这些工作对药用植物的生产、使用和科研起了积极的推动作用，同时发现了不少具有显著疗效的新药材，如芸香草、矮地茶、满山红、鹤草芽等。对于基层通过药源调查，掌握本地区的药用植物种类和蕴藏量，有计划地进行采挖和引种栽培，满足防治疾病的需要尤为重要。

三、利用植物的亲缘关系探寻新的药用植物资源和紧缺药材的代用品

由于同科同属亲缘相近的植物往往含有相同或类似化学结构的有效成分，因此，可以根据国内外药用植物的研究动态，在本地区寻找新的药用植物。如萝芙木、甘青赛莨菪以及山慈姑等，都是从植物亲缘关系在有关地区进行调查和研究而发现的新的药用植物。

四、有助于国际交流

世界上的植物种类很多，各国的语言和文字又不相同，因而植物的名称也就不同，即使是在一个国家内也会出现不同的名称，为了科学技术的交流，统一使用植物学名是完全必要的。

掌握植物的学名，不仅有助于了解植物的亲缘关系和形态特征，而且还可以帮助掌握植物的有效成分，因为许多植物的化学成分名称系由植物的属名衍生而成。如小檗碱（Berberine），就是由小檗属（Berberis）衍生而成；又如乌头碱（Aconitine）、次乌头碱（Hypaccllitine）、中乌头碱（Mesaconitine）等，不论从中文名称和外文名称均可以明显地看出与植物乌头属（Aconitum）的属名有密切的关系，这一关系对药学专业来说尤其值得注意。

116

总之，植物分类工作是发掘、整理和提高民族医药和中医药的一项极为重要的基础工作。要做好这一基础工作必须掌握一定的植物分类的基础知识。

第二节　植物分类学简史

一、人为分类系统　Artificial System

据形态、习性、用途的不同进行分类，往往仅用 1 至数个性状作分类依据，而不考虑亲缘和演化关系。

（1）李时珍《本草纲目》——草、木、谷菽、果、蔬等部；

（2）林奈——据雄蕊有无、数目、着生情况分为 24 纲；

（3）经济植物学——油料、纤维、香料、药用植物、蔬菜、淀粉、糖果、鞣质、烟草等。

二、自然分类系统　Natural System

其又称系统发育分类系统　Phylogenetic System。力求客观地反映出自然界生物的亲缘关系和演化发展。

（1）恩格勒（A. Engler）和勃兰特（K. Prantl）系统；

（2）哈钦松（J. Hatchinson）系统。

第三节　植物分类的方法

近几十年来，运用现代科技，促进了植物分类学的发展，使单纯的经典分类学（停留在描述阶段）向客观的实验科学发展。主要有：

1. 实验分类学　Experimental Taxonomy

应用实验方法研究物种起源、形成和演化的学科。

2. 细胞分类学　Cytotaxonomy

用染色体资料探讨分类学问题的学科。

原毛茛科的芍药属 Paeonia，由于 $X = 5$，独立为 Paeoniaceae。

3. 化学分类学　Chemotaxonomy

利用化学特征来研究植物各类群间的亲缘关系，探讨植物界的演化规律

（分子水平研究植物分类和系统演化），如人参属 Panax 分为 2 个类群。

（1）人参 P. ginseng C. A. Mey、西洋参 P. quinquefolius L.、三七 P. notoginseng（Burk.）F. H. Chen 具胡萝卜状肉质根，种子大，达玛烷型四环三萜为主的三萜皂苷元。分布区狭小、间断。

（2）竹节参 P. japnicus C. A. Mey.、珠子参等。肉质根无或不发达，种子小，齐墩果烷型五环三萜为主的三萜皂甙元，分布区域广而连续。

4. 数值分类学 Numerical Taxonomy

以表型特征为基础，利用有机体大量性状、数据，按一定数学模型，应用电子计算机得出结果，从而作出有机体的定量比较，客观反映出分类群之间的关系。

第四节 植物分类的等级

植物分类的等级又称分类群、分类单位。分类等级的高低通常是依植物之间的形态类似性和构造的简繁程度划分的。分类的等级由大至小主要有：门、纲、目、科、属、种。尚有亚门、亚纲、亚目、亚科、亚属、亚种。有的在亚科下分族和亚族、亚属下分组和系。

根据亲缘关系把共同性比较多的一些种归纳成属（Genus），再把共同性较多的一些属归纳成科（Familia），依此类推而成目（order）、纲（Classis）和门（Division）。因此植物界（Regnum vegetable）从上到下的分类等级顺序为门、纲、目、科、属、种。在各分类等级之下根据需要建立亚级分类等级，如亚门（Subdivison）、亚纲（Subclassis）、亚目（Suborder）、亚科（Subfamilia）和亚属（Subgenus）。种以下的分类等级则根据该类群与原种性状的差异程度分为亚种（Subspecies）、变种（Varietas）和变型（Forma）。

现以黄连为例，表明植物分类系统的等级和所在的分类位置：

界　植物界 Regnum vegetable

门　种子植物门 Spermatophyta

亚门　被子植物亚门 Angiospermae

纲　双子叶植物纲 Dicotyledeae

亚纲　古生花被亚纲 Archichilamydoneae

目　毛茛目 Ranunculales

科　毛茛科 Ranunculaceae

属　黄连属 Coptis

种　黄连 Coptis chinensis Franch.

种 species：是生物分类的基本单位。定义：具有一定的自然分布区、一定的形态特征和生理特征的生物类群。

亚种：形态上有稳定的变异，并在地理分布上、生态上或季节生长上有隔离的种类变异类群。

变种：种内有一定的变异，变异较稳定，且分布范围比亚种小得多的类群，并与种内其他变种有共同的分布区。

变型：无一定的分布区，具有细小变异的种内类群。有时将栽培植物中的品种也视为变型。一个种内的细小变异，如花冠或果实的颜色、毛被情况等。

品种：专指人工栽培的种内变异类群。通常是基于形态上或经济价值上的差异，如色、香、味、大小、植株的高矮及产量等，有时称为栽培变种或栽培变型，如香蕉苹果、京白梨；药材上地黄又称为新状元、金状元、北京I号等。

第五节　植物的命名

为解决植物名称上的混乱，以方便植物的分类、开发利用和国内外交流，国际上制定了《国际植物命名法规》（International Code of Botanical Nomenclature，ICBN）、《国际栽培植物命名法规》（The international code of nomenclature of cultivated plant，ICNCP）等为植物命名，其为世界公认的科学名，即学名（Scientific Name）。国际上所采用的植物学名，来自林奈所创立的"双名法"。

植物学名是用拉丁文或其他文字加以拉丁化来书写的。1 个种的完整的学名必须符合双名命名法（Binomial Nomenclature），简称双名法。双名法是生物分类之父瑞典植物学家林奈（C. Linnaeus）在 1753 年发表的《植物种志》（Species Plantarum）一书中，采用前人的建议创立的，双名法要求 1 个种的学名必须用 2 个拉丁词或拉丁化了的词组成。第一个词称为属名，属名第 1 个字母必须大写；第二个词称为种加词，通常是一个反映该植物特征的拉丁文形容词，种加词的第一个字母一律小写。同时，命名法规要求在双名之后还应附加命名人之名，以示负责，便于查证。即：属名 + 种加词 + 命名人。

如黄连的植物学名是 Coptis chinensis Franch.，其中，Coptis 为黄连属的属名，chinensis（中国的）为种名，Franch. 系命名人 Franchet 的缩写。

再如，著名药材"人参"的学名为"Panax ginseng C. A. Mey"。属名 Panax 是古代拉丁人认为可以治百病的一类万能药，它的第一个字母 P 必须大写。这个属共有 5 种植物，它们有共同的属名，相异的种加词；种加词 ginseng 是拉丁化了的中文"人参"的意思；命名人 C. A. Mey 是俄罗斯的植物学家，他的全名是 Carl Anton Mayer（1795—1855）。学名中凡是缩写的名或姓之后都要加"."，并且第一个字母都要大写。C. A. 便是该命名人"第一名"（first name）– Carl 和"中间名"（middle name）– Anton 的缩写，Mey 是他的"家族名（姓）"（family name）– Mayer 的缩写。

第六节　植物界的分门

分类群（taxon，tjt 复数 taxa）是一个很实用的概念，表示一个分类的集团（群）或实体，它可以用于分类体系的界、门、纲、目、科、属、种的任何阶元及亚阶元，以及上述根据不同特征所分的大类，具体所指要根据讨论中所赋予的意义。如此，按门分类，植物界可分为 16 大类群；按以孢子还是种子繁殖，植物界可分为孢子植物和种子植物两大类群。植物界还可分为藻类植物（Algae）、菌类植物（Fungi）、地衣植物（Lichens）、苔藓植物（Bryophyta）、蕨类植物（Pteridophyta）、裸子植物（Gymnospermae）和被子植物（Angiospermae）7 个基本类群。苔藓植物和蕨类植物一般习惯划入高等植物之中，但它们是一个过渡类型，既有高等植物的特征，又有低等植物的特征（用孢子繁殖）。

按照魏泰克（Whittaker，1969）提出的把生物分成原核生物界（Monera）、原生生物界（Protista）、真菌界（Fungi）、植物界（Plantae）和动物界（Animalia）的五个系统，植物界包括苔藓植物、蕨类植物、裸子植物和被子植物四大基本类群。

该节是植物界的大的分类单位，掌握该节内容将对植物界有一整体了解。讲解名词及各植物类群的特征。

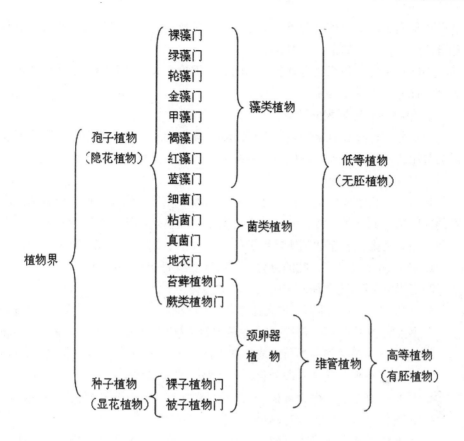

第七节 植物分类检索表

植物分类检索表是鉴定植物类群的有效工具，用于鉴别不同的植物分类等级和种类。编制和应用植物分类检索表时，只有熟知植物形态和其他特征的描述术语，才能迅速区别所在科、属或种的特征，并根据特征正确鉴定植物的科、属或种。

1. 植物分类检索表的编制

植物分类检索表采用二歧归类的原则进行编制，即比较各种植物或各个分类等级的关键性、一般相对立的特征，根据特征的异同分为两大类，相同的归为一项，不同的归为另一项。在每一项下依据上述原则再进行分类，编制相应的项号。逐级往下，直至完成所有归类工作，达到区分各种植物或各个分类等级的目的。

植物分类检索表根据其检索的对象不同，可分为分门、分纲、分科、分属和分种检索表。某些植物种类较多，存在亚科或族的科，在科以下还有分亚科和分族的检索表，如菊科、兰科等。

不同的植物分类系统有其各自不同的分类检索表。在我国，植物分类检索表以 Engler 系统的最为常用。

2. 植物分类检索表的种类

植物分类检索表有定距式、平行式和连续平行式三种，其中以定距检索表最为常用，使用最方便。现以植物界的分门检索表为例说明如下：

（1）定距检索表

将每对互相矛盾的鉴别特征注以相同的数字项号，间隔排列，项后标注应查的次级项号或分类等级，每一项下再编排次级鉴别特征，次级项号退后一字排列，逐级类推，直至达到所要鉴别的对象（门、纲、科、属、种）。例如：

1. 植物体无根、茎、叶的分化，没有胚胎（低等植物）
  2. 植物体不为藻类和菌类所组成的共生体
    3. 植物体内有叶绿素或其他光合色素，为自养生活方式…… 藻类植物 Algae
    3. 植物体内无叶绿素或其他光合色素，为异养生活方式…… 菌类植物 Fungi
  2. 植物体为藻类和菌类所组成的共生体……………………… 地衣植物 Lichens
1. 植物体有根、茎、叶的分化，有胚胎（高等植物）
  4. 植物体有茎、叶而无真根 ……………………………… 苔藓植物 Bryophyta
  4. 植物体有茎、叶，也有真根
    5. 不产生种子，用孢子繁殖 ……………………………… 蕨类植物 Pteridophyta
    5. 产生种子，用种子繁殖 ……………………… 种子植物 Spermatophyte

（2）平行式检索表

将每对互相矛盾的鉴别特征注以相同的数字项号，连续排列，项后标注应查的次级项号或分类等级，项号排列整齐而不退后。例如：

1. 植物体无根、茎、叶的分化，没有胚胎（低等植物）…………… 2
1. 植物体有根、茎、叶的分化，有胚胎（高等植物）…………… 4
2. 植物体为藻类和菌类所组成的共生体……………… 地衣植物 Lichens
2. 植物体不为藻类和菌类所组成的共生体 …………………… 3
3. 植物体内有叶绿素或其他光合色素，为自养生活方式…… 藻类植物 Algae
3. 植物体内无叶绿素或其他光合色素，为异养生活方式…… 菌类植物 Fungi
4. 植物体有茎、叶而无真根 ……………………… 苔藓植 Bryophyta
4. 植物体有茎、叶，也有真根 ……………………… 5
5. 不产生种子，用孢子繁殖 ………………………… 蕨类植物 Pteridophyta

5. 产生种子，用种子繁殖 ……………………… 种子植物 Spermatophyte

（3）连续平行检索表

将每对互相矛盾的鉴别特征注以不同的数字项号，在每一个数字项号后，用括号注以相对应的数字项号；所有的数字项号依次排列，排列整齐不退后。例如：

1.（6）植物体无根、茎、叶的分化，没有胚胎（低等植物）

2.（5）植物体不为藻类和菌类所组成的共生体

3.（4）植物体内有叶绿素或其他光合色素，为自养生活方式
　　　　　…………………………………………… 藻类植物 Algae

4.（3）植物体内无叶绿素或其他光合色素，为异养生活方式
　　　　　…………………………………………… 菌类植物 Fungi

5.（2）植物体为藻类和菌类所组成的共生体 ………… 地衣植物 Lichens

6.（1）植物体有根、茎、叶的分化，有胚胎（高等植物）

7.（8）植物体有茎、叶而无真根 ………………… 苔藓植物 Bryophyta

8.（7）植物体有茎、叶，也有真根。

9.（10）不产生种子，用孢子繁殖 ………………… 蕨类植物 Pteridophyta

10.（9）产生种子，用种子繁殖 ……………………… 种子植物 Spermatophyte

3. 植物分类检索表的应用

使用植物分类检索表时，首先应全面而细致地观察植物标本，了解其营养体和繁殖体（尤其是花和果实）的特征，然后与检索表上的特征进行比较，如果与某一项记载相吻合则逐项往下查阅，否则应查阅与该项对应的另一项，依此类推，直至查阅出该植物标本所属的分类群。当此项检索工作完成以后，必须将植物标本与文献记载的该分类等级的诸多特征进行核对，两者完全相符时方可认为正确。

使用检索表时应注意下列事项：

1. 全面核对两项性状：即使第一项性状看来已符合手头的标本，也应继续读完相对的另一项性状，因为有时后者更为适合。

2. 在涉及大小尺寸时，应用尺量而不作大致的估计。

3. 在核对两项相对的性状后仍不能作出选择时，或手头的标本上缺少检索表中要求的特征时，可分别从两方面检索，然后从所获的两个结果中，通过核对两个种的描述作出判断。

4. 对检索到的结果，还需核对该种植物的全面描述。当描述的内容与手头标本一致时，才能作为鉴定的结束。因为如果手头的标本是检索表中未列入

的植物，如分布新记录种或引种植物，在检索时会指向另一植物。

复习思考题

1. 植物界主要包括哪些基本类群？

2. 如何编制植物分类检索表？

3. 如何区分种子植物和孢子植物？

4. 为何将植物分为低等植物和高等植物？试用检索表分别区分其组成类群。

5. 裸子植物和被子植物的差异是什么？对典型民族药材请分别举例。

第八章　藻类植物

一、藻类植物的特点

雨后湿地生长的——念珠藻可食用，颜色为黑色或黄褐色；

池塘中变绿的水——绿藻门的水绵、颤藻，还有褐藻等；

树干和墙壁上，滑而色为褐绿——蓝藻、绿藻等；

沙漠之中——发菜；

海洋中最多——海带、紫菜、石花菜、海松、石莼，颜色有红、褐、绿等色。

特征：

1. 原植体植物（thallophyte）：是植物界中一群最原始的低等类群，基本构造和功能与高等植物有着本质差别。构造简单，无根茎叶分化，多为单细胞、多细胞群体、丝状体、叶状体和枝状体等，仅少数具有组织分化和类似根、茎、叶的构造。

2. 自养植物（autotrophic plant）：具有高等植物一样的光合色素和其他色素，使其显现出不同颜色及进行光合作用。

蓝藻→蓝藻淀粉、蛋白质粒。

绿藻→淀粉、脂肪。

褐藻→褐藻淀粉、甘露醇。

红藻→红藻淀粉。

3. 无胚植物（合子直接形成新个体）：生殖分为有性和无性两类。无性生殖在孢子囊（sporangium）中产生孢子（spore），孢子发育成新植物体；有性生殖在配子囊（gametangium）中产生配子（gamete），配子结合成合子（zygote），合子萌发成新个体或产生孢子而长成新个体。

二、藻类的繁殖方式

1. 营养繁殖：藻体的一部分由母体分离出去而长成一个新的个体。

2. 无性生殖：产生孢子，产生孢子的囊状结构称为孢子囊，孢子不需结合就可以长成一个新的个体。具有鞭毛的能游动的孢子称为游动孢子；不具鞭毛不能游动的称为静孢子和厚壁孢子。

3. 有性生殖：产生配子，产生配子的母细胞（囊状结构）称为配子囊。一般情况下，配子必须结合成合子，由合子萌发长成新的个体，或由合子产生孢子而长成新的个体。

三、藻类的分布

1. 藻类广布于全世界，大多生活在淡水和海水中，少数生活在潮湿的土壤、树皮、石头和花盆壁上。

2. 水中的藻类，有的浮游于水中，有的固着于水中的岩石上或附着于其他植物体上，有的可在 100 米深的海底生活，有的能在 85℃ 的温泉中生活。

3. 有些藻类能在零下数十度的南北极或终年积雪的高山上生活。

四、藻类植物的分类

藻类植物的分类依据：光合色素、光合产物，植物体的形态构造，繁殖方式，鞭毛特征（有无、数目、产生位置），细胞壁成分。

藻类植物分为以下 8 个门：

蓝藻门　Cyanophyta

裸藻门　Euglenophyta

绿藻门　Chlorophyta

轮藻门　Charophyta

金藻门　Chrysophyta

甲藻门　Pyrrophyta

红藻门　Rhodophyta

褐藻门　Phaeophyta

五、重要的药用植物

海带 Laminaria japonica Aresch 属海带科，植物体（孢子体）为多细胞，分为三个部分：基部如根状，其上有茎状的柄，柄以上为扁平叶状的带片。

带片的构造比较复杂，有"表皮"、"皮层"、"髓"之分，能进行光合作用。

除做食用外，尚做昆布药用，能软坚散结，消痰利水。

昆布 Ecklonia kurome Okam. 属翅藻科，植物体（孢子体）有明显的固着器、柄和带片三部分。

全草能镇咳平喘、软坚散结。

第九章　菌类植物

分类：细菌门 Bacteriophyta、黏菌门 Myxamycophyta、真菌门 Eumycophyta。

特点：细菌是单细胞的有机体，有明显的细胞壁，没有细胞核结构，绝大多数不含叶绿素，是异养性生物；黏菌门是介于动物和真菌之间的生物，在生长期或营养期为裸露的无细胞壁而具有多核的原生质团（变形体），在繁殖期产生具有纤维质细胞壁的孢子，大多为腐生菌。

真菌门 Eumycophyta

（一）特征

1. 真核生物

2. 异养（heterotrophy）：无质体，不含叶绿素，可寄生（parasitism）、腐生（saprophytism）和共生（symbiosis）。

3. 形态：无根茎叶分化，菌体为多细胞的丝状体，少数为单细胞个体。

菌丝体（mycelium）：组成一个菌体的菌丝（hypha），分为有隔菌丝（septate hypha）——大多数，无隔菌丝（non septate hypha）——有的低等真菌。

菌丝组织体：真菌菌丝在正常生活条件下排列疏松；在环境条件不良或繁殖时，菌丝相互紧密交织，形成各种不同的菌丝组织体。例如：

根状菌索（rhizomorph）：引起木材腐烂的担子菌菌丝，纠结成绳索状，外形似根，如蜜环菌。

菌核（sclerotium）：有些真菌的菌丝密集成颜色深、质地坚硬的核状体，是渡过不良环境的休眠体，大者如茯苓，小者如麦角、雷丸。

子实体（sporophore）：很多高等真菌在生殖时期形成一定形状与结构，能产生孢子的菌丝体，如蘑菇子实体为伞形，马勃为球形，灵芝为如意形。分为子囊果和担子果。

子座（stroma）：容纳子实体的菌丝褥座，是从营养阶段到繁殖阶段的一种过渡形式，通常在其中或其上产生子实体。

4. 繁殖

营养繁殖：少数单细胞真菌通过细胞分裂产生后代，而多数真菌的营养菌丝可直接形成芽生孢子、厚壁孢子、节孢子。

无性生殖：真菌无性生殖时产生的孢子叫做无性孢子，常见的有游动孢子、孢囊孢子、分生孢子。

有性生殖：是通过不同性别的细胞配合产生一定形态的孢子囊实现的，其形式多样，有同配生殖、异配生殖、接合生殖和卵式生殖等，产生子囊孢子、担孢子、卵孢子等。

（二）真菌的分类

现已知真菌有 5950 属、64200 种，我国已知约 8000 种，药用的约 300 种。

过去分为四纲：藻菌纲、子囊菌纲、担子菌纲、半知菌纲；新的分类为 5 个亚门，亚门检索表如下：

1. 有能动孢子；有性阶段的孢子典型的为卵孢子 …………… 鞭毛菌亚门
1. 无能动孢子
2. 具有性阶段
3. 有性阶段孢子为接合孢子 ……………………………… 接合菌亚门
3. 无接合孢子
4. 有性阶段孢子为子囊孢子 ……………………………… 子囊菌亚门
4. 有性阶段孢子为担孢子 ………………………………… 担子菌亚门
2. 缺有性阶段 ………………………………………………… 半知菌亚门

（三）重要药用植物

1. 冬虫夏草 Cordyceps sinensis（Berk.）SacC. 为麦角菌科。寄生于虫草蝙蝠蛾幼虫体上的子囊菌，含虫草酸和丰富的蛋白质，能补肾益脾，止血化痰。

虫草蝙蝠蛾成虫期 4—12d，虫卵期 45—72d，幼虫期 680—940d，蛹期 42—58d，蝙蝠蛾幼虫 8 龄（1 年半），如此才会被该地区分布的我国特有的真菌中华虫草菌寄生。菌孢子 8 月感染幼虫，9 月菌丝侵入寄主体内，10 月幼虫感染后形成僵虫，11 月僵虫头部长出 1—2mm 的子实体，开始越冬，次年 5 月下旬子实体长出地表（草），6 月初是最佳采挖季节。分布在西藏东南部、云南、贵州西北部、四川西北部、青海及甘肃东南部等省区 3000—4000m 的高寒草甸雪线附近，并有珠芽蓼 Polygonum viviparum L. 的地方。子座出自寄主头部，单生，稀 2—3，细柱形，子座头部为棕色，稍膨大，其上密生有多数子囊壳，壳内有多数线形子囊。

2. 灵芝为多孔菌科灵芝属。菌盖木栓质，肾脏形或半圆形，红褐色、红紫或暗紫色，具有一层漆状光泽，有环状棱纹及辐射状皱纹，大小及形态变化

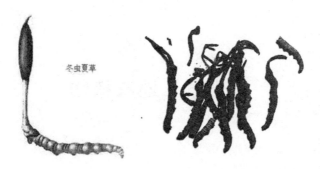

冬虫夏草

很大。子实体入药，含麦角甾醇、树脂、脂肪酸、多糖、生物碱、水溶性蛋白质、微量元素、维生素及氨基酸等多种成分，有滋养强身的功效，主治虚劳咳嗽、气喘、失眠、消化不良、高血压病、冠心病、肝炎、风湿性关节炎、硅肺；外用治鼻炎。

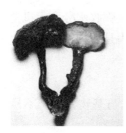

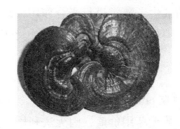

3. 茯苓 Poria cocos（Schw.）Wolf. 为多孔菌科。菌核埋于土中，略呈球形或长圆形，小者如拳，大者可达数千克，表面粗糙，具皱纹及瘤状皱缩，灰黑色至黑褐色，内面白色或稍带粉红色，子实体无柄，平伏，伞形，生于菌核表面成一薄层。

常寄生于松属植物的根部。

菌核含三萜类化合物和茯苓多糖、氨基酸等。能健脾补中、利水渗湿、宁心安神。提制的羧甲基茯苓多糖钠用于治疗癌症和肝炎。

4. 猪苓 Polyporus umbellatus（Pers.）Fr. 为多孔菌科。菌核呈不规则瘤块状或球状，表面棕黑色至灰黑色，内面白色或淡黄色，子实体从菌核上长出，丛生，上部分枝状，菌盖肉质，圆形，白色至浅褐色。

主产于陕西、河南、山西、云南、河北等地，常寄生于桦、柳、椴及壳斗科树木的根际。

菌核含多糖、麦角甾醇、粗蛋白等。能利尿渗湿。猪苓多糖，具抗癌活性。

第十章　地衣植物

一、特点

1. 地衣植物是真菌和藻类高度结合的共生复合体。
2. 参与的真菌大多数为子囊纲，少数为担子菌纲，藻类为蓝藻和绿藻。
3. 地衣形状由真菌决定，复合体的大部分由菌丝交织而成。
4. 藻类进行光合作用，提供有机养分。

不平等的共生：藻类进行光合作用，菌类吸收水分和无机盐。在人工培养中甚至发现有消化藻细胞的现象，因此又认为是一种特殊的寄生关系。

二、形态

1. 壳状地衣 crustose lichens：壳状，菌丝与基物紧贴，不易分离，如文字衣、茶渍衣，几无药用价值，因无法利用。
2. 叶状地衣 foliose lichens：扁平叶状体，有背腹性，以假根或脐固着在基物上，易采下，如石耳、梅衣。
3. 枝状地衣 fruticose lichens：树枝状、丝状，直立或悬垂，仅基部附着在基物上，如松萝、雪茶、石蕊等。

三、构造：四层（皮层 cortex、藻胞层 algal layer、髓层 medulla）

1. 皮层：（1）上皮层：由菌丝紧密交织而成，也称假皮层。
　　　　　（2）下皮层
2. 藻胞层（藻层）：在上皮层之下，由藻类细胞聚集成一层。
3. 髓层：由疏松排列的菌丝和少量藻细胞组成。

同层地衣 homoenmerous：藻类细胞分散于上皮层和下皮层之间的髓层中，没有形成明显的藻胞层。

异层地衣 heteromerous：藻类细胞密集于上皮层与髓层之间，形成明显的藻胞层。

壳状地衣：多为同层，也有异层，多无下皮层。

叶状地衣：异层。

枝状地衣：异层，各层排列成环状，中央有 1 中轴，如松萝属，或中空，如地茶属。

四、重要药用植物

1. 松萝（节松萝、破茎松萝）Usnea diffracta Vain. 是一种枝状地衣，分枝多而呈丝状，长 15—30cm，灰黄绿色，分枝丝状体有明显的环状裂沟，中央有韧性丝状轴，易与皮部剥离，含松萝酸、地衣酸及地衣多糖。全草能祛风湿，通经络，抗菌消炎。

2. 长松萝（老君须）U. longissima Ach. 。

3. 石蕊 Cladonia rangiferina（L.）WeB.：枝状地衣。全草入药能祛风镇痛，凉血止血。

尚有梅衣（石花、梅花衣）、脐衣（石耳）、老龙皮（兜衣）。

第十一章　苔藓植物门

一、主要特征

1. 植物体为扁平的叶状体或具有茎叶的分化，无真根，靠表皮突起的单细胞或多细胞形成的丝状体——假根（rhizoid）吸收水分和起固定作用。苔类分化程度比较小，保持叶状体的形状。藓类已有假根或类似茎叶的分化。

2. 体内无维管束，构造简单，组织分化水平不高，仅有皮部和中轴的分化。

3. 有营养繁殖、无性繁殖和有性繁殖，在生活周期中有明显的世代交替，且有性世代（配子体）发达、无性世代（孢子体）退化，寄生在配子体上。

4. 孢子同型。

5. 精子具鞭毛，受精作用在有水条件下进行。

二、生殖方式

苔藓植物的雌雄生殖器官都是由多细胞构成。雌性器官的颈卵器 archegonium，外形像长颈烧瓶，中间有一个大型的卵细胞 egg cell。雄性器官的精子器一般呈棒状、卵状或球状，内有多数的精子。精子长而卷曲，先端有 2 根鞭毛。精子借水游到颈卵器内与卵结合，卵细胞受精后形成合子（2n），合子不需经过休眠即开始分裂而形成胚，胚即在颈卵器内吸收配子体的营养，发育成孢子体（2n）。

孢子体通常分为三部分，上端为孢子囊 sporangium，又称孢蒴 capsule，下有蒴柄 seta，基部有基足 foot. 基足伸入配子体的组织中吸收养料，以供孢子体的生长，故孢子体须寄生在配子体上。孢蒴内的孢原组织细胞经多次分裂再经减数分裂，形成孢子，孢子散出后，在适宜的条件下，萌发成原丝体 protonema，经过一段时间生长后，在原丝体上再生成新配子体。

三、世代交替

苔藓植物有明显的世代交替，配子体发达，是由孢子萌发成原丝体，再由原丝体发育而成的。配子体在世代交替中占优势，能独立生活；孢子体则不能独立生活，须寄生在配子体上，这一点是与其他陆生高等植物的最大区别。

在苔藓植物的生活史中，从孢子萌发到形成配子体，配子体产生雌雄配子体，这一阶段称为有性世代，细胞染色体数目为1n，从受精卵发育成胚，由胚发育形成孢子体的阶段为无性世代，细胞核染色体数目均为2n。有性世代和无性世代交替进行，形成世代交替。

四、分类

苔藓植物约有2.3万种，遍布世界各地，我国约有2800种，已知药用的苔藓有21科43种。根据营养的形态构造分为苔纲Hepaticae和藓纲Musci，另有学者分为三纲，除苔纲和藓纲外，还有角苔纲Anthocerotae。

（一）苔纲 Hepaticae

有的物体（配子体）是有背腹之分的叶状体，有的种类则有原始的茎、叶分化。假根由单细胞构成，茎通常没有中轴的分化，常由同形细胞构成。叶多数只有一层细胞，无中肋。孢子体的构造简单。孢蒴的发育在蒴柄延伸生长之前，蒴柄柔弱，孢蒴成熟后多呈四瓣纵裂，其内多无蒴轴，除形成孢子体外，还形成弹丝，以助孢子的散放。原丝体不发达，每一原丝体通常只产生一个植物体（配子体），多生于阴湿的土地、岩石和树干上，有的漂浮于水面或完全沉于水中。化学特征是含有芪类、单萜及倍半萜。

（二）藓纲 Musci

植物体（配子体）有原始的茎、叶区别。有的种类的茎中已有中轴的分化。叶在茎上的排列多为螺旋式，叶常具中肋。孢子体的构造比苔类复杂。成熟时孢蒴、蒴柄伸出颈卵器外。蒴内有蒴轴，无弹丝，成熟时多为盖裂。原丝体发达，每一原丝体常形成多个植株。分布于世界各地，在温带、寒带、高山、冻原、森林、沼泽等地均有分布。化学特征是不含有芪类。

五、代表性药用植物

1. 地钱 Marchantia polymorpha L.：叶状体扁平，阔带状，多回二歧分叉，浅绿色或深绿色，边缘呈波曲状。内部组织略有分化，分成表皮、绿色组织和贮藏组织。表皮有气孔和气室，气孔是由一般细胞围成的烟囱状构造。腹面常有能保持水分的鳞片及假根。

地钱有两种营养繁殖方式：一种是在叶状体的背面产生孢芽杯cupule，在孢芽杯中产生孢芽。孢芽成熟时，由柄处脱落，在土中萌发成新的叶状体；另一种方式是，地钱的叶状体在成长的过程中，前端凹陷处的顶端细胞不断分裂，使叶状体不断加长和分叉。后面的部分，逐渐衰老、死亡并腐烂。当死亡部分达到分叉处时，一个植物体即变成两个植物体。

地钱分布于全国各地。多生于林内、阴湿的土坡及岩石上，亦常见于井边、墙隅等阴湿处。全草能解毒，祛瘀，生肌。

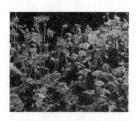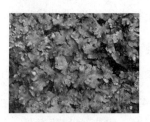

地钱植株图　　　　　　　　　　　地钱配子体图

2. 大发金藓 Polytrichum commune L.：又名土马骔。属金发藓科。小型草本，高 10—30cm，深绿色，常形成大片群落，叶多数密集在茎的中上部。雌雄异株，颈卵器和精子器分别生于二株植物体茎顶。蒴柄长，棕红色。孢蒴四棱柱形，蒴内具大量孢子，孢子萌发成原丝体，原丝体上的芽长成配子体。蒴帽有棕红色毛，覆盖全蒴。生于山野阴湿土坡、森林沼泽、酸性土壤上。全草能清热解毒、凉血止血。

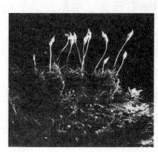

第十二章　蕨类植物门

一、蕨类植物的主要特征

1. 蕨类植物是高等植物中具有维管组织、但比较低等的一个类群。

2. 具有明显的世代交替，无性生殖产生孢子，有性生殖器官具有精子器和颈卵器，孢子体远比配子体发达，并有根、茎、叶的分化和较原始的输导系统。产生孢子而不产生种子。

3. 在生活史中，有两个独立的植物体，即孢子体和配子体，是较高等的孢子植物，又是较原始的维管植物。

二、孢子体

即蕨类植物的植物体，通常有根、茎、叶的分化，多年生，极少为一年生，陆生或附生，极少数水生。

1. 根：具真根，通常为不定根，着生于根状茎上。少数无根（如松叶蕨）。

2. 茎：

（1）大多数为根状茎，少数为地上茎，只有桫椤为木本。

（2）有各种鳞片或毛茸，具有保护作用。无毛→有毛→鳞片。

（3）茎具维管组织，形成各种维管柱。蕨类植物的维管柱主要有原生维管柱、管状维管柱、网状维管柱和散状维管柱等。原生维管柱比较原始（单、星状、编织），管状维管柱包括外韧和双韧。网状、真、散状维管柱是最进化的类型，在种子植物中常见。

木质部中主要有管胞和薄壁组织；韧皮部中主要有筛胞及韧皮薄壁组织，一般无形成层的结构。

产生维管组织是植物由水生向陆地进化的一个重要变化，这是第一个飞跃；第二个飞跃是精子无鞭毛而具花粉管，彻底脱离水的环境。

3. 叶：多从根状茎长出，幼时拳卷，有簇生、近生、远生。

（1）小型叶 microphyll：无叶隙和叶柄，仅具 1 条不分枝叶脉，如松叶蕨科、石松科、石杉科、卷柏科、木贼科，属原始类群。

大型叶 microphyll：具叶柄，有或无叶隙，有多分枝的叶脉，如真蕨亚门的植物，属进化类群。

（2）孢子叶 sporophyll（能育叶 fertile frond）：产生孢子囊和孢子的叶；营养叶 foliage leaf（不育叶 sterile frond），仅进行光合作用的叶。

（3）同型叶 homomorphic leaf：营养叶与孢子叶不分，且形状相同，如贯众、鳞毛蕨。

异型叶 heteromorphic leaf：同一植物体具 2 种不同形状和功能的叶，如荚果蕨、槲蕨、紫萁等。（近异型叶：营养叶与孢子叶近似，但也可分，如石韦）

4. 孢子囊和孢子

（1）孢子叶球 Strobilus 或孢子叶穗 Sporophyll spike：小型叶蕨类，孢子囊单生于孢子叶近轴面叶腋或叶基，通常很多孢子叶集生枝顶，形成球或穗状，如石松（孢子叶穗）、木贼（孢子叶球）。

孢子囊群（孢子囊堆 sorus）：大型叶蕨类的许多孢子囊聚集成不同形状的孢子囊群或孢子囊堆，生于孢子叶的背面或边缘。

孢子果（孢子荚）sporocape：水生蕨类的孢子群生在特化的孢子果内，如蘋、满江红、槐江萍等。

孢子囊穗：有些类群的孢子集生在一个孢子叶上，整个孢子叶特化成穗状，称孢子囊穗，如瓶尔小草、海金沙等。

（2）孢子囊群的形状：圆形、长圆形、肾形、线形、蚌壳形等（结合标本进行讲解）。

孢子囊群盖：常有膜质盖，如凤尾蕨、金毛狗脊、贯众等。

（3）环带：孢子囊壁上一行不均匀增厚的细胞形成环带，环带有顶生、横生、斜行、纵行环带。

（4）孢子：两面形、四面形、球状四面形。

大多数蕨类孢子同型，少数（卷柏）有大孢子与小孢子之分，称为孢子异型。

三、配子体

配子体又称原叶体 Prothallus：孢子成熟后散落在适宜环境里萌发成很小的有各种形状的绿色叶状体，能独立生活。

配子体结构简单，生活期短，能独立生活，有背腹的分化。

腹面生有球形的精子器和瓶状的颈卵器，精子器内产生有多数鞭毛的精子，颈卵器内有一个卵细胞。

精卵成熟后，精子由精子器逸出，借水为媒介进入颈卵器内与卵结合，受精卵发育成胚，胚发育成孢子体（幼时暂时寄生在配子体上），长大后配子体死去，孢子体进行独立生活。

四、蕨类植物的生活史

蕨类植物的生活史中有两个独立生活的植物体：孢子体和配子体。

孢子体世代：从受精卵萌发到孢子体上孢子母细胞进行减数分裂前，其细胞染色体数目为 2n。

配子体世代：从单倍体的孢子萌发到精子与卵子结合前，细胞内染色体的数目为单倍（1n）。

世代交替明显，其中孢子体世代占很大优势。

五、蕨类植物的分类

小叶型蕨类：松叶蕨纲、石松纲、水韭纲、木贼纲。

大叶型蕨类：真蕨纲。

我国蕨类植物学家秦仁昌教授把上述 5 个纲提升为 5 个亚门。

药用植物较多的主要为石松亚门、木贼亚门和真蕨亚门。

蕨类植物门 5 个亚门检索表

1. 植物体无真根，仅具假根，2—3 个孢子囊形成聚囊……… 松叶蕨亚门
1. 植物体具真根，孢子囊单生，或聚集成孢子囊群，不形成聚囊。
2. 有明显节与节间，叶退化成鳞片状，不进行光合作用，孢子具弹丝
………………………………………………………… 楔叶亚门
2. 不具明显节，叶绿色，可进行光合作用，孢子不具弹丝。
3. 小型叶，幼叶无拳曲现象。
4. 茎多为二叉分枝，叶鳞片状，具孢子叶穗，精子 2 条鞭毛 …… 石松亚门
4. 具粗壮块状茎，叶长条形，不形成孢子叶穗，精子多鞭毛 …… 水韭亚门
3. 大型叶，幼叶拳曲，孢子囊聚集成孢子囊群 ………………… 真蕨亚门

六、代表性药用植物

1. 木贼 Hippochaete hiemale（L.）Böerner：部分文献命名为 Equisetum hiemale L. 或 Hippochaete hiemale L. 。多年生草本，生于河边湿地，具根状茎和

气生茎,均有节和节间之分,节间中空,相邻两个节间的中央气腔互不相通。营养枝和生殖枝同时生出,营养枝节上轮生许多分枝;生殖枝分枝少,顶端能产生孢子叶球。茎由皮层、内皮层和中柱组成。皮层具多层细胞,富含硅质。全草能收敛止血,利尿,明目退翳。

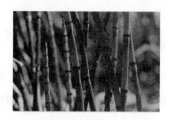

2. 节节草 Equisetum ramosissimum Dsef.:为木贼科木贼属。地上茎常绿,多年生,一型,基部多分枝,枝中空,有纵棱脊 6—20 条,狭而粗糙,含有硅质的疣状突起 1 行,或有小横纹,节间基部的叶鞘筒状,长约 2 倍于径,叶鞘齿短,三角形,灰色,近膜质,孢子囊穗生于枝顶。全草入药,有明目退翳、清热利尿之效,主治骨髓炎、小便不利等症。

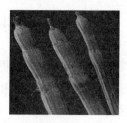

3. 蕨 Pteridium aquilinum (L.) Kuhn var. latiusculum (Desv.) Underw. Ex Heller:又名拳菜,为凤尾蕨科蕨属。孢子囊群线形,生于叶边缘,被反卷的叶边包盖。根状茎含大量淀粉,入药有利尿、解热、降压之效。全草可以治疗食嗝、气嗝,又作驱虫剂。

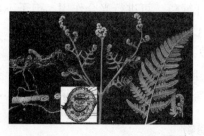

4. 贯众 Cyrtomium fortunei J. Sm:鳞毛蕨科贯众属;根茎短。叶柄基部密生阔卵状披针形黑褐色大形鳞片,叶片一回羽裂,羽片镰状披针形。孢子囊群着生于羽片下面，位于主脉两侧。囊群盖大，圆盾形。根茎在南方做贯众用，效用同绵马贯众。

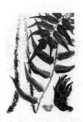

5. 石韦 Pyrrosia lingua（ThunB.）Farwell：孢子囊群紧密而整齐排列在侧脉间。全草入药，能清热解毒、利尿通淋，治疗刀伤、烫伤等。

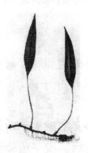

第十三章　裸子植物门

裸子植物广布世界各地，特别是北半球亚热带高山地区及温带到亚寒带地区，常组成大面积的森林，黑压压的原始森林多由裸子植物中的松、杉、柏类树种所组成，因此裸子植物有"原始森林之母"的称号。

一、裸子植物的主要特征

裸子植物同苔藓植物和蕨类植物都属于颈卵器植物，但因能产生种子且具维管束，故又是种子植物，而且是介于蕨类植物和被子植物之间的一类维管植物。

裸子植物在形成种子的同时，不形成子房和果实，不被子房包被，胚珠和种子是裸露的，因此称为裸子植物。裸子植物的主要特征如下：

1. 植物体发达，多为高大的乔木、灌木，或稀为落叶乔木。叶针形、条形或鳞片状，有的为扇形或羽状分裂，一般无托叶。

维管束具次生构造，为无限外韧型维管束。木质部中的输导组织具管胞而无导管（仅麻黄科及买麻藤科具导管），韧皮部中有筛细胞、无筛管及伴胞。

2. 配子体退化微小，完全寄生在孢子体上，世代交替明显，孢子体（植物体）占优势。配子体简单，雌配子体寄生在孢子体上，受精作用不需要在有水的条件下进行。

3. 胚珠裸露，产生种子。受精后胚珠形成种子，种子无果皮包被，子叶为 2 至多枚。雌雄同株或雌雄异株，大小孢子叶分别聚集成大小孢子叶球。大孢子囊及其外围结构形成胚珠，小孢子囊形成花粉囊，小孢子形成花粉粒。

4. 具多胚现象。由一个雌配子体上的几个或多个颈卵器的卵细胞同时受精而成；或是由于一个受精卵在发育过程中，胚原组织分裂为几个胚。

二、裸子植物与被子植物主要区别

	裸子植物	被子植物
植物体	木本	木本或草本
花	多单性	两性或单性
心皮	不包卷，无封闭的子房	包卷而成子房
胚珠	裸露在心皮上	包被于子房之内
果实	无真正的果实	由子房发育成果实
输导组织	木质部为管胞 韧皮部为筛胞	大多数为导管 大多数为筛管

三、裸子植物的分类

现今生存的裸子植物分属于 5 纲、9 目、12 科、71 属，近 800 种，我国有 5 纲、8 目、11 科、41 属，近 300 种。如银杏、水杉、银杉等，都是第三纪的孑遗植物，或称为"活化石"植物。已知药用有 10 科、25 属、100 余种，以松科最多，有 8 属、40 余种。

四、裸子植物常见科植物特征及主要药用植物

1. 苏铁科 Cycadaceae

常绿木本植物，茎单一，粗壮，不分枝。叶大，羽状复叶，革质，集生于树干的上部，呈棕榈状。雌雄异株，小孢子叶球为一木质化的长形球花，由无数小孢子叶（雄蕊）组成。小孢子叶为鳞片状或盾状，下面生有无数小孢子囊（花药），小孢子（花粉粒）发育而产生先端有多数纤毛的精子。大孢子叶球由许多大孢子叶组成，丛生茎顶，大孢子叶的中上部为扁平羽状，中下部为柄状，边缘生 2—8 个胚珠，或大孢子叶呈盾状而下面生一对向下的胚珠。种子为核果状，有 3 层种皮：外层肉质甚厚，中层木质，内层薄纸质。

本科 9 属、110 余种，分布于热带及亚热带地区，我国有苏铁属 Cycas 1 属、8 种。

代表性药用植物

苏铁 Cycas revolute ThunB.：俗称铁树，为观赏树种，广为栽培。种子能理气止痛，益肾固精；叶能收敛，止痛、止痢；根能祛风、活络、补肾。

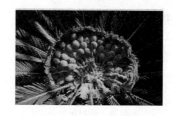

特征：

（1）落叶乔木，枝条有长、短枝之分。

（2）叶扇形，顶端2裂（少3裂），具二叉分枝脉。叶柄长，长枝上叶稀疏，螺旋状排列。短枝上的叶于枝顶簇生。具2药室。

（3）球花单性异株，簇生于短枝上，雄球花为葇荑状花序，雌球花具长梗，梗顶2叉，2杯状珠座。

（4）种子核果状，外种皮肉质，成熟时黄色，外被白粉，味臭；中果皮骨质、乳白色；内种皮膜质、乳白色。

本科仅1属、1种，我国特产，国内外广为栽培。国内仅浙江天目山有野生的。

2. 银杏科 Ginkgoaceae

代表性药用植物

银杏 Ginkgo biloba L.：又称白果树、公孙树。去掉肉质外种皮的种子，称为白果，有敛肺、定喘、止带、涩精功能。银杏叶含有多种黄酮及双黄酮，有扩张动脉血管的作用，根能益气补虚，治白带、遗精。

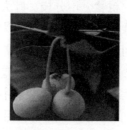

3. 松科 Pinaceae

叶针性或条形，长枝上螺旋状散生，短枝上簇生，基部有叶鞘包被。花单性，雌雄同株，雄球花穗状，雄蕊多数，各具2药室，花粉粒多数，具气囊；雌球花由多数螺旋状排列的珠鳞与苞片组成，珠鳞与苞片分离，在珠鳞上的基部有两枚胚珠，花后珠鳞增大称为种鳞，球果直立或下垂，成熟时种鳞成木质或革质，每个种鳞上有种子2粒。

本科有10属、230余种，我国有10属、113种。

代表性药用植物

（1）马尾松 Pinus massoniana LamB.

松节：祛风燥湿，活络止痛；花粉：收敛，止血。

（3）油松 *P . tabulaefromis* Carr.

用药部位及功效同马尾松。

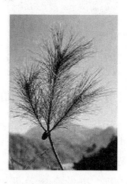

马尾松图

4. 柏科 Cupressaceae

常绿乔木或灌木；叶为鳞片状或针形，交互对生或轮生；雄球果具3—8对交叉对生的雄蕊，雌球果具3—16对对生或轮生的珠鳞，苞鳞珠鳞完全合生；球果近球形种鳞木质或近草质，成熟时张开，稀肉质合生呈浆果；种子周围具窄翅或无翅。

世界约有22属、150种，分布极广，南北半球都有；我国有9属、42种。

代表性药用植物

侧柏 Platycladus orientalis（L.）Franco：常绿乔木，小枝扁平，排成一平面。叶皆为鳞片叶，交互对生，贴生于小枝上。球花单性同株。球果单生枝顶，卵状矩圆形；种鳞4对，覆瓦状排列。有反曲的尖头。熟时开裂，中部种鳞各有种子1—2枚。

枝叶（侧柏叶）能凉血止血，柏子仁能养心安神、润燥通便。

5. 麻黄科 Ephedraceae

小灌木或亚灌木。小枝对生或轮生，节明显，节间具纵沟，茎内次生木质部具导管。叶鳞片状，于节部对生或轮生，常退化成膜质鳞叶（鞘）。孢子叶球单性异株，少数同株；雄球花由数对苞片组合而成，形成假花被，每苞中有一雄花，花丝合成一束；雌球花由多数苞片组成，仅顶端具1—3片苞片，生有雌花，雌花具有顶端开口的囊状假花被，包于胚珠外，胚珠1，具1层珠

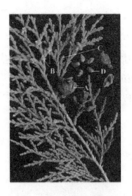

被，珠被上部延伸成珠被孔（管），自假花被开口处伸出。

代表性药用植物

（1）草麻黄（麻黄）Ephedra sinica Stapf：亚灌木，常呈草质；叶膜质鳞片状，基部鞘状，具明显的节和节间，叶 2 裂，上部 1/3—2/3 分离，裂片锐三角形；雄球花有 7—8 枚雄蕊，花丝合生；雌球花单生枝顶，有苞片 4 对，雌花 2 朵。种子常 3 粒（稀 2）

草质茎：发汗散寒，定肺平喘，利水消肿。根：止汗。

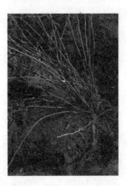

草麻黄 Ephedra sinica，植株。

（2）木贼麻黄 E. equisetina BgE. 和中麻黄 E. intermedia Schr. et Mey：功效同草麻黄。

第十四章　被子植物门

被子植物是植物界进化最高级、种类最多、分布最广、适应性最强的，有 20 多万种，超过植物界总数之半。我国种类繁多，约有 3 万种，原因是国土辽阔，地跨热带、亚热带、温带、寒温带等地带，气候多样，加之山地多，地形复杂，土壤类型也复杂，使各种类型植物都有适宜自己生存的环境。

第一节　被子植物的特征

1. 具有真正的花：能适应虫媒、鸟媒、风媒、水媒等传粉条件，由花被、雄蕊群和雌蕊群等构成。

2. 胚珠包藏在心皮形成的子房内，受到良好的保护作用，发育成种子和果实。

3. 具双受精现象：在受精过程中 1 个精子与卵细胞结合形成合子（受精卵），另 1 个精子与 2 个极核结合，发育成三倍体的胚乳。这种胚乳为幼胚发育提供营养，具有双亲的特性，能为新植物提供较强的活力。

4. 孢子体高度发达，配子体极度退化，具有多种习性和类型，如水生、陆生、自养或寄生、木本、草本、直立或藤本，常绿或落叶，一年生、二年生或多年生。

第二节　被子植物的分类原则和演化趋势

公认的被子植物形态构造的演化规律和分类依据如下表：

	初生的原始性状	次生的进化性状
根	直根系	须根系
茎	木本	草本
	直立	直立
	有管胞，无导管	有导管
叶	常绿	落叶
	单叶全缘	叶形复杂
	互生或螺旋状	对生或轮生
生活型	多年生	一年生
	绿色自养植物	寄生、腐生植物
花	单生	形成花序
	两性花	单性花
	雌雄同株	雌雄异株
	辐射对称	两侧对称或不对称
	虫媒花	风媒花
	双被花	单被花或无花被
	花被离生	花被合生
	花各部螺旋状排列	轮状排列
	花各部多数而不固定	花各部数目不多，有定数
	子房上位	子房下位
	雌雄蕊分离	合生成合蕊柱
	边缘胎座、中轴胎座	侧膜胎座、特立中央胎座
	胚珠多数	胚珠少数
	花粉粒具单沟	具3沟或多孔
果实	单果、聚合果	聚花果
	真果	假果
种子	胚小，胚乳发达	胚大，无胚乳
	子叶2枚	子叶1枚

在使用这些原则判断各个分类群的系统位置时，不能孤立地、片面地依据一两个性状就下结论，而应该对性状进行全面综合的分析。

第三节　被子分类系统简介

19世纪以来，许多植物分类工作者为建立一个"自然"的分类系统作出了巨大的努力。他们根据各自的系统发育理论，提出了数十个分类系统。但由于有关被子植物起源、演化的知识特别是化石的证据不足，直到现在还没有一个比较完善的系统。目前世界上运用比较广泛的是哈钦松系统、恩格勒系统、克郎奎斯特系统和塔赫他间系统。

1. 恩格勒系统：德国分类学家恩格勒 A. Engler 和勃兰特 K. Prantl 于1897年在其巨著《植物自然分类志》中所使用的系统，是比较完整的一个分类系统。

2. 哈钦松系统：英国植物学家哈钦松（J. Hutchinson A. Cronquist）于1926年和1934年在其《有花植物科志》Ⅰ、Ⅱ中建立的系统。

3. 塔赫他间系统：苏联植物塔赫他间学家 A. Takhtajan 于1954年在其《被子植物起源》一书中所公布的系统。

4. 克朗奎斯特系统：美国植物学家克朗奎斯特 A. Cronquist 于1968年在其《有花植物的分类和演化》一书中发表的系统。

第四节　被子植物的分类（一）

一、双子叶植物纲 Dicotyledoneae

（一）主要特征：木本或草本，直立或藤本，茎常多分枝；一般为直根系；茎维管束多呈环状排列，有形成层；叶多具网状脉，常具托叶；花各部分基数为5或4，花粉粒多具3个萌发孔；胚具2枚子叶。

（二）分类

1. 离瓣花亚纲 Choripetalae：又称古生花被亚纲，花瓣分离或缺少；雌蕊与花冠离生。

2. 合瓣花亚纲 Sympetalae：又称后生花被亚纲，花瓣多少连合，花冠多样；雄蕊花丝常与花冠贴生或稍愈合。

二、单子叶植物纲 Monocotyledoneae

（一）主要特征：多为草本，少数为木本植物；根为须根系；茎维管束散生排列，无形成层；叶通常具平行脉；花各部分基数为 3；花粉粒通常为单沟型；胚具 1 枚子叶。

（二）教学安排：本课程选取双子叶植物纲和单子叶植物纲共计 30 个科进行讲授。重点掌握蓼科 Polygonaceae、毛茛科 Ranunculaceae、十字花科 Cruciferae、蔷薇科 Rosaceae、豆科 Leguminosae、五加科 Araliaceae、伞形科 Umbelliferae、龙胆科 Gentianaceae、唇形科 Labiatae、茄科 Solanaceae、玄参科 Scrophulariaceae、桔梗科 Campanulaceae、菊科 Compositae Asteraceae、百合科 Liliaceae、鸢尾科 Iridaceae 和兰科 Orchidaceae 植物的特征及代表性药用植物。

1. 马兜铃科 Aristolochiaceae

（1）多年生草本或藤本，根、茎常有油细胞。

（2）单叶互生，基部常为心形，无托叶。

（3）花辐射对称或两侧对称，单生、簇生或排成总状花序。

（4）单被花，常为花瓣状，多数合生成花被管，顶端 3 裂或向一方扩大。

（5）雄蕊 6—12，花丝短，分离或与花柱合雌蕊 4—6，心皮合生，子房下位或半下位，4—6 室。

（6）蒴果或浆果状。

本科有 8 属、600 种，主要分布于热带和亚热带，以南美洲较多。我国有 4 属、70 余种，已知药用 3 属，约 70 种，集中于细辛属和马兜铃属，多具清热解毒、理气止痛、散寒利水等功效。

代表性药用植物

（1）马兜铃 A. debilis Sieb et Zucc：果（马兜铃）、藤（天仙藤）、根（青木香）均入药。

（2）北细辛 A. heterotropoides Fr. Schmidt var. mandshuricum（Maxim.）Kitag：带根全草入药。

2. 蓼科 Polygonaceae

（1）多为草本，节常膨大。

（2）单叶互生，托叶膜质，包围茎节基部成托叶鞘。

（3）花多两性，辐射对称，排成穗、圆锥或头状花序。

（4）花单被，常为花瓣状，宿存。

（5）雄蕊 3—9，子房上位，由 3（稀 2 或 4）心皮合生，1 室，1 胚珠，基生胎座。

（6）瘦果，包于宿存的花被内，种子有胚孔。

本科有 46 属、1100 余种，在北温带分布较广，我国约有 14 属、220 余种，全国均有分布。已知药用 8 属，约 123 种。

代表性药用植物

（1）掌叶大黄 Rh. palmatum L. 叶深裂。

（2）唐古特大黄 Rh. tanguticum Maxim et Balf 叶二回裂。

（3）大黄 Rh. officinale Baill. 叶浅裂。

（4）何首乌 P. multiflorum Thunb。

3. 石竹科 Caryophyllaceae

（1）草本，节常膨大，单叶对生，全缘，常于基部连合。

（2）花两性，辐射对称，多成聚伞花序。

（3）萼片 4—5，花瓣 4—5，常具爪。

（4）雄蕊 8—10；子房上位，2—5 心皮，特立中央胎座。

（5）蒴果齿裂或瓣裂，稀浆果，胚弯曲，具外胚孔。

本科有 75 属、2000 种，世界广布，但主要在北半球的温带和暖温带，我国有 30 属、388 种、58 变种、8 变型，几遍布全国。已知药用 21 属、106 种。

代表性药用植物

（1）银柴胡 Stellaria dichotoma L. var. lanceolata BgE。

（2）王不留行 Vaccaria segetalis（Neck.）Garcke。

第五节　被子植物的分类（二）

4. 毛茛科 Ranunculaceae

（1）草本，稀木质藤本。

（2）叶互生或基生，少对生，无托叶。

（3）花两性，辐射对称或两侧对称，单生或聚伞花序，总状花序。

（4）萼片 3 至多数，有时为花瓣状；花瓣 3 至多数或缺。

（5）雄蕊和心皮多数，离生螺旋状排列，子房上位，1 室，每心皮含 1 至多数胚珠。

（6）聚合蓇葖果或聚合瘦果，稀浆果（类叶升麻）。

本科约有 50 属、2000 种，主要分布于北温带。我国有 42 属、800 余种，全国各地均有分布。已知药用的有 30 属，近 500 种。

代表性药用植物

（1）乌头 A. carmichaeli Debx.

（2）黄连 C. chinensis Franch.

（3）毛茛 R. japonicus Thunb.

5. 木兰科 Magnoliaceae

（1）木本，具油细胞，有香气。

（2）单叶互生，常全缘，托叶有或缺。具托叶者，大，包被幼芽，早落，留有托叶痕（环状）。

（3）花单生，两性，稀单性。

（4）花被片常多数，有时分化为 K、C，每轮 3 片。

（5）雄蕊多数，分离，螺旋状排列在伸长花托的下半部；心皮多数，分离，螺旋状排列在伸长花托的上半部，稀轮列，每心皮含胚珠 1—2。

（6）聚伞蓇葖果或聚合浆果。

代表性药用植物

（1）厚朴　Magnolia officinalis Rehd . et　Wils.

（2）五味子　S. chinensis（Turcz.）Baill.

6. 罂粟科 Papaveraceae　$* \uparrow K_{2-3} C_{4-6} A_{\infty,4-6} \underline{G}_{(2-\infty ;1)}$

（1）草本，常有白色、黄色或红色乳汁。

（2）叶互生或基生，无托叶。

（3）花单生或各式花序，$*$ 或 $\uparrow$。

（4）K_2 早落；C_{4-6}。

（5）A_∞ 离生，或 6 枚，合生成 2 束，$\underline{G}_{(2-\infty)}$，1 室，侧膜胎座。

（6）蒴果孔裂或瓣裂，种子细小。

代表性药用植物

（1）虞美人 Papaver. rhoeas L.

（2）罂粟 P. somniferum L.

（3）延胡索 Corydalis. yanhusuo　W. T. Wang

7. 十字花科 Cruciferae　$* K_{2+2} C_{2+2,0} A_{2+4} \underline{G}_{(2:1-2)}$

（1）草本，叶互生，无托叶。

（2）两性花，辐射对称，多成总状花序。

（3）K_{2+2}，C_{2+2}，具爪，排成十字形。

（4）A_{4+2}，四强雄蕊，子房上位，2 心皮，侧膜胎座，假隔膜分成 2 室。

代表性药用植物

（1）菘蓝 Isatis indigotica Fort.：做板蓝根、大青叶药用

（2）白芥 Sinapis alba L.（白芥子）

（3）独行菜 Lepidium apetalum Willd.（北葶苈子）

8. 景天科 Crassulaceae

草本，少灌木，通常肉质；单叶，肉质，互生、对生或轮生，无托叶；聚伞花序，稀总状或单生；花两性，辐射对称；花部轮生，萼片、花瓣、雄蕊与心皮常为同数（4—5），雄蕊有时为 8—10；心皮分离或基部稍合生；子房上位，含多数胚珠至几个；聚合蓇葖果；种子含少量胚乳。

世界上约有 35 属、1600 种，广布于全球，但主产地在南非；我国约有 10 属、247 种，全国均产；内蒙古有 4 属、14 种。

代表性药用植物

（1）土三七（景天三七）Sedum aizoom L.

（2）红景天 Rhodiola rosea L.

9. 蔷薇科 Rosaceae

（1）草本，灌木或乔木，常有刺。

（2）单叶或复叶，多互生，通常有托叶。

（3）♀♂，＊；单生或排成伞房，圆锥花序；花托凸起或凹陷，花被与雄蕊合成一碟状、杯状、坛状或壶状的花筒（hypanthium）。

（4）K_5，C_5 分离，稀无瓣。

（5）A_∞；心皮 1 至多数，分离或结合，子房上位至下位。

（6）蓇葖果、瘦果、核果或梨果。

分类：分为 4 个亚科

（1）锈线菊亚科 Spiraeoideae：灌木，多无托叶，花托微凹成盘状，心皮通常为 5 个，分离，子房上位，周位花。蓇葖果。

绣线菊　Spiraea salicifolia L.

（2）蔷薇亚科 Rosoideae：灌木或草本，多为羽状复叶，有托叶。花托壶状，凸起；心皮多数，分离，$\underline{G}$，周位花。聚合瘦果，蔷薇果，聚合小核果。

龙牙草　　Agrimonia pilosa Lede B.

金樱子　　Rosa laevigate Michx.

地　榆　　Sangusorba officinalis L.

委陵菜　　Potentilla chinensis Ser.

翻白草　　P. discolor BgE.

（3）梅亚科（李亚科）Prunoideae 木本，单叶，有托叶。花托杯状，子房上位，周位花，心皮常1个。核果。

杏　　Armeniaca vulgaris Lam.

梅　　A. mume SieB.

桃　　Amygdalus persica L.

郁李　Cerasus japonica（ThunB.）Lois.

（4）苹果亚科（Maloideae）：木本，单叶，有托叶。花托杯状，子房下位，上位花，心皮2—5，合生。梨果。

山楂 Crataegus poinnatifida BgE.

野山楂 C. cuneate SieB. et ZucC.

自然分类系统　natural system，又称系统发育分类系统　phylogenetic system，力求客观地反映出自然界生物的亲缘关系和演化发展。

（1）恩格勒（A. Engler）和勃兰特（K. Prantl）系统。

（2）哈钦松（J. Hatchinson）系统。

第六节　被子植物的分类（三）

10. 豆科 Leguminosae　　↑ $*$ $K_{5(5)} C_5 A_{10,(9)+1,\infty} \underline{G}_{1:1\sim\infty}$

（1）木本或草本，有时为藤本。

（2）叶互生，多为复叶，有托叶。

（3）花序各种；花两性，$*$ 或 ↑。

（4）$K_{(5)}$，C_5 通常分离，多为蝶形花。

（5）A_{10}，二体，少数分离或下部合生，稀多数。心皮1，$\underline{G}$，边缘胎座。

（6）荚果，种子无胚乳。

本科有 700 属、17000 种。为第 3 大科，仅次于菊科与兰科（种子植物）。我国包括引种的共约 160 属、1300 余种。已知药用 109 属、600 多种。

分类：分为 3 个亚科

（1）含羞草亚科 Mimosoideae：多为木本，一至二回羽状复叶。花辐射对称，穗状或头状花序；K，C 镊合状排列，基部常结合；A 通常多数。荚果有时具次生横隔膜。

合欢（马缨花）Albizia julibrissin Durazz.

含羞草 Mimosa pudica L.

（2）云实亚科 Caesalpinoideae：多为木本，通常为偶数羽状复叶。花两侧对称，假蝶形花冠，A_{10}分离。

决明 Cassia tora L.

皂荚 Gleditsia sinensis Lam.

（3）蝶形花亚科 Papilionoideae：木本或草本。羽状复叶或3出复叶，稀单叶（补骨脂属），有时有卷须。花两侧对称，花冠蝶形，$A_{(9)+1}$，稀分离（槐属）。该科为豆科中最大亚科，有600属、1万种，我国产103属、引种11属，共1000余种。

膜荚黄芪 Astragalus membranaceus（Fisch.）BgE.

蒙古黄芪 Astragalus membranaceus（Fisch.）BgE. var. mongholicus（BgE.）Hsiao

甘草 Glycyrrhiza uralensis Fisch.

槐树 Sophora japonica L.

苦参 flavescens Ait.

米口袋 Gueldonstaedtia multiflora Bunge

11. 芸香科 Rutaceae $* K_{4 \sim 5} C_{4 \sim 5} A_{8 \sim 10, \infty} \underline{G}_{(4 \sim 15)}$

（1）木本，稀草本（白鲜、芸香），有时具刺。

（2）叶、花、果有透明油腺点，含挥发油。叶常互生，多为复叶，少单叶，无托叶。

（3）♀♂，$*$；单生、簇生或排成聚伞等各式花序。

（4）$K_{(4 \sim 5)}$，离生或合生，$C_{4 \sim 5}$离生。

（5）$A_{8 \sim 10}$稀多数，着生于花盘基部；$\underline{G}$，4—15室，每室1—2胚珠。外轮雄蕊与花瓣对生。多合生，$\underline{G}$，心皮4—15

本科约有150属、1600种，全世界分布，主产热带和亚热带，少数分布在温带。我国连引进栽培共28属，约151种，28变种，分布于全国各地，主产西南和南部。已知药用植物19属，约100种。

代表性药用植物

（1）酸橙 Citrus aurantium L.

（2）柑橘 C. reticulata Blanco

12. 大戟科 Euphorbiaceae $♂ * K_{0 \sim 5} C_{0 \sim 5} A_{1 \sim \infty, (\infty)}$ $♀ * K_{0 \sim 5} C_{0 \sim 5} \underline{G}_{(3:3)}$

（1）草本，灌木或乔木，有时成肉质植物，常含乳汁。

（2）单叶，互生，叶基部常有腺体，有托叶。

（3）花常单性，同株或异株，常为聚伞或杯状聚伞花序。

（4）重被、单被或无被，有时具花盘或退化为腺体。

（5）雄蕊 1 至多数，花丝分离或联合，雌蕊由 3 心皮组成，子房上位，3 室，胎座，每室 1—2 胚珠。

（6）蒴果、稀浆果或核果，种子有胚乳。

本科约有 300 属、5000 种，广布全球，但主产于热带和亚热带地区。最大的属是大戟属，约 2000 种。我国连引入栽培共约有 67 属，约 460 种，分布全国各地，但主产地为西南至台湾。已知药用 39 属、160 种。

代表性药用植物

（1）大戟　　Euphorbia pekinensis Rupr.

（2）狼毒　　E. fischeriana Steud.

（3）乳浆大戟 E. esula L.

13. 五加科 Araliaceae　　　$* K_5 C_{5 \sim 10} A_{5 \sim 10} G_{(2 \sim 15 : 2 \sim 15 : 1)}$

（1）木本，稀多年生草本，茎常有刺。

（2）叶多互生，常为掌状或羽状复叶，少为单叶。

（3）花小，两性，稀单性，伞形花序或集成头状花序，常排成总状或圆锥状。

（4）萼齿 5，小形，花瓣 5—10，分离。

（5）A_{5-10}，生于花盘边缘，花盘生于子房顶端，子房下位，由 2—15 心皮合生，通常 2—5 室，每室 1 胚珠。

（6）浆果或核果

本科有 80 属、900 多种，广布于热带和温带。我国有 23 属、172 种。

已知药用 18 属、112 种，多有祛风利湿、舒筋活血或益气健脾、补肾安神的功效。

代表性药用植物

（1）人参 Panax ginseng C. A. Meyer

（2）西洋参 P. quinquefolium L.

（3）三七 P. notoginseng （Burk.） F. H. Chen

（4）刺五加 Acanthopanax senticosus （Rupr. et Maxim.） Harms

14. 伞形科 Umbelliferae　　　$* K_{(5),0} C_5 A_5 G_{(2 : 2 : 1)}$

（1）草本，常含挥发油，茎常中空，有纵棱。

（2）叶互生，叶片分裂成为复叶，稀为单叶；叶柄基部扩大成鞘状。

（3）花小，两性，多为复伞形花序，稀为单伞形花序。

（4）花萼与子房贴生，萼齿 5 或不明显；花瓣 5，顶端钝圆或有内折的小舌片。

(5) 雄蕊5；子房下位，由2心皮合生，2室，每室1胚珠，子房顶端有盘状或短圆锥状的花柱基（上位花盘），花柱2。

(6) 双悬果。

本科有275属、2900种，广布于北温带、亚热带和热带地区。我国有95属、540种。已知药用55属、234种。

代表性药用植物

(1) 当归 Angelica sinensis（Oliv.）Diels

(2) 白芷 A. dahurica（Fisch. ex Hoffm）Benth. et Hook . Franch. et Sav.（兴安白芷）

(3) 防风 Saposhnikovia divaricata（Turcz.）Schischk.

(4) 川芎 Ligusticum. chuanxiong Hort.

(5) 红柴胡 Bupleurum scorzonerifolium Willd.

(6) 北柴胡 B. chinense DC.

15. 龙胆科 Gentianaceae　　＊ $K_{(4\sim5)} C_{(4\sim5)} A_{4\sim5} \underline{G}_{(2:1)}$

(1) 草本，茎直立或攀缘。

(2) 单叶对生，全缘，无托叶。

(3) 花多集成聚伞花房；　，＊。ϕ

(4) K常4—5裂，C合瓣，漏斗状或辐状，4—5裂，多旋转状排列。

(5) A4—5，着生于花冠管上，子房上位，常2心皮合成1室，侧膜胎座，胚珠多数。

(6) 蒴果，2瓣裂。

本科有80属、800余种，主产温带。我国有19属、358种，西南高山地区较多。已知药用15属、108种，主要集中在龙胆属和獐牙菜属。

代表性药用植物

(1) 龙胆 Gentiana scabra L.

(2) 条叶龙胆 G. manshurica Kitagawa

(3) 獐牙菜 Swertia bimaculata Hook. f. et Thoms. ex C. B. Clarke

16. 唇形科 Labiatae　　↑ $K_{(5)} C_{(5),(4)} A_{4,2} \underline{G}_{(2:4)}$

(1) 常为草本，多含挥发油。

(2) 茎四方形，叶对生。

(3) 腋生聚伞花序，排成轮伞花序，再组成其他形状。

(4) 花冠唇形（上唇2裂，下唇3裂），少数假单唇形（上唇很短，2裂；

下唇 3 裂——筋骨草属），少数单唇形（无上唇，下唇 5 裂——香科属）

（5）A_4，2 强或仅 2 枚发育，具花盘。$\underline{G}$，2 心皮 4 深裂成假 4 室，每室 1 胚珠。花柱着生于 4 裂子房的底部。

（6）4 枚小坚果，藏在不脱落的花萼内。

本科有 220 属、3500 种，全球分布，主产于地中海及中亚地区。我国有 99 属、808 种，全国均产。药用 75 属、436 种。

代表性药用植物

（1）益母草 Leonurus. japonicus Houtt.

（2）细叶益母草 L. sibiricus L.

（3）黄芩 Scutellariabaicalensis Georgi

17. 茄科 Solanaceae 　　　　 $* \, K_{(5)} C_{(5)} A_{5,4} \underline{G}_{(2:2)}$

（1）草本或木本。

（2）叶常互生，无托叶。

（3）花单生、簇生或成各种花序。　，$*$。$\male\female$

（4）K5 裂，宿存，果时常增大。花冠合瓣成钟状、漏斗状、辐状，裂片 5。

（5）A_5，着生在花冠管上，$\underline{G}$，2 心皮，2 室，稀因不完全的假隔膜而在下部分隔成 4 室，中轴胎座，胚珠常多数。

（6）浆果或蒴果。

本科有 80 属、3000 种，分布于温带至热带地区。我国有 26 属、107 种，各省区均有分布。已知药用 25 属、84 种。

代表性药用植物

（1）洋金花（白花曼陀罗）Datura metel L.

（2）莨菪 Hyoscyamus niger L.（种子：天仙子）

（3）宁夏枸杞 Lycium barbarum L.

（4）枸杞 L. chinense Mill. 叶可食。根皮：地骨皮

（5）白英 Solanum lyratum ThunB.

（6）龙葵 S. nigrum L.

（7）颠茄 Atropa belladonna L.

18. 玄参科 Scrophulariaceae 　　　　 $\uparrow K_{(4\sim5)} C_{(4\sim5)} A_{4,2} \underline{G}_{(2:2)}$

（1）常为草本，少为灌木（来江藤属）或乔木（泡桐属）。

（2）叶多对生，少互生或轮生，无托叶。

（3）常 $\uparrow$，$\male\female$较少近 $*$；总状或聚伞花序。

（4）$K_{(4\sim5)}$，宿存；$C_{(4\sim5)}$，常2唇形。

（5）A着生于花冠管上，多4枚，2强，少为2枚，5枚。$\underline{G}$，基部常有花盘，心皮2枚，2室，中轴胎座，每室胎珠多数。

（6）蒴果，种子多数。

本科有200属、3000种，遍布世界。我国约有60属、634种，南北各地均有，主产西南。已知药用45属、233种。

代表性药用植物

（1）毛地黄 Digitalis purpurea L.

（2）地黄属 Libosch. ex Fish. et Mey.

（3）地黄 Rehmannia glutinosa（Gaertn.）Libosch. ex Fisch. et Mey.

（4）玄参 Scrophularia ningpoensis Hemsl.

19. 茜草科 Rubiaceae　　　$* \ K_{(4\sim5)} C_{(4\sim5)} A_{4\sim5} \bar{G}_{(2:2)}$

（1）木本或草本。

（2）单叶对生或轮生，常全缘；具各式托叶，位于叶柄间或叶柄内。

（3）二歧聚伞花序排成圆锥状或头状，有时单生。两性花，$*$。

（4）花冠4或5裂，稀6裂。

（5）雄蕊与花冠裂片同数互生，均着生于花冠筒内；$\bar{G}$，常2心皮，合生，2室，每室1至多数胚珠。

（6）蒴果、浆果、核果。

本科有500属、6000种，广布于热带与亚热带，少数分布于温带，是合瓣花第2大科。我国有75属、477种，主产西南至东南部地区，西北至北部地区少。已知药用50属、218种。

代表性药用植物

（1）猪殃殃 Galium aparine L. var. tenerum（Gren. et Godr.）ReichB.

（2）蓬子菜（土茜草）G. verum L.

（3）栀子 Gardenia jasminoides Ellis

（4）茜草 Rubia cordifolia L.

（5）钩藤 Uncaria rhgnchophylla（Miq.）Jacks

20. 忍冬科 Caprifoliaceae $* \uparrow K_{(5)}$，$C_{(5)或(4/1)}$，A_5，$\bar{G}_{(2:2:1-f)}$

灌木或小乔木，少草本；单叶或羽状复叶，对生；通常无托叶；花两性，辐射对称或两侧对称，多数聚伞花序；花萼5裂或3—4裂；花冠合生，5裂，有时成二唇形（4/1）；雄蕊5或4，着生于花冠筒上，且与花冠片互生；雌蕊由 2—5 心皮合生，子房下位，1—5 室，每一室有倒生胚珠 1 至多数，中轴胎座。浆果、核果、蒴果。

世界上有 15 属、450 种，分布于温带地区；我国有 12 属、207 种，广布全国。

代表性药用植物

（1）忍冬 Lonicera japonica ThunB.

（2）接骨木 Sambucus chinensis Lindl.

21. 葫芦科 Cucurbitaceae　　♂ ＊ $K_{(5)}C_{(5)}A_{5,(3\sim5)}$；♀ ＊ $K_{(5)}C_{(5)}\bar{G}_{(3:1)}$

（1）草质藤本，具卷须。

（2）叶互生，常单叶，掌状分裂。

（3）花单性，同株或异株，＊。

（4）K、C 均 5，少为离瓣花冠。

（5）♂：A3 或 5；♀：$\bar{G}$，3 心皮组成 1 室，侧膜胎座。常在中间相遇，少为 3 室。

（6）瓠果，少数为其他类型。

本科约有 113 属、800 种，大多数分布于热带和亚热带地区。我国约有 32 属、155 种，全国均有，以南部、西南部地区最多。已知药用 25 属、92 种。

代表性药用植物

（1）罗汉果 Siraitia grosvenorii（Swingle）C. Jeffrey. ex Lu et Z. Y. Zhang

（2）栝楼 Trichosanthes kirilowii Maxim.

22. 桔梗科 Campanulaceae　　＊↑$K_{(5)}C_{(5)}A_5\bar{G}_{(2\sim5:2\sim5)}$，$\bar{G}_{(2\sim5:2\sim5)}$

（1）草本，常具乳汁。

（2）单叶互生，少为对生或轮生，无托叶。

（3）花单生或成各种花序，　，＊或↑。♀

（4）K5 裂，宿存，花冠常为钟状或管状，5 裂。

（5）A5，$\bar{G}$ 或 $\bar{G}$，心皮 3（稀 2，5），中轴胎座，3 室，胚珠多数。

（6）蒴果，稀浆果。

本科有 60 属、约 2000 种，分布全球，以温带和亚热带为多。我国有 17 属、134 种，分布全国，以西南地区为多。已知药用 13 属、111 种。

代表性药用植物

（1）党参属 Wall.

（2）党参 Codonopsis pilosula（Franch.）Nannf.

（3）桔梗 Platycodon grandiflorum（Jacq.）A. DC.

（4）杏叶沙参 Adenophora stricta Miq.

（5）轮叶沙参 A. tetraphylla（ThunB.）Fisch.

（6）半边莲属 Lobelia L.

（7）半边莲 L. chinensis Lour. "识得半边莲，敢伴毒蛇眠。"

23. 菊科 Compositae，Asteraceae　　$* \uparrow K_0 C_{(3 \sim 5)} A_{(4 \sim 5)} \bar{G}_{(2:1:1)}$

（1）常为草本，舌状花亚科，具乳汁，管状花亚科无。

（2）单叶互生，少数对生，无托叶。

（3）头状花序，被总苞围绕。

（4）花为管状花，舌状花，或仅 1 种，☿，稀单性或中性；K 常变成冠毛、针状或鳞片状、或缺；花冠合瓣。

（5）A5，聚药，花丝分离，着生在花冠管上。$\bar{G}_{(2:1:1)}$。

（6）连萼瘦果（花托或萼管参与果实形成）。

分为管状花亚科和舌状花亚科，两个亚科的主要区别为：

管状花亚科 Asteroideae：头状花序皆为同形的管状花，或有异形小花（缘花舌状，盘花管状）；植物体无乳汁。

舌状花亚科 Liguliflorae：头状花序皆为舌状花，具乳汁。

本科是被子植物第一大科，约有 1000 属、3 万种，占有花植物的 1/10，全球广布，主产于温带地区。我国约有 227 属、2300 多种，全国广布。已知药用 155 属、778 种。

代表性药用植物

（1）菊花 Dendranthema morifolium（Ramat.）Tzvel.

（2）蓍 Achillea millefolium L. 消肿，止痛，止血

（3）黄花蒿 Artemisia annua L. 即"青蒿"

（4）艾蒿 A. argyi Levl. et Vant.

（5）茵陈蒿 A. capillaries ThunB.

（6）猪毛蒿 A. scoparia Waldst. et Kit. 同为茵陈中药来源之一

（7）苍术 Atractylodes lancea（ThunB.）DC.

（8）白术 A. macrocephala Koidz. 祁术、潜山术、于潜术

（9）红花 Carthamus tinctorius L.

（10）蒲公英 Taraxacum mongolicum Hand. – Mazz

24. 禾本科 Grramineae ↑，P_{2-3}，$A_{3,3+3}$，$\underline{G}_{(2-3:1:1)}$

草本，少木本，须根系，秆（茎）为圆柱形，节明显，节间常中空。叶互生，成两列；叶分叶片与叶鞘，叶片常狭长，叶鞘开口而抱茎，叶片与叶鞘之间常有叶舌与叶耳。具平行叶脉。花序有许多小穗组成，小穗有柄或无柄，集成穗状、总状或圆锥状花序；每小穗为1穗状花序，基部常有2颖片，在下的称第一颖（外颖），在上的称第二颖（内颖），中有1小穗轴，轴上着生一至多数小花。小穗 = 外颖 + 内颖 + 1 - ∞ 小花。n 小花基部有1对苞片，在外的称外稃，在内的称内稃，外稃的背部或顶部通常具芒，在外稃与内稃之间有花；花两性，花被非常退化，只有2—3肉质鳞片，称为浆片；雄蕊3，少6（稻3 + 3）；雌蕊由2（少3）心皮合生，子房上位，1室；1胚珠，柱头2或3条，羽毛状。小花 = 外稃 + 内稃 + 花 [P2，A3，$\underline{G}$ (2 : 1 : 1)]。

浆片在开花时，吸水膨胀，将外稃推开。颖果（果皮与种皮愈合，不易分离）。种子具丰富胚乳，胚小，贴生于种子前方的基部。

本科有600属、10000种，分布于全世界。我国有225属、1200种，分布全国。

代表性药用植物

（1）薏苡 Coix lachryma - jobi L. var. ma - yuen（Roman.）Stapf

（2）淡竹叶 Lophatherum gracile Brongn.

25. 天南星科 Araceae ♂ $P_0A_{(1\sim8),(\infty);1\sim8,\infty}$；♀ $P_0\underline{G}_{(1\sim\infty;1\sim\infty)}$ ⚥ * $P_{4\sim6}$ $A_{4\sim6}\underline{G}_{(1\sim\infty;1\sim\infty)}$

（1）多年生草本，常具块茎或根状茎；热带少数为藤本。

（2）单叶或复叶，叶柄基部常具膜质鞘；网状脉。

（3）肉穗花序，具佛焰苞。

（4）花小，两性或单性；单性者雌雄同株或异株。无花被，两性花具花被片4—6。

（5）雄蕊1—8，常愈合成雄蕊柱；$\underline{G}$，由1心皮至数心皮组成，1室至数室，每室1枚至数枚胚珠。

（6）浆果，密集于花序轴上。

本科有115属、2000多种，主要分布于热带、亚热带地区。我国有35属、210种，主产于华南、西南地区。已知药用22属、106种。

代表性药用植物.

（1）菖蒲 Acorus calamus L.

（2）石菖蒲 A. tatarinowii Schott

（3）天南星 Arisaema erubescens（Wall.）Schott

（4）异叶天南星 A. heterophyllum Bl.

（5）半夏 Pinellia ternata（Thunb.）Breit.

26. 百合科 Liliaceae　　　　$* P_{3+3,(3+3)} A_{3+3} \underline{G}_{(3:3)}$

（1）常为多年生草本，具鳞茎或根状茎，少数灌木。

（2）单叶，互生或基生，少数对生或轮生。

（3）花序多种；，$*$。☿

（4）P_6，花瓣状，2轮排列，分离或合生。

（5）A_{3+3}，$\underline{G}_{(3:3)}$，中轴胎座，胚珠常多数。

（6）蒴果或浆果。

本科有233属、4000种，广布全球，以温带及亚热带为多。我国有60属、570种，分布南北各地，西南地区最丰富。已知药用46属、358种。

代表性药用植物

（1）芦荟 Aloe vera L. var. chinensis（Haw.）Berg.

（2）知母 Anemarrhena asphodeloides Bunge

（3）天门冬 Asparagus. cochinchinensis（Lour.）Merr.

（4）文竹 A. setaceus（Kunth）Jessop

（5）川贝母 Fritillaria cirrhosaD. Don

（6）浙贝母 F. thunbergii Miq.

（7）黄花菜 Hemerocallis citrina Baroni

（8）百合 Lilium brownii F. E. Br. var. viridillum Baker

（9）卷丹 L. lancifolium Thunb.

（10）麦冬 Ophiopogon japonicus（L. f.）Ker－Gawl.

（11）沿阶草 O. bodinieri levl.（作麦冬用）

（12）黄精 Polygonatum. sibiricum Delar. ex Redoute

（13）玉竹 P. odoratum（Mill.）Druce

（14）绵枣儿 S. scilloides（Lindl.）Druce

27. 薯蓣科 Dioscoreaceae　　　$♂ * P_{(3+3)} A_{3+3}$；$♀ * P_{3+3} G_{(3:3:2)}$

（1）草质藤本，具根状茎或块茎。

（2）叶互生，少对生；单叶或为掌状多叶，具网状脉。

（3）花小，雌雄异株或同株，$*$。

（4）$♂ P_{(3+3)} A_{3+3}$，有时3枚退化；$♀ P_{(3+3)}$，有退化雄蕊3—6。子房下位，3心皮。

（5）蒴果有3棱形的翅；种子常有翅。

本科有5属、750种，广布于全球热带和温带地区，我国仅1属，约60种，多分布于长江以南地区。已知药用37种。

代表性药用植物

（1）薯蓣 Dioscoreacea opposita Thunb.（山药、怀山药）

（2）穿龙薯蓣 D. nipponica Makino

28. 鸢尾科 Irideceae　$\stackrel{\diameter}{}* \uparrow P_{(3+3)} A_3 G_{(3:3:\infty)}$

（1）多年生草本，有根状茎、块茎或鳞茎。

（2）叶多基生，条形或剑形，基部有套叠叶鞘，互相套叠而排成2列。

（3）花序多种；花两性，*或↑，大而艳丽。

（4）$P_{(3+3)}$，花瓣状，基部合生成管。

（5）A_3，子房下位，中轴胎座，3室，每室胚珠多数。

（6）蒴果。

本科约有60属、80种，分布于热带、亚热带和温带地区，主产地为东非和热带美洲。我国有2属，引种9属，共71种。已知药用8属、39种。

代表性药用植物

（1）番红花 Crous . sativus L.

（2）马蔺 Iris lacteal Pall. var. chinensis（Fisch.）Koidz.

（3）鸢尾 I. tectorum maxim.

（4）小花鸢尾 I. speculatrix Hance

（5）小鸢尾 I. proantha Diels

（6）射干 Belamcanda chinensis（L.）DC.

29. 姜科 Zingiberaceae　$\uparrow P_{\stackrel{\diameter}{(3)}} C_{(3)} A_1 G_{(3:3)}$

（1）多年生草本，通常芳香，有块茎或匍匐延长的根状茎。

（2）叶基生或茎生，通常2列，有叶鞘、叶舌、叶片，具羽状平行脉。

（3）花单生，或组成花序。花序具苞片，每苞内1至数花；花两性，两侧对称。

（4）花被片6，外轮萼状，常合生成管，一侧开裂，顶端又3齿裂，内轮花冠状，上部3裂，通常位于后方的1片较两侧的大。

（5）雄蕊的发育在原来可能为6枚，排成2轮，内轮后面1枚，成为着于花冠上的能育雄蕊，花丝具槽，花药2室，另2枚联合成唇瓣；外轮前面1枚常缺，另2枚称为侧生退化雄蕊。呈花瓣状、齿状或不存在。雌蕊的子房下位，3心皮合生，中轴胎座，3室，少为侧膜胎座，1室，胚珠多数。

（6）蒴果，少为浆果状，种子有假种皮。

本科有51属、1500余种，主要分布于热带、亚热带地区，主产于亚洲热带、亚热带地区。我国有21属、约200种，分布于东南至西南地区。已知药用15属、约100种。

代表性药用植物

（1）阳春砂仁 Amomum villosum lour. 果实——砂红

（2）姜黄 Curcuma longa L. 根状茎——姜黄；块根——黄丝郁金

（3）姜 Zingiber officinale RosC.

30. 兰科 Orchidaceae　　　　$♀↑P_{3+3}A_{1\sim2}G_{(3:3:\infty)}$

（1）多年生草本。

（2）叶常互生。

（3）花序多种。

（4）花两性，两侧对称。

（5）P_{3+3}，外轮3片称为萼片（上萼片和侧萼片）；内轮侧生的2片称为花瓣，中间1片称为唇瓣，由于子房扭转而居于下方。

（6）子房下位，花梗状，3心皮，合生，侧膜胎座，1室，胚珠微小，极多数，雄蕊与雌蕊的花柱合生称为蕊柱（合蕊柱），雄蕊带1枚生于蕊柱顶端，稀具2枚生于蕊柱两侧，花药通常2室，药室中的花粉粒结合成花粉块。

（7）蒴果，种子微小，极多数，无胚孔。

本科有600属、15000种，广布全球，主产于南美洲和亚洲热带地区。我国有166属、1000余种，南北均产，而以云南、海南、台湾种类最丰富。已知药用76属、287种。安徽有27属、50种左右。

代表性药用植物

（1）白及 Bletille striata（ThunB.）ReichB. F.

（2）石斛 Dendrobium nobile Lindl.

（3）天麻 Gastrodia ealta Bl.

（4）手参 Gymnadenia conopsea（L.）R. Br.

第十五章　少数民族地区代表性
药用植物介绍

我国植物种类丰富，维管植物约有 353 科、3184 属、27150 种，仅次于马来西亚（约 45000 种）和巴西（约 40000 种），居世界第二位。药用植物资源包括藻类、菌类、地衣类、苔藓类及维管植物等植物类群，共 11118 种左右，分属 385 科、2312 属。我国的生物资源在世界上占有极其重要的地位。如此丰富的药用植物资源依据自然环境的不同，在我国境内呈现规律性分布。

中国自然区划主要以光、热、水分、土壤与植被的地域分异为依据，大体上分为三大自然区域：东部季风区、西北干旱区和青藏高原高寒区。生存于其中的生物群落形成各自的分布区，反映了我国生物分布的共同适应性。

依据周荣汉先生《中药资源学》一书，按照我国气候特点、土壤和植被类型，以及药用植物的自然地理分布等特点，大致可将我国划分为 8 个药用植物区（图 15 – 1）。资源最丰富的地区要数西南和华中地区，约占全国种类的50%—60%，华东和西北地区居中，约占 30%，东北和华北地区约占 10%。

本章针对我国独具特色的少数民族药用植物分布及其功能进行简明扼要的描述，以期为野外实践与学习提供必要参考。

一、冬虫夏草 Cordyceps

【来源】本品为麦角菌科冬虫夏草菌 Cordyceps sinensis（Burk.）SacC. 寄生在蝙蝠蛾科昆虫蝙蝠蛾 Hepialus Oberthur 越冬虫体上的子座与虫体的复合体。

【采制】夏初子座刚长出地面时挖取，晒至 6—7 成干后，除去丝状附着物及杂质，再晒干。

【产地】主产于四川西北部、青海、西藏东南部。此外，还有甘肃东南部、贵州、云南等地。

【性状鉴定】药材分为虫体和子实体两部分。

虫体似幼蚕，长 3—5cm，直径 3—8mm；表面为棕黄色，有环状皱纹

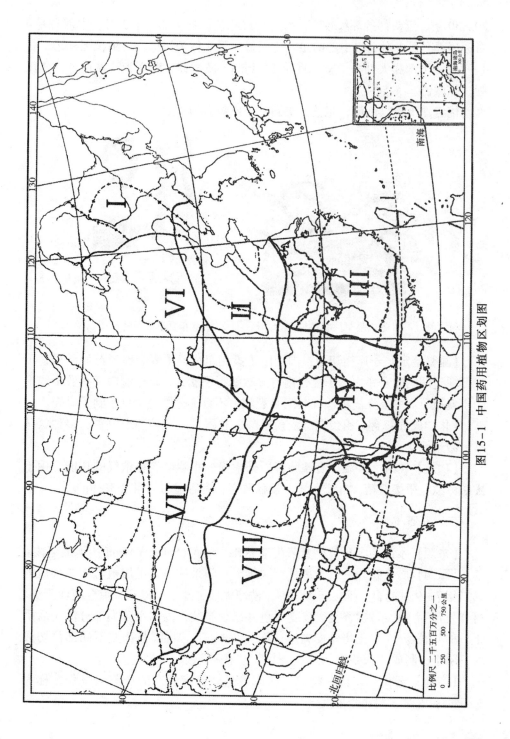

图15-1　中国药用植物区划图

20—30 条，近头部的环纹较细，头部为红棕色；近头部有足 3 对，中部有足 4 对，尾部有足 1 对，以中部的足较为明显。子实体为深棕色，细长圆柱形，长 4—7cm，上部膨大处为子座，直径 2—4mm。质柔韧，断面为淡黄白色。气微腥，味微苦。

优劣评价：以色黄、完整、丰满、子座短者为佳。

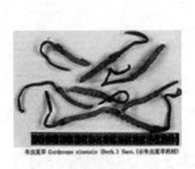 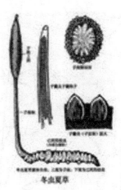

冬虫夏草性状特征图　　　　　　　冬春夏草显微特征图

【显微鉴定】子座横切面：周围由子囊壳组成，子囊壳卵形至椭圆形，下半部埋于凹陷的子座内。子囊壳内有多数线形子囊，每个子囊内又有数个线形的子囊孢子。中央充满菌丝，其间有裂隙。不育部分则完全见不到子囊壳。

【化学成分】含有粗蛋白、麦角甾醇、甘露醇、多糖、维生素、多种氨基酸、微量元素。

【功效】味甘、性温。有益肺肾、补虚损、止喘咳、补精气的功能。用于虚喘劳嗽，阳痿遗精，自汗盗汗，腰膝酸痛，病后虚弱。用量 3—9g。

二、茯苓 Poria

【来源】本品为多孔菌科真菌茯苓 Poria cocos（Schw.）Wolf 的干燥菌核。

【采制】野生茯苓一般于 7 月至次年 3 月间采挖，人工培植者于接种后的第二年 7—9 月起窖。挖出茯苓团后，洗净泥沙，擦干，摊开，晾至表面干燥，再"发汗"，反复数次，至表皮变褐色并出现皱纹，内部水分大部分散失后阴干，称"茯苓个"。先将外皮剥掉，称"茯苓皮"。将鲜茯苓按不同部位切成块，阴干，制成"茯苓块"、"茯苓片"、"茯神"。

【产地】云南、安徽、湖北、河南等地。云南所产的茯苓质量佳，称为"云苓"；安徽、湖北产量大。

【性状鉴定】

茯苓个：

1. 形状：类球形、椭圆形或不规则团块状，大小、圆扁不一，长10—30cm。小者重约0.5kg，重者可达十几公斤。

2. 表面：外皮薄而粗糙，棕褐色至黑褐色，有明显的皱纹。

3. 质地：坚实而重，难破碎，能沉于水。

4. 断面：颗粒性，外层为淡棕色，内部白色，少数淡红色，有的中间抱有松根（习称"茯神"）。

5. 气味：无臭，味淡，嚼之粘牙。

茯苓块片：为去外皮后切制成的块片，一般呈方形、长方形块片，大小不一。切片平坦，白色或灰白色，细腻。质硬脆，易折断、破碎。

茯苓皮：为削下的茯苓外皮，形状、大小不一，外面为棕褐色至黑褐色，内面白色或淡棕色，质较松软，略具弹性。

优劣评价：茯苓个以质重坚实、外皮黑褐色、有光泽、无裂隙、断面白色、细腻、黏齿力强者为佳。茯苓片以色白、坚实、片大、不破碎者为佳。

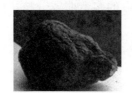 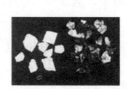 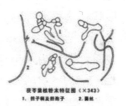

| 茯苓个图 | 茯苓饮片图 | 茯苓菌核粉末特征图 |

【显微鉴定】茯苓粉末为灰白色，主要为菌丝及不规则形团块。

1. 以稀甘油装片，可见无色不规则颗粒状团块或末端钝圆的分枝状团块。

2. 水合氯醛液装片，可见菌丝细长，稍弯曲，常分枝，大多无色，稀为淡棕色。

【化学成分】

1. 多聚糖类：β-茯苓聚糖（β-pachyman），其支链断裂为茯苓次聚糖，具抗肿瘤活性。

2. 多种四环三萜酸类化合物：茯苓酸（pachymic acid）、16-α-羟基齿孔酸（tumulosic acid）、齿孔酸（eburicoic acid）、去氢齿孔酸、松苓酸（piniciolic acid）、松苓新酸［3-hydroxylanosta-7, 9 (11), 24-trien-21-oic acid］。

此外，尚含树胶、甲壳质、蛋白质、脂肪、麦角甾醇、卵磷脂、葡萄糖、腺嘌呤、组氨酸、胆碱、β–茯苓聚糖分解酶、脂肪分解酶、蛋白酶等。

【理化鉴定】

1. 取茯苓粉末 1g，加丙酮 10ml，水浴加热，并不断振摇 10 分钟，过滤，蒸干滤液，残渣加冰醋酸 1ml 溶解，加浓硫酸数滴，显淡红色—淡褐色。（检查甾醇）

2. 取茯苓粉末少许，加碘–碘化钾试液数滴，显深红色。（检查多糖）

【功效】味甘、淡，性平。有利水渗湿、健脾宁心的功能。用于水肿、尿少、痰饮眩悸、脾虚食少、便溏泄泻、心神不安、惊悸失眠等症。用量 9—15g。

三、猪苓 Polyporus

【来源】 为多孔菌科真菌猪苓 Polyporus umbellatus（Pers.）Fries 的菌核。

【采制】 春、夏、秋季采挖，晒干或趁鲜切片，晒干。

【产地】 陕西、云南、河南、山西等省。

【性状鉴定】猪苓：

1. 形状：块状或球状，扁平，大小不等，长形的多弯曲或分枝扭曲，长 10—25cm，直径为 3—8cm；球状的直径为 3—7cm。

2. 表面：表面为灰黑色或黑褐色，有明显的皱状和不规则凹凸不平瘤状突起。

3. 质地：坚而不实，较轻，能浮于水面。

4. 断面：白色或淡褐色，略呈颗粒状，细腻，按之略带弱性。

5. 气味：无臭，味淡。

优劣评价：以个大、外皮黑褐色、光亮、内粉白色、体重质坚、无泥沙者为佳。

【显微鉴定】猪苓粉末为黄白色，主要为菌丝及草酸钙结晶。稀碱溶液（5% NaOH 或 KOH）装片可见：

1. 菌丝及菌丝团：菌丝团大部分为白色，个别为黄棕色（外层菌丝），散在菌丝细长、弯曲、有分枝。

2. 草酸钙棱晶：呈双锥形、正方八面形或不规则形，有时可见数个结晶聚集。

【化学成分】主要成分为水溶性多糖葡聚糖（glucan）、粗蛋白、麦角甾醇、维生素 H（biotin）等。

【功效】味甘、淡，性平。归肾、膀胱经。利水渗湿。用于水肿、小便不

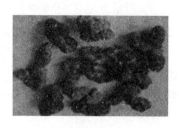

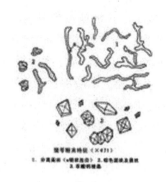

猪苓性状图　　　　　　　猪苓粉末特征图

利、泌尿系统感染、腹泻、白带等。用量6—10g。

四、绵马贯众 Rhizoma Dryopteris Crassirhizomae

【来源】本品为鳞毛蕨科植物粗茎鳞毛蕨（绵马鳞毛蕨）Dryopteris crassirhizoma Nakai 的干燥根茎及叶柄基部。

【采制】春秋采挖，削去叶柄、须根，除去泥土，整个或剖成两半，晒干。

【产地】主产于黑龙江、吉林、辽宁等省。习称"东北贯众"。

【性状鉴定】绵马贯众根茎：

1. 形状：呈倒圆锥形而稍弯曲，上端钝圆或截形，下端较尖，有的纵剖为两半。

2. 表面：黄棕色至黑褐色，密被排列整齐的叶柄残基及鳞片，并有弯曲的须根。

3. 质地：硬而脆。

4. 断面：略平坦，棕色，有黄白色维管束5—13个，环列。

5. 气味：气特异，味初淡而微涩，后渐苦、辛。

优劣评价：以个大、质坚实、叶柄基断面棕绿色者为佳。

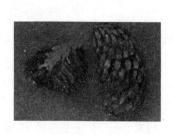

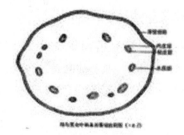

绵马贯众性状图　　　　　绵马贯众叶柄基部横切面简图

【显微鉴定】绵马贯众根茎及叶柄基部的横切面：

1. 外侧：为数列厚壁细胞，棕黄色。

2. 基本组织：中有分体中柱 5—13 个，排列呈环状。分体中柱围以内皮层，凯氏点明显，木质部管胞多角形，大多为梯纹，周围为韧皮部。薄壁组织有大形细胞间隙，间隙中有间隙腺毛。

3. 内含物：薄壁细胞中含有淀粉粒及黄棕色物质。

【化学成分】含间苯三酚衍生物绵马精，但性质不稳定，易缓慢分解为绵马酸类，分解后驱虫效力下降或消失。

【理化鉴定】

1. 取横切片，滴加 1% 香草醛的乙醇溶液及浓盐酸，镜检，间隙腺毛显红色。

2. 粉末 1g，加乙醚 20ml，浸提 20min，过滤，滤液加氢氧化钡试液 10ml，振摇，静置后取水层并加盐酸酸化，继用乙醚 10ml 提取，醚层除去乙醚，残渣加对二甲氨基苯甲醛试液 2ml，显深红色，放置后产生红棕色沉淀（绵马精类化合物反应）。

【功效】味苦，性寒，有小毒。有驱虫、止血、清热解毒的功能。用于虫积腹痛、热毒疮疡、痄腮肿痛、崩漏及防治流感等。用量 4.5—9g。驱虫、清热解毒生用；止血炒炭用。

【附注】据统计，全国做贯众入药的原植物有 11 科、58 种，均为蕨类植物。其中主要有紫萁、狗脊蕨、荚果蕨等。

1. 紫萁贯众：紫萁科紫萁 Osmunda japonice Thunb. 的根茎及叶柄基部。

2. 狗脊贯众：乌毛蕨科植物单芽狗脊蕨 Woodwardia japonica （L. f.） 和狗脊蕨 W. japonica （L. f.） Sm 的根茎及叶柄基部。

3. 荚果蕨贯众：球子蕨科植物荚果蕨 Matteuccia struhiopteris （L.） Todaro 的根茎及叶柄基部。

此类药材主要根据叶柄基部维管束数目及排列方式来加以区别。

五、麻黄 Herba Ephedrae

【来源】为麻黄科植物草麻黄 Ephedra sinica Stapf. 、中麻黄 E. intermedia Schreak et C. A. Mey. 或木贼麻黄 E. equisetina BgE. 的干燥草质茎。

【采制】9—10 月割取绿色草质茎，在通风处阴干或晾至 7—8 成时再晒干。如曝晒过久则色变黄；受霜冻则色变红，均影响药效。

【产地】草麻黄主产于内蒙古、陕西、河北；中麻黄主产于甘肃、青海、内蒙古；木贼麻黄主产于山西、甘肃、宁夏。商品中草麻黄产量最大，中麻黄次之，行销全国并出口；木贼麻黄产量少，多为自产自销。

【性状鉴定】

草麻黄：

1. 形状：呈细长圆柱形，少分枝，直径为1—2mm，有的带少量灰棕色木质茎。

2. 表面：淡绿色至黄绿色，有细纵棱线，触之微有粗糙感。节明显，节间长2—6cm，节上有膜质鳞叶，裂片2（稀3），锐三角形，反曲。

3. 质地：体轻质脆，易折断。

4. 断面：近圆形，略呈纤维性，髓部为暗红棕色。

5. 气味：微香，涩，微苦。

中麻黄：分支较多，直径为1.5—3mm，有粗糙感。节间长2—6mm，膜质鳞叶裂片3（稀2），先端锐尖。断面髓部略成三角状圆形。

木贼麻黄：分枝较多，直径为1—1.5mm，无粗糙感，节间长1.5—3cm，膜质鳞叶裂片2（稀3），先端多不反曲。

优劣评价：均以干燥、身干、茎粗、淡绿色、内心充实、味苦涩者为佳。

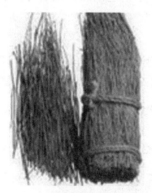

麻黄性状图

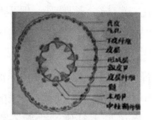

麻黄显微结构图一

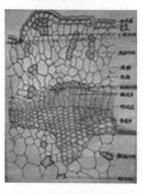

麻黄显微结构图二

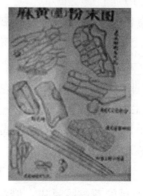

麻黄粉末图

【显微鉴定】

草麻黄横切面：近圆形，边缘棱线为 18—20 个，呈微波状凸起。

1. 表皮：表皮细胞类方形，外壁增厚，并被较厚角质层，棱线部位的表皮内侧有非木化的下皮纤维束；两棱线间有下陷的气孔，保卫细胞壁木化。

2. 皮层：皮层较宽，有纤维束散在。

3. 维管束：外韧型，8—10 个，韧皮部窄，形成环类圆形。木质部呈三角状。

4. 髓：薄壁细胞类圆形，常含棕色块状物，无或有极少数环髓纤维。

5. 内含物：表皮细胞外壁、皮层薄壁细胞及纤维上均有多数细小草酸钙砂晶或方晶。

中麻黄：通常略为三角状圆形，棱线 18—28 个，呈波状凸起；维管束 12—15 个，形成层环，呈类三角形；髓部细胞壁微木化；环髓纤维较多见，木化。

木贼麻黄：稍呈椭圆形，棱线 13—14 个，呈钝圆波状凸起；维管束 8—10 个；髓部细胞壁木化；无环髓纤维。

草麻黄粉末呈淡棕色：

1. 表皮细胞：类长方形，外壁布满草酸钙砂晶，角质层厚达 $18\mu m$。

2. 气孔：特异，长圆形，保卫细胞侧面，电话筒状，两端特厚。

3. 皮层纤维：细长，直径为 $10—24\mu m$，壁厚，有的木化，壁上布满砂晶，形成嵌晶纤维。

4. 导管：螺纹，具缘纹孔，导管直径 $10—15\mu m$，导管分子端壁斜面相接，接触面有多数穿孔，形成特殊的麻黄式穿孔板。

此外，尚可见木纤维、少数石细胞、色素块等。

【化学成分】

1. 多种有机胺类生物碱，总生物碱含量：草麻黄 0.48%—1.38%，中麻黄 1.06%—1.56%，木贼麻黄 2.09%—2.44%。其中主要为麻黄碱和伪麻黄碱。主要存在于草质茎的髓部。

2．挥发油：少量。

【理化鉴定】

1. 粉末微量升华，得细微针状或颗粒状结晶。

2. 麻黄酸水浸液 + 碘化铋钾 → 黄色（生物碱）

+ 碘化汞钾 → 不产生沉淀。

3. L – 麻黄碱的双缩脲反应：麻黄粉末 10g，加 0.5% 盐酸溶液 80ml 冷浸 4

小时，过滤，用10%氢氧化钠溶液调至强碱性，用乙醚提取，蒸去乙醚，用盐酸溶液2ml溶解，加入10%硫酸铜试液1滴，再加10%氢氧化钠溶液至呈现出麻黄碱的紫色铜络盐反应；再加乙醚数毫升，振摇后静置，醚层显紫色，水层显蓝色。（检查麻黄碱）

4. 薄层层析：粉末1克，加浓氨试液数滴，再加氯仿10毫升，回流1小时，滤液蒸干，残渣加甲醇2毫升，振摇，滤液供试。另取盐酸麻黄碱以甲醇溶解成1mg/mL作对照，用硅胶G板，氯仿－甲醇－浓氨试液（20:5:0.5）展开，晾干后喷0.5%茚三酮试剂，105℃烘烤，供试品在与对照品相应的位置上显相同的红色斑点。

【功效】味辛、微苦，温。能发汗散寒、宣肺平喘、利水消肿。用于风寒感冒、胸闷咳喘、支气管哮喘、支气管炎、水肿。用量2—9g。制药工业用为提取麻黄碱的原料。麻黄碱具平喘作用，伪麻黄碱具消炎作用。

【附注】

麻黄根：为草麻黄或中麻黄的干燥根及根茎。主含麻根素、麻黄根碱以及双黄酮类麻黄宁。麻根素、麻黄根碱有止汗作用，能止汗，用于自汗、盗汗，麻黄根碱有显著降压作用。

六、大黄 Radix et Rhizoma Rhei

【来源】为蓼科植物掌叶大黄 Rheum palmatum L.、唐古特大黄 R. tanguticum Maxim. et Balf. 或药用大黄 R. officinale Baill. 的干燥根及根茎。

【采制】选择生长3年以上者，秋末或次春发芽前采挖，除去须根，刮去外皮，横切成片或纵切成瓣或加工成卵形或圆柱形，用绳穿成串干燥或直接干燥。

【产地】掌叶大黄主产于甘肃、青海、四川，产量占大黄的大部分；唐古特大黄主产于青海；药用大黄主产于四川、贵州和云南等地，产量很小，商品中少见。

【性状鉴定】

1. 形状：本品类圆形、圆锥形或不规则块状，长3—7cm，直径3—10cm
2. 表面：黄棕色至红棕色，可见类白色网状纹理。
3. 质地：坚实。
4. 断面：断面淡红棕色或黄棕色，颗粒性。根茎髓部宽广，有星点（异型维管束）环列或散在；根形成层明显，木部发达，具放射状纹理，无星点。
5. 气味：气清香，味苦微涩，嚼之粘牙，有砂粒感，唾液被染成黄色。

优劣评价：以个大、外皮黄棕色、质坚实、锦纹明显、气清香、味苦而微涩者为佳。

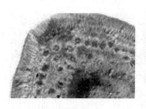 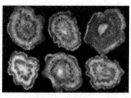 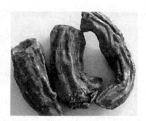

大黄性状图一　　　　　　大黄性状图二　　　　　　大黄性状图三

【显微鉴定】根茎横切面：

1. 木栓层、皮层：多已除去。

2. 韧皮部：筛管群明显。复合维管束外木式，射线细胞内含棕色蒽醌类物质。

3. 形成层：成环。

4. 木质部：导管常 1 个至数个相聚，稀疏排列，无木化。

5. 髓：宽广，异型维管束排列成环状或散在，异型维管束内方为韧皮部，外方为木质部。

6. 内含物：薄壁细胞中含淀粉粒及草酸钙簇晶。

粉末为黄棕色：

1. 草酸钙簇晶：众多，先端多钝尖。

2. 导管：多为网纹，非木化，亦有具缘纹孔。

3. 淀粉粒：甚多。单粒类球形或多角形，直径 3—45μm，脐点星状、点状、飞鸟状或裂隙状；复粒由 2—8 分粒组成。

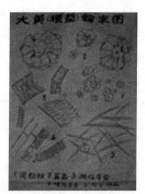

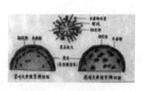

大黄根茎横切面简图　　　　　　大黄根茎粉末图

【化学成分】

1. 含蒽醌类衍生物，其中游离蒽类主要有大黄酸（Rhein）、大黄素（Emodin）、大黄酚（Chrysophanol）、芦荟大黄素及大黄素甲醚，为大黄的抗菌成分；蒽苷有大黄酸－8－单葡萄糖苷、大黄素、芦荟大黄素、大黄酚、大黄素甲醚的单糖苷、大黄酸、芦荟大黄素、大黄酚的双糖苷及番泻苷 ABCD％F 等双蒽酮苷。蒽苷为泻下的主要成分。

2. 芪类化合物（反式－1，2－二苯代乙烯）。

3. 鞣质等。

【理化鉴定】

1. 本品粉末进行微量升华，可见菱针状或羽毛状结晶，加碱液溶解并显红色（羟基蒽醌类反应）。

2. 生药断面或粉末，或本品稀乙醇浸液点于滤纸上，在紫外灯下显浓棕色荧光，不得显亮蓝紫色荧光（检查土大黄甙）。

3. 取本品粉末约 0.2g，加入 10％硫酸与氯仿液各 10mL，回流 15 分钟，放冷，分取氯仿层，加氢氧化钠试液 5mL，振摇，碱液层显红色（羟基蒽醌类反应）。

4. 薄层色谱：样品：甲醇提取物。薄层板：硅胶 H－CMC. Na 薄层板。展开剂：石油醚（30℃—60℃）－甲酸乙酯－甲酸（15∶5∶1）。显色：紫外灯（365nm）下检视，与对照药材在相应的位置上，显相同的 5 个橙黄色荧光斑点，与对照品大黄素显相同的荧光斑点。

【功效】性寒，味苦。能泻热通肠，凉血解毒，逐瘀通经。用于实热便秘、积滞腹痛、湿热黄疸、淤血经闭、急性阑尾炎、痈肿疔疮，外治水火烫伤等。酒大黄善清上焦血分热毒，用于目赤咽肿、齿龈肿痛。熟大黄善泻火解毒，用于火毒疮疡。大黄炭能凉血、化淤、止血，用于血瘀出血症。用量 3—30g，用于泻下，不宜久煎，入汤剂宜后下。体质虚弱或妇女胎前、产后均应慎用。外用适量，研末敷患处。

【附注】混淆品

一些同属植物在部分地区或民间称为"土大黄"、"山大黄"等，做药用。有时与上述 3 种正品大黄混淆。主要有藏边大黄 Rheum emodi Wall、河套大黄 Rheum horaoense C. Y. Cheng et C. T. Kao、华北大黄 Rheum Franzenbachii Miint. 以及天山大黄 Rheum Wittrochii Lundstr.。

上述品种与正品的区别：

1. 紫外光灯下显亮蓝紫色荧光。

2. 通常根茎断面髓部无星点。

3. 不含或仅含痕量的大黄酸和番泻苷，均含有土大黄苷；有收敛止血作用，几无泻下作用，多外用做收敛止血药，或做兽药和工业染料。

七、何首乌 Radix Polygoni Multiflori

【来源】本品为蓼科植物何首乌 Polygonom multiflorum Thunb. 的干燥块根。

【采制】秋季采挖块根，生用或制用。

【产地】主产于河南、湖北、广东、广西等省区，行销全国并出口。

【性状鉴定】何首乌块根：

1. 形状：呈团块状或不规则纺锤形，长 6—15cm，直径 4—12cm。

2. 表面：表面为红棕色或红褐色，皱缩不平，有浅沟并有横长皮孔及细根痕。

3 质地：体重，质坚实，不易折断。

4. 断面：浅黄棕色或浅红棕色，显粉性，皮部有 4—11 个类圆形异型维管束环列，形成云锦状花纹，中央木部较大，有的呈木心。

5. 气味：气微，味微苦而甘涩。

优劣评价：以体重、质坚实、粉性足者为佳。

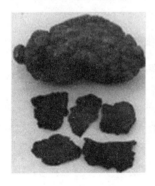
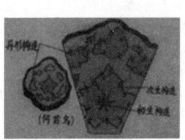
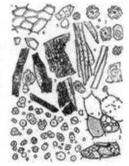

何首乌性状图　　　　何首乌横切面简图　　　　何首乌粉末图

【显微鉴定】块根横切面：

1. 木栓层：数层细胞，有红棕色物。

2. 韧皮部：宽广，散有外韧型的异型复合维管束，4—11 个。

3. 维管束：韧皮部窄小，木质部导管稀疏，中央为初生木质部。

4. 内含物：薄壁细胞中含淀粉粒及草酸钙簇晶，粉末为黄棕色。

（1）草酸钙簇晶：众多，先端多钝尖。

（2）导管：多为具缘纹孔。

（3）木纤维：多成束，细长，有斜纹孔或交叉成人字状。

（4）淀粉粒：甚多，单粒类球形，直径 17—34μm，脐点呈星状、点状或三叉状；复粒由 2—9 分粒组成。

【化学成分】

1. 卵磷脂约 3.7%。

2. 蒽醌衍生物约 1.1%。

3. 芪类化合物 2，3，5，4'－四羟基二苯乙烯－2－O－β－D－葡萄糖苷被认为是何首乌的主要成分。

【功效】性微温，味苦、甘、涩。生首乌能解毒、消痈、润肠通便；制首乌能补肝肾、益精血、乌须发、壮筋骨。

【附注】首乌藤（夜交藤）：为何首乌的藤茎，能养心安神、祛风通络。

八、黄连 Rhizoma Coptidis

【来源】为毛茛科植物黄连 Coptis chinensis Franch.、三角叶黄连 C. deltoidea C. Y. Cheng et Hsiao 或云连 C. teeta Wall. 的干燥根茎。药材分别称为味连、雅连和云连。

【采制】栽培 4—6 年后可采收，但以第 5 年采挖为好，一般均在秋末冬初（10—11 月间）下雪前采收。挖起根茎后，除去地上部分及泥土，干燥后撞去须根，一般采用烘干法。

【产地】味连主产于四川，大多为栽培品，雅连产于四川，均为栽培品。云连主产于云南，原为野生，现有栽培品。

【性状鉴定】

味连：

1. 形状：多分枝，聚集成簇，形如鸡爪。单枝长 3—6cm，直径 0.3—0.7cm。

2. 表面：表面为灰黄或黄褐色，粗糙，有不规则结节状隆起，有的节间表面平滑如茎秆，习称"过桥秆"。上部多残留褐色鳞叶，顶端常有残余的茎或叶柄。

3. 质地：坚硬。

4. 断面：不整齐，皮部暗棕色，木部为鲜黄或橙黄色，呈放射状纹理，髓部为红棕色，有时中空。

5. 气味：气微，味极苦。

雅连：多为单枝，略呈圆柱形而弯曲，长 4—8cm，直径 0.5—1cm。"过桥"较长。

云连：多为单枝，细小，弯曲呈钩状，形如蝎尾，长 2—5cm，直径 0.2—0.4cm。

优劣评价：均以粗壮、坚实、断面皮部为红黄色、木部鲜黄或橙黄色者为佳。

【显微鉴定】根茎横切面：

味连：

1. 木栓层：数列木栓细胞。

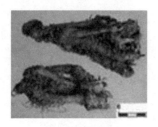

味连性状图

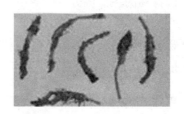

雅连性状图

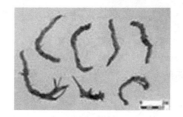

云连性状图

2. 皮层：较宽，石细胞单个或成群散在，鲜黄色，可见根迹和叶迹维管束。

3. 中柱鞘纤维：成束，或伴有少数石细胞，均显黄色。

4. 维管束：外韧型，断续环列，束间形成层不明显，韧皮部窄小，木质部为黄色，细胞壁均木化，木纤维发达。

5. 髓部：均为薄壁细胞，无石细胞。

6. 内含物：薄壁细胞中含淀粉粒。

雅连：基本结构与味连相似，但髓部有石细胞。

云连：皮层、中柱鞘和髓部均无石细胞。

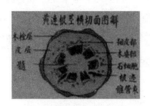

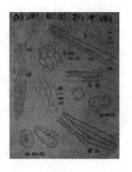

黄连根茎横切面简图　　　　　　　雅连性状图

味连粉末为黄棕色：

1. 石细胞：较多，黄色或黄棕色，类方形、类圆形或类多角形，壁厚，多数具层纹，孔沟及纹孔均明显。

2. 纤维：韧皮纤维为黄色，长梭形或纺锤形，多成束存在；木纤维为鲜黄色，成束存在，壁较薄，可见点状纹孔。

3. 鳞叶表皮细胞：类长方形，壁呈微波状弯曲。

4. 导管：细小，主为孔纹、螺纹导管。

尚有细小淀粉粒和细小草酸钙方晶。

【化学成分】

含多种异喹啉类生物碱，以小檗碱（berberine）型为主，约5%—8%；其次为黄连碱（coptisine）、甲基黄连碱（worenine）、巴马亭（palmatine）、药根碱（jatrorrhizine）、表小檗碱（epiberberine）及木兰化碱（magnoflorine）等；尚含酸性成分阿魏酸、氯原酸等。

须根含小檗碱0.8%—5.5%，叶含小檗碱1.5%—2.8%，可作为提取小檗碱的原料。

【理化鉴定】

1. 荧光：根茎折断面在紫外光灯下显金黄色荧光，木质部尤为显著。

2. 取粉末少量置载玻片上，加95%乙醇1—2滴，片刻后加30%硝酸或稀盐酸1—2滴，放置片刻后镜检，有黄色针状或针簇状结晶，加热结晶显红色并消失。（小檗碱的硝酸盐或盐酸盐）

3. 取本品粗粉约1g，加乙醇10mL，加热至沸，放冷，过滤，取滤液5滴，加稀盐酸与含氯石灰少量，即显樱红色；另取滤液5滴，加5%没食子酸乙醇溶液2—3滴，蒸干，趁热加盐酸数滴，即显深绿色。（小檗碱）

4. 薄层色谱：取粉末0.1g，加甲醇5mL，振摇约30分钟，滤液供点样用。分别吸取样品液、盐酸小檗碱标准品溶液及盐酸巴马亭标准溶液，点于同一硅胶 G 薄层板上，以正丁醇－冰醋酸－水（7∶1∶2）展开，展距 10cm。取出晾干，在紫外光灯（365nm）下检视，小檗碱及巴马亭斑点显黄色荧光，供试品溶液在相应位置上显相同的黄色荧光斑点。

【功效】性寒，味苦。能清热燥湿、泻火解毒。用于细菌性及阿米巴性痢疾、急性胃肠炎，以及烦热神昏、心烦失眠、吐血衄血等。用量 2—5g。外用适量。

【附注】

（一）黄连的代用品：毛茛科黄连属多种植物的根茎在部分地区也做黄连入药，其原植物主要有：

1. 峨眉野连 Coptis omeiensis（Chen）C. Y. Cheng 的根茎，药材称为凤尾连。根茎多单枝，无过桥，节密集，弯曲似蚕状，顶端常带有叶柄和叶。皮层、韧皮部外侧和髓部均有石细胞。

2. 古蔺野连 Coptis gulinensis T. Z. Wang et C. K. Hsieh，根茎无过桥，根茎之间常有细长的葡萄茎（跳杆）相连。无石细胞，有韧皮纤维。

3. 线萼黄连 Coptis linearisepala T. Z. Wang et C. K. Hsieh，主产于四川，习称"草连"。根茎带细长的叶柄，多单枝，略呈连珠状圆柱形，无过桥。粉末特征与雅连相似，但石细胞较少。

4. 短萼黄连 Coptis chinensis Franch. var. brevisepala W. T. Wang et Hsiat，野生于广西、广东、福建、江西等地，习称"土黄连"。根茎多单枝，弯曲，略呈连珠状圆柱形，无过桥。皮层和髓部均有石细胞。

（二）小檗碱的资源植物主要有：

1. 小檗科：十大功劳属、小檗属。

2. 毛茛科：黄连属、唐松草属。

3. 防己科：黄藤属。

4. 罂粟科：白屈菜属、刺罂粟属、延胡索属。

5. 芸香属：吴茱萸属、飞龙掌血属、花椒属、黄柏属。

九、川乌与附子 Radix Aconiti et Radix Aconiti Lateralis Preparata

【来源】川乌为毛茛科植物乌头 Aconitum carmichaeli Debx. 的干燥主根（母根），附子为乌头侧根（子根）的加工品。

【产地】主要栽培于四川、陕西等地。

【采制】6 月下旬至 8 月上旬采挖，母根和子根分开，母根及较小的子根晒干后为川乌，较大的子根习称"泥附子"，加工成下列3种：

1. 盐附子：取泥附子，洗净，浸入食用胆巴的水溶液中，过夜，再加食盐，继续浸泡，每日取出晒晾并逐渐延长晒晾时间，直至附子表面出现大量结晶盐霜、体质变硬为止，习称"盐附子"。

2. 黑顺片：取泥附子，按大小分别洗净，浸入食用胆巴的水溶液中数日，连同浸液煮至透心，捞出，水漂，纵切成厚片，再用水浸漂，用调色液使附片染成浓茶色，取出，蒸至出现油面、光泽后，烘至半干，再晒干或继续烘干，习称"黑顺片"。

3. 白附片：取大小均匀的泥附子，洗净，浸入食用胆巴的水溶液中数日，连同浸液煮至透心，捞出，剥去外皮，纵切成约0.3cm的厚片，用水浸漂，取出蒸透，晒至半干，以硫黄熏后晒干，习称"白附片"。其中黑顺片、白附片直接入药；盐附子、川乌均需制后入药。

【性状鉴别】

生川乌：

1. 形状：呈不规则圆锥形，顶端常有茎痕，中部多向一侧膨大，长3—7.5cm，直径1.5—3cm。

2. 表面：棕褐色或灰棕色，皱缩，有小瘤状侧根及子根脱落后的痕迹。

3. 质地：质坚实，不易折断。

4. 断面：粉质，类白色或浅灰黄色，形成层环纹，呈多角形。

5. 气味：气微，味辛、麻舌。（有剧毒，尝时应注意）

盐附子：

1. 形状：呈圆锥形，长4—7cm，直径3—5cm。

2. 表面：灰黑色，被盐霜，顶端有凹陷的芽痕，周围有瘤状突起的支根，俗称"钉角"或支根痕。

3. 质地：质重而坚硬，难折断。

4. 断面：灰褐色，可见充满盐霜的小空隙及多角形，形成层环纹。

5. 气味：气微，味咸而麻、刺舌。以个大、体重、色灰黑、表面起盐霜者为佳。

黑顺片：为纵切片，上宽下窄，长1.7—5cm，宽0.9—3cm，厚0.2—0.5cm。外皮为黑褐色，切面暗黄色，油润具光泽，半透明状，可见纵向稍突起的导管束纹理，质硬而脆，断面角质样。气微弱，味淡。

白附片：无外皮，呈不规则片状，全体黄白色，半透明，厚约0.3cm。余同黑顺片。

优劣评价：

（1）川乌：以身干、个均匀、肥满坚实、无空心者为佳。

（2）盐附子：以个大、体重、色灰黑、表面起盐霜者为佳。

（3）黑顺片：以身干、片大均匀、皮灰褐色、切面油润有光泽者为佳。

（4）白附片：以片大均匀、色黄白、油润、半透明者为佳。

【显微鉴定】川乌及盐附子横切面：

1. 后生皮层：为数列棕色木栓化细胞。

2. 皮层：为7—8列薄壁细胞横向延长，有石细胞单个或3—5个成群，长方形或类方形，内皮层明显。

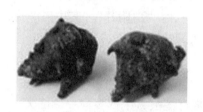 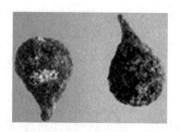

乌头图　　　　　　　　　　　盐附子图

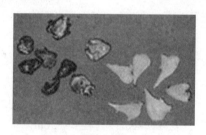

白附片图

4. 韧皮部：宽广，有小形筛管群散在。

5. 形成层：呈多角形环。

6 木质部：以角隅处较发达，导管多列，略呈"6"形或放射状排列。

7. 髓：明显。

8. 内含物：薄壁细胞充满淀粉粒。

【化学成分】含总生物碱2.3%。

1. 主含双酯型二萜类生物碱：如乌头碱、中乌头碱、下乌头碱、杰斯乌头碱、异翠雀碱、北乌碱等，此类成分是乌头的主要有毒成分。

2. 单酯型乌头碱，如苯甲酰乌头胺、苯甲酰中乌头胺、苯甲酰下乌头胺，此类成分的毒性仅为双酯型乌头碱的 1/100—1/1000；若进一步水解，则成为相应的乌头胺、中乌头胺和下乌头胺，它们几无毒性。

3. 其他类生物碱：具强心作用的去甲乌药碱、去甲猪毛菜碱和棍掌碱等。

【理化鉴定】

1. 川乌或附子粉末，加亚铁氰化钾颗粒少许，再加甲酸 1 滴，产生绿色。

2. 川乌或附子的乙醇浸出液，甲香草醛和 0.5N 硫酸溶液少量，在沸水浴上加热 20 分钟，显红紫色。

3. 薄层层析：乌头或附子粉末 2g，以 10% 碳酸钠溶液湿润，加苯冷浸过夜，滤取苯液并用 2% 盐酸提取生物碱；酸水甲浓氨水碱化，用乙醚提取总生物碱，供点样用。取样品溶液与乌头碱、中乌头碱和下乌头碱的对照品的混合液，分别点样于同一块碱性氧化铝 G 薄层板（120—140℃ 活化 1 小时）上，用乙醚 - 石油醚（10∶1）展开 16cm，碘蒸汽显色，斑点均显棕色。

【功效】川乌性热，味辛、苦，有大毒。能祛风除湿、温经镇痛。用于风寒湿痹、关节疼痛、心腹冷痛、寒疝作痛、麻醉止痛等。用量 1.5—3g。生川乌外用镇痛。

附子性大热，味辛、甘，有毒。须炮制后内服。能温里祛寒、回阳救逆、温中止泻。用于亡阳虚脱、肢冷脉微、阳痿、宫冷、心腹冷痛、虚寒吐泻、阴寒水肿、阳虚外感、寒湿痹痛等。用量 3—15g。孕妇禁用。不易与半夏、瓜蒌、贝母、白及同用。

【附注】草乌，主要来源于北乌头 Aconitum kusnezoffii ReichB. 华乌头 A.chinense Paxt. 、卡氏乌头 A. carmichaeli Debx. 及同属多种植物的干燥块根，全国大部分地区均有分布。秋季地上部分枯萎时采挖。成分、功效与生川乌类同，一般须炮制后使用。草乌又为中药麻醉剂的组成药物。

十、白芍 Radix Paeoniae Alba

【来源】为毛茛科植物芍药 Paeonia lactiflora Pall. 的干燥根。

【产地】主产于浙江、四川、安徽。根据产地不同，药材上有杭白芍、川白芍及亳白芍等规格，均为栽培品。

【采制】夏、秋两季采挖，洗净，除去头、尾及细根，置沸水中煮后除去外皮或去皮后再煮，晒干或整理、搓圆后晒干。

【性状鉴定】

1. 形状：圆柱形，两端平截，长 5—20cm，直径 1—2.5cm。

2. 表面：类白色或淡红棕色，光洁或有纵皱纹及细根痕，偶有残存的棕褐色外皮。

3. 质地：质坚实，不易折断。

4. 断面：断面较平坦，类白色或微带红棕色，形成层环明显，其内方有1—2条断续环纹（为切向相接的导管束所形成），射线呈放射状。

5. 气味：气微，味微苦、酸。

优劣评价：以条粗长、质坚实、粉性足、无白心或裂隙者为佳。

【显微鉴定】粉末为黄白色。

1. 薄壁细胞含糊化淀粉粒：形状多样，糊化淀粉粒团块甚多。

2. 草酸钙簇晶：存在于薄壁细胞中，常纵向连接成行，或一个细胞中含数个簇晶。

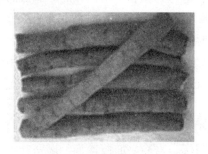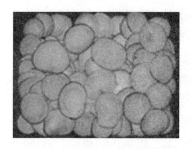

白芍性状图　　　　　　　　白芍饮片图

3. 导管：具缘纹孔及网纹，直径20—65μm。

4. 木纤维：主要为纤维管胞，长为梭形，直径15—40μm，壁厚，微木化，具较大的圆形纹孔。

【化学成分】主含单萜类及其苷，其中含芍药苷（Paeoniflorin）3.3%—5.7%，尚含少量羟基芍药苷、苯甲酰芍药苷、苯甲酰羟基芍药苷、白芍药苷等，另含苯甲酸1%。

【理化鉴定】

1. 本品横切面加三氯化铁试液显蓝色，尤其在形成层及薄壁细胞部分较为显著。

2. 薄层色谱：取粉末0.5g，加乙醇10mL，振摇5分钟，滤液蒸干，残渣加乙醇1mL使溶解，作为供试品溶液；另取芍药苷对照品，加乙醇制成每1mL含1mg的溶液，作为对照品溶液。吸取上述两种溶液各10μL，分别点于同一硅胶G薄层板上，以氯仿－醋酸乙酯－甲醇－甲酸（40∶5∶10∶0.2）为展开剂展开，取出晾干，喷以5%香草醛硫酸溶液，热风吹至斑点显色清晰。供试品色谱中，在与对照品色谱相应的位置上，显相同的蓝紫色斑点。

【功效】性微寒，味苦、酸。能平肝止痛、养血调经、敛阴止汗。用于头痛眩晕、胁痛腹痛、四肢挛痛、血虚萎黄、月经不调、自汗盗汗等。用量6—15g。不宜与藜芦同用。

【附注】

赤芍为毛茛科植物芍药 Paeonia lactiflora Pall. 或川赤芍 Paeonia veitchii Lynch 的干燥根，多系野生。一般不去外皮，不煮。

与白芍性状的区别：表面为暗棕色或棕褐色，粗糙，有纵沟及皱纹，并有须根痕及横向突起的皮孔。质硬而脆，易折断，断面粉性，粉白色或粉红色，皮部窄，木部放射状纹理明显，有的现裂隙。

主含芍药苷、白芍药苷、苯甲酸等。本品性微寒，味苦。能清热凉血、散瘀止痛。用于温毒发斑、吐血衄血、目赤肿痛、肝郁胁痛、经闭痛经、症瘕腹痛、跌扑损伤，痛肿疮疡等。用量6—12g。不宜与藜芦同用。

十一、防己科

防己 Radix Stephaniae Tetrandrae

【来源】本品为防己科植物石蟾蜍 Stephania tetrandra S. Moore 的干燥根，习称"粉防己"。

【采制】秋季采挖，洗净，除去粗皮，晒至半干，切段，个大者再纵切，干燥。

【产地】主产于浙江、安徽、江西、湖北、湖南。

【性状鉴定】

1. 形状：呈不规则圆柱形，或剖切成半圆柱形或块状，常弯曲，弯曲处有深陷的横沟。

2. 表面：淡灰黄色，具明显横向突起的皮孔，长可至2.5cm，有时皮部脱落，露出弯曲导管束条纹，纵剖面为黄白色，有导管束条纹。

3. 质地：坚实。

4. 断面：平坦细腻，灰白色，富粉性。木部占大部分，导管束做放射状排列。

5. 气味：气微，味苦。

优劣评价：以质坚实、粉性足、去净外皮者为佳。

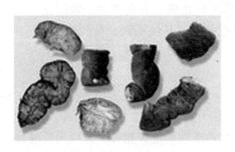

防己性状图

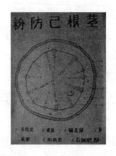

粉防己根茎横切面简图

【显微鉴定】防己根横切面：

1. 木栓层：木栓细胞有时可见，黄棕色。

2. 皮层：有石细胞散在或2—3个成群，呈类方形或多角形，壁稍厚，胞腔明显。

3. 韧皮部：较宽，筛管群呈束状。

4. 形成层：成环。

5. 木质部：占大部分，导管少，排列成放射状；导管旁伴有木纤维，射线宽广。

6. 内含物：薄壁细胞中充满淀粉粒，并含细小草酸钙方晶及簇晶。

【化学成分】含多种异喹啉类生物碱，总量1.5%—2.3%，其中有粉防己碱（汉防己甲素，tetradrine）、防己诺林碱（汉防己乙素，fangchinoline）、轮环藤粉碱（cyclanoline），此外尚含小檗胺（berbamine）。

【理化鉴定】

1. 取本品粉末2g，加0.5mol/L硫酸液20mL，加热10分钟，滤过，滤液加氨试液调节pH值为9，移入分液漏斗中，加苯25mL振摇提取，分取苯液5mL，置瓷蒸发皿中蒸干。残渣加钼硫酸试液数滴，即显蓝紫色，渐变绿色至污绿色，放置，色渐加深。

2. 薄层色谱：取本品粉末1g，加乙醇5mL，温浸0.5小时，滤过，滤液浓缩至1mL作为供试品溶液；另取粉防己碱与防己诺林碱对照品溶液，吸取供试品和对照品溶液，分别点于同一硅胶CMC板上，以氯仿-95%乙醇（10:0.8）在氨蒸气饱和下上行展开10cm，晾干，喷以改良稀碘化铋钾试液。供试液色谱中，在与对照品色谱相应的位置上，显相同颜色的斑点。

【功效】性寒，味苦。能利水消肿、祛风止痛。用于水肿脚气、小便不利、风湿痹痛、湿疹疮毒。用量4.5—9g。

【附注】

1. 广防己：为马兜铃科植物广防己 Aristolochia fangchi 的干燥根。含木兰花碱、马兜铃内酰胺、马兜铃酸等。功效与防己类同。但含肾毒性成分马兜铃酸等，须慎用。

2. 木防己：为防己科植物木防己 Cocculus trilobus 的干燥根。含木兰花碱、木防己碱等。功效与防己类同。

十二、厚朴 Cortex Magnoliae Officinalis

【来源】本品为木兰科植物厚朴 Magnolia officinalis Rehd. et Wils. 或凹叶厚朴 Magnolia officinalis Rehd. Wils. var. biloba Rehd. etWils. 的干燥干皮、根皮及枝皮。

【产地】厚朴主产于湖北、四川，习称"紫油厚朴"或"川朴"，质量最佳；凹叶厚朴主产于福建、浙江，习称"温朴"，质量亦佳，行销全国并出口。

【采收加工】4—6 月剥取，根皮及枝皮直接阴干；干皮置沸水中微煮后堆置阴湿处，"发汗"至内表面呈紫褐色或棕褐色时，蒸软，取出，卷成筒状，干燥。

【性状鉴定】

干皮：

1. 形状：干皮呈单卷筒状或双卷筒状，习称"筒朴"；近根部的干皮一端展开如喇叭口，习称"靴筒朴"。

2. 外表面：表面为灰棕色或灰褐色，粗糙，有时呈鳞片状，较易剥落，有明显椭圆状皮孔和纵皱纹，刮去粗皮者显黄棕色。

3. 内表面；紫棕色或深紫褐色，较平滑，具细密纵纹，划之显油痕。

4. 质地：质坚硬，不易折断。

5. 断面：外侧颗粒性，内侧纤维性，外层为灰棕色，内层为紫褐色或棕色，有时可见多数光亮小结晶（厚朴酚及和厚朴酚结晶）。

6. 气味：气香，味辛辣、微苦。

根皮（根朴）：呈单筒状或不规则块片状，有的弯曲似鸡肠，习称"鸡肠朴"。质硬，较易折断，断面纤维性。

枝皮（枝朴）：呈单筒状，质脆，易折断，断面纤维性。

优劣评价：均以皮厚、肉细、油性大、断面呈紫棕色、有小亮晶、气味浓厚者为佳。

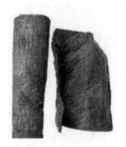
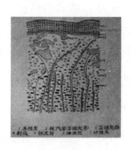
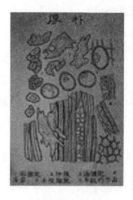

厚朴性状图　　　　　　厚朴显微结构图　　　　　　厚朴粉末图

【显微鉴定】厚朴干皮横切面：

1. 木栓层：细胞 10 余列，有的可见落皮层；栓内层为 2—4 层石细胞层。

2. 皮层；散有多数油细胞及石细胞，有的石细胞呈分枝状。

3. 韧皮部：占极大部分，射线宽 1—3 列细胞，韧皮纤维多数个成束，有多数油细胞单个散在或 2—5 个相接。

4. 内含物：淀粉粒、细小草酸钙方晶。

厚朴粉末为棕色：

1. 石细胞：分枝状者较大，长约至 220μm，呈长圆形、类多角形者，直径 11—58μm。

2. 纤维：甚多，直径 15—32μm，壁甚厚，木化，孔沟不明显，多成束存在。

3. 油细胞：多单个散在，类圆形或椭圆形，直径 64—86μm，含黄棕色油滴状物，壁木化。

4. 筛管分子：端壁复筛板的筛域较大，筛孔明显，侧壁上也有小型筛域。

凹叶厚朴的粉末与厚朴的主要区别为：分枝状石细胞较大，长可至 326μm；纤维边缘常呈锯齿状；油细胞较少见，直径可至 100μm。

【化学成分】

1. 含木脂素类成分：主要有厚朴酚（magnolol）及和厚朴酚（honokiol），含量约为 5%，尚有四氢厚朴酚、异厚朴酚。

2. 挥发油：约 1%，主含桉油醇（eudesmol）。

3. 生物碱：约 0.07%，主要有木兰箭毒碱（magnocurarine）、木兰花碱、柳叶木兰碱等。

4. 皂甙：约 0.45%。

【理化鉴定】

1. 取厚朴粗粉 3g，加氯仿 30mL，回流半小时，过滤。取滤液 5mL，置试管中，于紫外灯下显紫色荧光，侧面观显两层，上层黄绿色，下层棕色。

2. 取上项厚朴氯仿滤液 15mL，蒸去氯仿，残渣加 95% 乙醇 10mL 溶解，滤过，分别取滤液各 1mL，加 5% 三氯化铁甲醇水溶液（1:1）1 滴，现蓝黑色（厚朴酚的酚羟基反应）；加 Millon 试剂 1 滴，产生棕色沉淀（同上）；加间苯三酚盐酸溶液 5 滴，呈红色沉淀（厚朴酚的丙烯基反应）。

3. 薄层色谱：取本品粉末 0.5g，加甲醇 5mL，振摇 30 分钟，滤过，滤液作为供试品溶液。另取厚朴酚与和厚朴酚对照品，加甲醇制成每 1mL 各含 1mg 的混合溶液，作为对照品溶液。吸附剂为硅胶 G 薄层板，展开剂为苯—甲醇（27:1），展开后取出、晾干，喷以 1% 香草醛硫酸溶液，在 100℃ 烘约 10 分钟。供试品色谱中，在与对照品色谱相应的位置上，显相同颜色的斑点。

【功效】味苦、辛，温。能燥湿消痰、下气除满。用于湿滞伤中、脘痞吐泻、食积气滞、腹胀便秘、痰饮喘咳等。用量 3—9g。

【附注】

1. 厚朴花：为木兰科植物厚朴及凹叶厚朴的干燥花蕾。春季采摘，稍蒸后干燥。呈长圆锥形，长 4—7cm，基部直径 1.5—2.5cm。红棕色至棕褐色。花被多为 12 片，肉质，外层的呈长方倒卵形，内层的呈匙形。雄蕊多数，花药条形。心皮多数，分离，螺旋状排列于圆锥形的花托上。花梗长 0.5—2cm，密被灰黄色绒毛。质脆，易破碎。气香，味淡。含厚朴酚与和厚朴酚。能理气化湿；用于胸脘痞闷胀满，纳谷不香等。

2. 和厚朴 Magnolia obovata Thunb：为《日本药局方》所收载，所含化学成分与厚朴相似。

3. 混伪品：目前，厚朴商品出现了较多的混乱品种及类似品，除有木兰科同属不同种植物的树皮外，尚有其他科植物的树皮，有报道多达 7 个科 30 多种植物的树皮伪充厚朴入药，应注意鉴别。

十三、五味子 Fructus Schisandrae

【来源】为木兰科植物五味子 Schisandra chinensis（Turcz.）Baill. 的干燥成熟果实，习称"北五味子"。

【采制】秋季采取成熟果实，晒干或蒸后晒干，除去果梗及杂质。

【产地】主产于辽宁、吉林、黑龙江、河北、内蒙古。

【性状鉴定】

1. 形状：果实呈不规则球形或扁球形，直径 5—8mm

2. 表面及种子：红色、紫红色或暗红色，显油润，有网状皱纹，黏韧。果肉柔软，内含种子 1—2 枚，肾形，表面为棕黄色，有光泽，种皮薄而脆。

3. 气味：果肉气微，味酸；种子破碎后有香气，味微咸而辛。

优劣评价：以色红、粒大、肉厚、有油性者为佳。

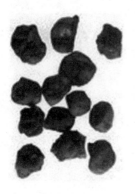 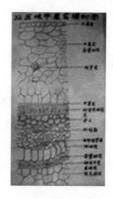 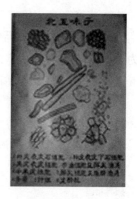

五味子性状图　　　　北五味子果实横切面图　　　　北五味子粉末图

【显微鉴定】果实横切面：

1. 外果皮：一列细胞，壁稍厚，外被角质层，散有油细胞。

2. 中果皮：散有小型外韧维管束，内含淀粉粒。

3. 内果皮：为一列小方形薄壁细胞。

4. 种皮：（1）最外层为一列栅状石细胞，其下为 3—4 列类圆形较大的石细胞；（2）石细胞层下为数列薄壁细胞，种脊部位有维管束；（3）油细胞层为一列长方形薄壁细胞，含棕黄色挥发油；（4）再下方为 3—5 列小形细胞；（5）种皮内表皮为 1 列小细胞。

5. 胚乳细胞含脂肪油滴和糊粉粒。

粉末为暗紫色：

1. 种皮表皮石细胞：表面呈多角形或长多角形，直径 18—50μm，壁厚，孔沟极细密，胞腔内含深棕色物。

2. 种皮内层石细胞：多角形、类圆形或不规则形，直径约为 83μm，壁稍厚，纹孔较大。

3. 果皮表皮细胞：表面观类多角形，垂周壁略呈连珠状增厚，表面有角质线纹，表皮中散有油细胞。

此外，含糊粉粒及淀粉粒。

【化学成分】

1. 含活性成分木脂素类，约为5%，有五味子甲素 A（schizandrin A），五味子酯甲、乙、丙、丁（schisantherin A，B，C，D，E）等。

2. 含挥发油约2%。

3. 含多种有机酸。

【功效】性温，味酸、甘。能收敛固涩、益气生津、补肾宁心。用于久嗽虚喘、梦遗滑精、遗尿尿频、久泻不止、自汗盗汗、津伤口渴、心悸失眠等。用量1.5—6g。

【附注】南五味子：系木兰科华中五味子 Schisandra sphenanthera Rehd. et Wils. 干燥成熟果实。球形或扁球形，较小，直径 2—5mm，表面为暗红色或暗棕色，干瘪皱缩，果肉常紧贴于种子上。种子1—2 粒。肾形，表面为棕黄色，有光泽。果肉气微，味微酸。中果皮细胞中有草酸钙簇晶及方晶。含五味子甲素 A（schizandrin A），五味子酯甲、乙、丙、丁（schisantherin A，B，C，D，E）等。功效同五味子，药典亦收载。

十四、肉桂 Cortex Cinnamomi

【来源】本品为樟科植物肉桂 Cinnamomum casssia Presl 的干燥树皮。

【采收加工】根据生长年限、采制部位、方法的不同有：

1. 油桂筒（广条桂）：5—6 年树皮、枝皮，晒 1—2 天，卷成圆筒状，阴干。

2. 企边桂：剥取 10 余年生树皮，将两端削成斜面，夹在木制的凹凸板中晒干。

3. 板桂：将老树干离地30cm 处，作环状剥皮，木夹中压成长板状。

4. 桂心：加工过程中余下的边条，削去栓皮。

5. 桂碎：加工过程中余下的块片。

目前，药典简化加工方法，只载秋季剥皮，干燥即可。

【产地】主产于广东、广西、云南、福建等亚热带地区。

【性状鉴定】

1. 形状："企边桂"呈浅槽状，"油桂筒"多呈筒状，长 30—40cm，宽或直径3—10cm，厚0.2—0.8cm。

2. 外表面：灰棕色，稍粗糙，有不规则的细皱纹及横向突起的皮孔，有的可见灰白色斑纹。

3. 内表面：红棕色，略平坦，有细纵纹，划之显油痕。

4. 质地：硬而脆，易折断。

5. 断面：颗粒性，外层为棕色、粗糙，内层为红棕色、油润，两层之间有 1 条黄棕色的线纹（石细胞带）。

6. 气味：气香浓烈，味甜、辣。

优劣评价：皮细、肉厚、内面呈红棕色、油性大、香气浓、甜味而微辛者为佳。

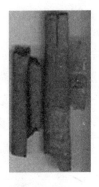

肉桂性状图（一）

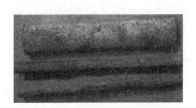

肉桂性状图（二）

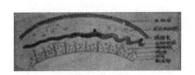

肉桂显微特征图

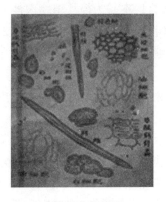

肉桂粉末特征图

【显微鉴定】肉桂横切面

1. 木栓层：木栓细胞数列，最内层细胞外壁增厚，木化。

2. 皮层：散有石细胞及分泌细胞。

3. 中柱鞘：有石细胞群，断续排列成环，外侧伴纤维束，石细胞通常外壁较薄。

4. 韧皮部：纤维单个或 2—3 个成束，韧皮射线宽 1—2 列细胞，含细小草酸钙针晶；纤维常 2—3 个成束；油细胞随处可见。

5. 内含物：薄壁细胞含淀粉粒、草酸钙针晶。

粉末为红棕色：

1. 纤维：大多单个散在，长梭形，长 195—920μm，直径约为 50μm，壁厚，木化，纹孔不明显。

2. 石细胞：类方形或类圆形，直径 32—88μm，壁厚，有的一面菲薄。

3. 油细胞；类圆形或长圆形，直径 45—108μm。

4. 草酸钙针晶：细小，散在于射线细胞中。

5. 木栓细胞多角形，含红棕色物。

【化学成分】含挥发油 1%—2%，油中主要成分为桂皮醛（cinnamaide-hyde）75%—95%，并含少量的醋酸桂皮酯（cinnamylacetate）、丁香酚、桂皮酸、苯丙酸乙酯；另含二萜类化合物桂二醇萜（cinnzeylanol）、乙酰桂二萜醇（cinnzeylanine）、肉桂萜醇（cinncassiol）A、B、C1－C3. D1－D4. % 及葡萄糖甙。尚从肉桂水提物中分得抗溃疡成分肉桂甙（cassioside）、桂皮甙、3－（2－羟苯基）丙酸等。

【理化鉴定】

1. 取粉末 0.1g，加氯仿 1mL 浸渍，吸取氯仿液 2 滴于载玻片上，待挥发干后，滴加 10% 盐酸苯肼试液 1 滴，加盖玻片，显微镜下可见桂皮醛苯胺杆状结晶。

2. 薄层色谱：氯仿浸出液作为供试品溶液，另取桂皮醛溶液作为对照品溶液。吸取供试品溶液、对照品溶液，分别点于同一硅胶 G 薄层板上，以苯－醋酸乙酯（10∶3）展开，取出，晾干，喷以二硝基苯肼乙醇试液。供试品色谱中，在与对照品色谱相应的位置上显相同的颜色斑点。

【功效】性大热，味辛、甘。能补火助阳、引火归原、散寒止痛、活血通经。用于阳痿、宫冷、腰膝冷痛、肾虚作喘、阳虚眩晕、目赤咽痛、心腹冷痛、虚寒吐泻、寒疝、经闭、痛经等。用量 1—4.5g。有出血倾向者及孕妇慎用，不宜与赤石脂同用。

【附注】

1. 桂枝：为常用中药，系樟科植物肉桂的干燥嫩枝。含挥发油 0.2%—0.9%。能发汗解肌、温经通脉、助阳化气。用于风寒感冒、脘腹冷痛、血寒经闭、关节痹痛、水肿、心悸等。

2. 桂子：亦称肉桂子、桂丁。为少用中药，系樟科植物肉桂带宿萼的未成熟果实。含挥发油2.90%，油中含桂皮醛4.26%。能温中散寒。用于胃寒、疼痛、呕哕等。

3. 大叶清化桂 C. cassia Bl. var. macrophyllum Chu：原产于越南，称为"清化桂"或"清化玉桂"，现在广东、广西有栽培。药材呈双卷筒状或块片状，气香，味甜，微辛辣。含挥发油约2.06%，油中桂皮醛含量为61.20%。一般认为品质较好。

4. 桂皮：来源比较复杂，主要有樟科植物肉桂的同属植物阴香 C. burmannii（C. G. & Th. Nees）Bl.、华南桂 C. austro‐sinense H. T. Chang、天竺桂 C. japonicum Sieb（安徽、江西）等的树皮，为食品香料，一般不供药用。

十五、黄柏 Cortex Phellodendri

【来源】本品为芸香科植物黄檗 Phellodendron amurense Rupr. 和黄皮树 P. Chin ense Schneid. 的干燥树皮。

【产地】黄皮树主产于四川、贵州等地，产量大，质量佳，习称"川黄柏"；黄檗主产于辽宁、吉林、河北等地，习称"关黄柏"。

【采制】每年3—6月在树上轮流采收部分树皮，除去粗皮，晒干。

【性状鉴定】

川黄柏：

1. 形状：呈片状或浅槽状，长宽不一，厚3—6mm。

2. 外表面：黄褐色或黄棕色，平坦或具纵沟纹，有时可见横生皮孔及残留的灰褐色粗皮。

3. 内表面：暗黄色或淡棕色，具细密的纵棱纹。

4. 质地：体轻，质硬。

5. 断面：纤维性，呈裂片状分层，深黄色。

6. 气味：气微，味极苦，嚼之有黏性，可使唾液染成黄色。

关黄柏：厚2—4mm。外表面为黄绿色或淡棕黄色，较平坦，偶有灰白色的粗皮残留，有弹性，皮孔痕小而少见，内表面为黄色或黄棕色。体轻，质较硬，断面鲜黄色或黄绿色。气微，味不及川黄柏苦。

优劣评价：均以皮厚、色鲜黄、无栓皮者为佳。

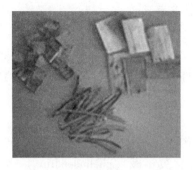

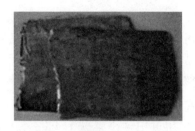

关黄柏图

川黄柏图

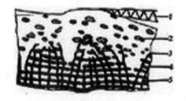

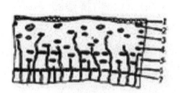

关黄柏横切面图

川黄柏横切面图

【显微鉴定】

川黄柏横切面：

1. 木栓层：若残存为数列长方形木栓细胞，内含棕色物，木栓形成层明显。

2. 皮层：狭窄，散有多数石细胞，石细胞多为分枝状，壁厚，层纹明显。

3. 韧皮部：厚，韧皮纤维束略呈带状，断续排列成环并形成晶纤维；韧皮部外侧也分布有较多的石细胞；韧皮射线狭长，先端常弯曲，宽2—4列细胞；黏液细胞随处可见。

4. 内含物：淀粉粒、方晶。

关黄柏横切面：

1. 木栓层：细胞多为近方形。

2. 皮层：石细胞较少。

3. 韧皮部：外侧无石细胞，韧皮射线较平直，宽1—4列细胞，先端略曲折。

关黄柏粉末为鲜黄色：

1. 纤维与晶纤维：众多，鲜黄色，直径10—20—40μm，多成束存在。

2. 石细胞：鲜黄色，常数个相聚，类圆形或不规则分枝状，直径30—130μm，壁厚，层纹明显，有的可见孔沟。

3. 草酸钙结晶：极多，方形、多面体形或菱形。

4. 黏液细胞：少见。

5. 淀粉粒：细小，多单粒，类球形。

川黄柏粉末与关黄柏相似，分枝石细胞较多、较大，长可达250μm，黏液细胞易见。

【化学成分】

含多种生物碱，主为小檗碱（berberine），其中关黄柏含小檗碱0.6%—2.5%，川黄柏含小檗碱1.4%—5.8%。并含黄柏碱（phellodendrine）、掌叶防己碱（palmatine）、药根碱（jatrorrhizine）及黄柏酮（obacunone）蝙蝠葛任碱（menisperine）、白桥楼碱（candicine）等。

【理化鉴定】

1. 黄柏新鲜断面在紫外光灯下呈现亮黄色荧光。

2. 取本品粉末1g，加乙醚10mL，振摇后滤过，滤液挥干，残渣加冰醋酸1mL使溶解，再加硫酸1滴，放置，溶液显紫棕色。（黄柏酮反应）

3. 取本品粉末1g，加乙醇10mL，振摇数分钟，滤过。滤液蒸去乙醇，加硫酸1mL，沿管壁加氯气饱和的水溶液（临时配制）1mL，在两液交界面显红色环。（小檗碱反应）

4. 薄层色谱：取本品粉末0.1g，加甲醇5mL，置水浴上加热回流15分钟，滤过，滤液补至5mL，作为供试品溶液。另取黄柏对照药材，同法制成对照药材溶液。再取盐酸小檗碱对照品，加甲醇制成每1mL含0.5mg的溶液，作为对照品溶液。吸附剂为硅胶G薄层板，展开剂为苯-醋酸乙酯-甲醇-异丙醇-浓氨试液（6∶3∶1.5∶1.5∶0.5），置氨气饱和的层析缸中展开，取出，晾干，置紫外光灯下（365nm）检视。供试品色谱中，在与对照药材色谱相应的位置上，显相同颜色的荧光斑点，在与对照品色谱相应的位置上，显相同的一个黄色荧光斑点。

【功效】性寒、味苦。能清热燥湿、泻火解毒。用于湿热泻痢、黄疸、带下、热淋、脚气、骨蒸痨热、盗汗、遗精、疮疡肿毒、湿热瘙痒等。盐黄柏能滋阴降火，用于阴虚火旺、盗汗骨蒸。用量3—12g，外用适量。

十六、延胡索 Rhizoma Corydalis

【来源】本品为罂粟科植物延胡索 Corydalis turtschaninovii Bess. f. yanhusuo Y. H. chou et C. C. Hsu 的干燥块茎。

【采收加工】5—6月植株枯萎5—7天后采挖块茎，洗净，入沸水中煮3—

6分钟，至块茎内部无白心，捞出，晒干。

【产地】主产于浙江。

【性状鉴定】延胡索块茎：

1. 形状：不规则扁球形或倒圆锥形，直径0.5—1.5cm。

2. 表面：灰黄色或黄棕色，有网状细皱纹，上端有略凹的茎痕，底部中央略凹，呈脐状，有圆锥状小凸起。

3. 质地：坚硬，

4. 断面：角质样，有蜡样光泽，

5. 气味：气微，味苦。

优劣评价：以个大、饱满、质坚实、断面色黄者佳。

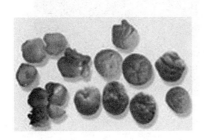

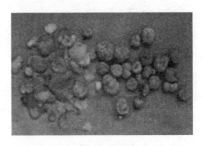

延胡索性状图一　　　　　　　　延胡索性状图二

【显微鉴定】粉末为绿黄色：

1. 含糊化淀粉粒的薄壁细胞：细胞内隐约可见糊化淀粉粒。

2. 厚壁性细胞：多角形、长条形、不规则形，壁厚，念珠状，木化，纹孔密集。

3. 石细胞：淡黄绿色，形状多样。

【化学成分】

含20多种生物碱，0.4%—0.6%。主要有延胡索甲素（d-coryda line）、乙素（dl-tetrahydropalmatine）、丙素（protopine）、丁素（l-te trahydrocoptisine）、戊素（dl-tetrahydrocoptisine）、己素（l-tetrahydro-columbamine）等。

【功效】性温，味辛苦。能活血、理气、止痛，用于胸胁院腹疼痛、经闭痛经、产后瘀阻、跌扑肿痛。

十七、板蓝根 Radix Isatidis

【来源】本品为十字花科植物菘蓝 Isatis indigotica Fort. 的干燥根。

【采收加工】10—11月经霜后采挖，除去泥土，晒干。

【产地】 主产于河北、北京、江苏等地，多为栽培。

【性状鉴定】

1. 形状：根为圆柱形，稍扭曲，长8—20cm，直径0.5—1cm。

2. 表面：灰黄色或淡黄棕色，有纵皱纹及横长皮孔，并有支根痕；根头稍膨大，顶端有盘状凹陷的茎基痕，四周有叶柄残基和疣状突起。

3. 质地：坚实，粉性。

4. 断面：皮部为黄白色，木部为黄色。

5. 气味：气微，味微甜、苦。

优劣评价：以条长、粗大、体实者佳。

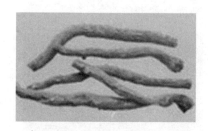
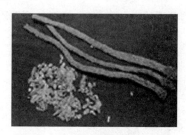

板蓝根性状图一　　　　　　　　　板蓝根性状图二

【化学成分】 含芥子甙（sinigrin）、靛玉红（indirubin）、蚓哚甙（indoxrylglucoside）、β - 谷甾醇、腺苷（adenoside）等。

【功效】 性寒，味苦。能清热解毒、凉血利咽。用于温病、发斑、喉痹、丹毒、痈肿；可防治流行性乙型脑炎、急慢性肝炎、流行性腮腺炎、骨髓炎。

【附注】南板蓝根：爵床科植物马蓝的根及根茎。以福建应用较多。本品薄壁细胞中含有钟乳体。

十八、大青叶 Folium Isatidis

【来源】 为十字花科植物菘蓝 Isatis indigotica Fort. 的干燥叶。

【采制】 夏、秋分2—3次采收，除去杂质，晒干。

【产地】 各地有栽培，主产于河北、北京、黑龙江、河南、江苏、甘肃等地。

【性状鉴定】

1. 形状：多皱缩卷曲，有的破碎。完整叶片为长椭圆形或宽披针形，长5—20cm，宽2—6cm。

2. 表面：灰绿色，先端钝，全缘或微波状；基部狭窄，下延至叶柄呈翼状。

3. 质地：脆。

4. 气味：气微，味微酸、苦、涩。

优劣评价：以叶完整、色暗灰绿色为佳。

【显微鉴定】粉末为深灰棕色：

1. 靛蓝结晶：蓝色，多存在于叶肉细胞中，呈细小颗粒状和片状，常聚集成堆。

2. 表皮细胞：垂周壁较平直或稍弯曲，连珠状增厚。

3. 气孔：下表皮较多，副卫细胞 3—4 个，不等式，可见 2—3 个气孔聚集，具有共同的副卫细胞。

【化学成分】鲜叶含大青素 B（Isatan B），含量约为 1%，大青素 B 易被弱碱水解生成吲哚醇，继而氧化成靛蓝。全植物含芸苔葡萄糖硫甙、新芸苔葡萄糖硫甙、I–磺基芸苔葡萄糖硫甙及游离的吲哚醇、氧化酶。

【理化鉴别】

1. 取粉末少量进行微量升华，可得蓝色或紫红色细小针状、片状或簇状结晶。

2. 粉末水浸液在紫外光灯下显蓝色荧光。

3. 取本品粉末 0.5g，加氯仿 20mL，置水浴中加热回流 1 小时，滤过，滤液浓缩至 1mL，作为供试品溶液。另取靛蓝、靛玉红对照品，加氯仿制成每升各含 1mg 的混合溶液，作为对照品溶液。按照薄层色谱法试验，吸取上述两种溶液各 5μL，分别点于同一硅胶 G 薄层板上，以苯–氯仿–丙酮（5:4:1）为展开剂，展开，取出，晾干。供试品色谱中，在与对照品靛蓝、靛玉红色谱相应的位置上，分别显现相同的蓝色斑点和浅紫红色斑点。

【功效】苦、寒。能清热解毒、凉血消斑。用于温邪入营、高热神昏、发斑发疹、黄疸、热痢、痄腮、喉痹、丹毒、痈肿。用量 9—15g。

【附注】

1. 蓼大青叶：蓼科植物蓼蓝 Polygonum tinctorium Ait. 的叶或地上部分。在河北、山东、辽宁等省使用。全草含靛青苷，酸水解后也生成吲哚醇，在空气中氧化成靛蓝，并含色胺酮、靛玉红。

2. 马蓝叶：爵床科植物马蓝 Strobilanthes cusia（Nees）Bremek 的叶。福建、江西、广东、广西、四川等地常使用。叶含靛青苷、色胺酮、靛玉红。

3. 马大青叶：马鞭草科植物路边青 Clerodendron cyrtophyllum Turcz. 的叶。广东、浙江、福建等地使用。含大青苷、正十三醇、r–谷甾醇。

以上 3 种叶的功效与大青叶类同。

4. 青黛：系马蓝、蓼蓝和菘蓝的叶和茎叶经水提石灰处理加工而成的干燥粉末或多孔状团块，深蓝色，体轻，易飞扬，微有草腥气。功效：清热解毒，凉血，定惊。

十九、山楂 Fructus Crataegi

【来源】 为蔷薇科植物山楂 Crataegus pinnatifida Bunge、山里红 C. pinnatifida Bag. var. major N. E Br 的成熟果实，习称"北山楂"。

【产地】 主产于山东、河南、辽宁等地。山东产量大，品质优。

【采制】 秋季采摘其成熟果实。鲜时切成厚片，晒干。

【性状鉴定】 北山楂：

1. 形状：呈球形或梨形，直径 1.5—2cm。

2. 表面：深红色，有光泽，满布灰白色细斑点，顶端有宿存花萼，基部有果柄残痕。切片者，常为 2—4mm 厚片，多卷缩不平，果肉为深黄色至浅棕色，切面可见 5—6 粒淡黄色种子，皮肉紧包着种子，皮肉厚而核小。

3. 气味：气清香，味酸、微甜。

优劣评价：以个大、片形匀、皮呈红棕色、肉质厚者为佳。

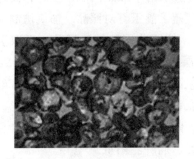
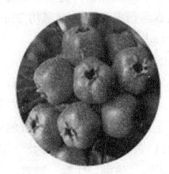

山楂图　　　　　　　　　　　鲜山楂图

【化学成分】

1. 有机酸类：熊果酸（ursolic acid）、齐墩果酸（oleanolic acid）、山楂酸（Crataegic acid）、酒石酸、柠檬酸等。

2. 黄酮类：槲皮素（quercetin）、牡荆素（vitexin）、芦丁（rutin）等。

【功效】 味苦，性微寒。有凉血、止血、清热的功能。用于吐血、衄血、便血、血痔、崩漏、风热目赤、痈疽疮毒、高血压症。用量9—12g。

【附注】 野山楂 C. cuneata Sieb et Zucc 的成熟果实，习称"南山楂"。产于江苏、浙江、湖南、云南等地。采后煮 20—30 分钟，捞起轧成饼状或整粒晒干。功效同山楂。

二十、苦杏仁 Semen Armeniacae Amarum

【来源】本品为蔷薇科植物山杏 Prunus armeniaca L. var. ansu Maxim、西伯利亚杏 P. sibirica L. 东北杏 P. mandshurica（Maxim.）Koehne 或杏 P. armeniaca L. 的干燥成熟种子。

【产地】山杏主产于辽宁、河北、内蒙古自治区、山东、江苏等地；西伯利亚杏主产于东北、华北地区，多野生。东北杏主产于东北地区；杏主产于东北、华北、西北地区，多栽培。

【采制】夏季采收成熟果实，除去果肉及核壳，取种子晒干。

【性状鉴定】几种杏仁性状相似。

1. 形状：种子呈扁心脏形，顶端尖，基部钝圆而厚，左右不均等，长 1—1.9cm，宽 0.8—1.5cm，厚 0.5—0.8cm。

2. 表面：红棕色或棕色，有不规则纵皱纹，自基部合点处散出数条脉纹，近尖端边缘有短线形种脐，种脐与合点间有深色种脊，于放大镜下可见细粒状凸起。种皮薄。除去种皮可见乳白色子叶 2 片，肥厚，黄白色，富油质。

3. 气味：气微，与水共研可产生苯甲醛香气，味苦。

优劣评价：以个大、颗粒饱满、完整、味苦者为佳。

【显微鉴定】杏仁性种子横切面：

1. 外表皮：细胞一列，其间有石细胞散在。石细胞为长圆形、卵圆形、贝壳形，上凸出于表面，下半部埋在薄壁细胞中。凸出部分壁较厚，纹孔少或无，埋在薄壁细胞部分的壁较薄、孔沟较多。

2. 营养层：细胞皱缩，散有细小维管束。

3. 内表皮：细胞一列，含黄色物质。

4. 外胚乳：为数列颓废的薄壁组织，内胚乳为 1 列长方形细胞，内含糊粉粒及脂肪油。

5. 子叶：由薄壁细胞组成，含糊粉粒及脂肪油。

【化学成分】

含苦杏仁苷（amygdalin）约 3%、脂肪油 50%、苦杏仁酶（emulsin）、苦杏仁苷酶（amygdalase）、樱叶酶（prunase）、雌酮、α-雌二醇、链甾醇等。

【理化鉴别】苦味酸钠试验：0.2g 生药捣碎，置于试管中，加 1—2 滴水润湿，用塞子塞住，内悬挂苦味酸钠试纸条，将试管置于 40℃左右水浴中进行酶解，试纸由黄色变为砖红色。

【功效】性微温，味苦。有小毒。祛痰，止咳，平喘，润肠。用于咳嗽、喘满、痰多、喉痹、肠燥便秘。

【附注】

1. 甜杏仁：蔷薇科植物杏或山杏的栽培品种中味道甘甜的干燥成熟种子。个稍大而扁，微甜。主含苦杏仁甙（amygdalin）、苦杏仁酶（emulsin）、脂肪油等。能滋润养肺。

2. 桃仁：蔷薇科植物桃 Prunus persica（L.）Batsch 或山桃 P. davidiana（Carr）Franch 的种子。主含苦杏仁甙（amygdalin）、苦杏仁酶（emulsin）。呈扁长卵形或类卵圆形。具有活血祛痰、润肠通便的功效。

二十一、豆科

黄芪 Radix Astragali

【来源】为豆科植物蒙古黄芪 Astragalus membranaceus（Fisch.）BgE. var. mongholicus（BgE.）Hsiao 或膜荚黄芪 Astragalus membranaceus（Fisch.）BgE. 的干燥根。

【产地】主产于山西、黑龙江、内蒙古等地。质量以栽培的蒙古黄芪为好。

【采制】春、秋两季采挖，栽培品则于播种4—5年后采挖，除去须根及根头，晒至六七成干，理直、扎捆后晒干。

【性状鉴定】

1. 形状：圆柱形，有的有分枝，上端较粗，长30—90cm，直径0.7—3.5cm。

2. 表面：淡棕黄色或淡棕褐色，有纵皱及横长线形皮孔，栓皮易剥落、露出黄白色皮层。

3. 质地：硬而韧，不易折断。

4. 断面：纤维性强，并显粉性，皮部为黄白色，木部为淡黄色，有放射状纹理及裂隙，具"菊花纹"。

5. 气微：气微，味甜，嚼之微有豆腥味。

优劣评价：以条粗长、粉性足、质坚实而绵、不易折断、断面色黄白、味甜者质佳。

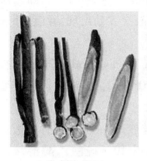
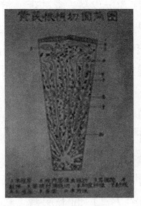
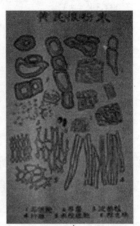

黄芪性状图　　　　　黄芪根横切面简图　　　　黄芪根粉末图

【显微鉴定】黄芪根横切面：

1. 木栓细胞：为数列木栓细胞。

2. 栓内层：为3—5列厚角细胞切向延长。

3. 韧皮部：射线外侧常弯曲，有裂隙；韧皮纤维成束，与筛管群交互排列；近栓内层处有时可见石细胞及管状木栓组织。

4. 形成层：成环。

5. 木质部：导管单个散在或2—3个相聚，导管周围有木纤维束；射线中有时可见单个或2—4成群的石细胞。

6. 内含物：薄壁细胞含淀粉粒。

粉末为黄白色：

1. 纤维：成束或散离，直径8—30μm，壁厚，表面有纵裂纹，初生壁常与次生壁分离，两端常断裂成须状。

2. 导管：具缘纹孔，纹孔排列紧密。

3. 淀粉粒：单粒类圆形、长圆形或形状不规则，直径3—13μm。

4. 石细胞：稀少，呈三角形或类方形。

【化学成分】

1. 多糖类：黄芪多糖ⅠⅡⅢ，具有免疫促进作用。

2. 皂苷类：黄芪皂苷Ⅰ-Ⅷ，其中黄芪皂苷Ⅳ（即黄芪甲苷）为主要成分。具有降压、利尿和强心作用。

3. 黄酮类：芒柄花黄素（Formononetin）、3-羟基芒柄花黄素（毛蕊异黄酮 Calycosin）等。

【理化鉴定】

1. 取本品粉末 3g, 加水 30mL, 浸渍过夜, 滤过, 取滤液 1mL, 加 0.2% 茚三酮溶液 2 滴, 在沸水中加热 5 分钟, 冷后显紫红色（检查氨基酸、多肽）。

2. 取上项滤液 1mL, 于 60℃ 水浴中加热 10 分钟, 加 5% α – 萘酚乙醇溶液 5 滴, 摇匀, 沿管壁缓慢加入浓硫酸 0.5mL, 两液交界处出现紫红色环（检查糖、多糖）。

3. 取粉末 2g, 加甲醇 10mL, 浸渍过夜, 滤过, 取滤液 1mL 蒸干, 用少量冰醋酸溶解残渣, 加醋酸酐 – 浓硫酸试剂（19:1）0.5mL, 溶液由黄色转变为红色→青色→污绿色（检查甾醇）。

4. 薄层色谱: 样品: 甲醇提取液。薄层板: 硅胶 G – CMC. a 薄层板。展开剂: 氯仿 – 甲醇 – 水（13:7:2）的下层液。喷以 10% 硫酸乙醇溶液, 在 105℃ 烘约 5 分钟。供试品色谱中, 在与对照品黄芪甲苷色谱相应的位置上, 日光下显相同的棕褐色斑点, 紫外光灯（365nm）下显相同的橙黄色荧光斑点。

【功效】性温, 味甘。能补气固表、利尿排毒、排脓、生肌敛疮。用于气虚乏力、食少便溏、久泻脱肛、表虚自汗、气虚水肿、子宫脱垂、慢性肾炎蛋白尿、糖尿病、疮口久不愈合等。用量 9—30g。

【附注】红芪 Radix Hedysari

红芪 为豆科植物多序岩黄芪 Hedysarum polybotrys Hand – Mazz. 的根, 主产于甘肃。根呈圆柱形, 表面为灰红棕色, 有纵皱纹、横长皮孔及少数支根痕, 外皮易脱落, 剥落处为淡黄色。质硬而韧, 不易折断, 断面纤维性, 并显粉性, 皮部为黄白色, 木部为淡黄棕色, 形成层环为浅棕色。气微, 味微甜。粉末中晶纤维众多, 含晶细胞壁不均匀增厚。含抗微生物活性成分 1 – 3 – 羟基 –9 – 甲氧基紫檀烷及 γ – 氨基丁酸等。亦有免疫促进作用及镇痛、抗炎作用。性味功效与黄芪类同。

二十二、甘草 Radix Glycyrrizae

【来源】为豆科植物甘草 Glycyrrhiza uralensis Fisch, 胀果甘草 Glycyrrhiza inflata Rat. 或光果甘草 Glycyrrhiza glabra L. 的干燥根及根茎。

【产地】甘草主产于内蒙古、甘肃、新疆、东北等地; 胀果甘草与光果甘草主产于新疆、甘肃。

【采制】春、秋两季采挖, 除去须根, 晒干。刮去栓皮干燥者称为粉草或粉甘草。

【性状鉴定】甘草根：

1. 形状：呈圆柱形。

2. 表面：红棕色或灰棕色，有纵皱、沟纹、横长皮孔及须根痕。有时外皮呈鳞片状剥裂而露出黄色内皮。

3. 质地：坚实。

4. 断面：略显纤维性，黄白色，粉性，形成层环明显，射线呈放射状，有的有裂隙。

5. 气味：气微，味甜而特殊。

根茎为圆柱形，表面有芽痕，断面中部有髓。

胀果甘草：根及根茎木质粗壮，有的分枝，外皮粗糙，多为灰棕色或灰褐色。质坚硬，木纤维多，粉性小。根茎不定芽多而粗大。

光果甘草：根及根茎有的分枝，外皮为灰棕色，不粗糙，皮孔细而不明显。

优劣评价：以皮细而紧、红棕色、质坚体重、粉性大者为佳。

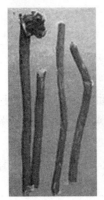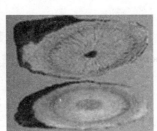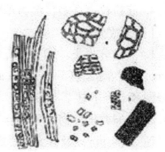

甘草粉末图

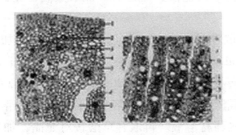

甘草显微结构图

【显微特征】甘草根横切面（根茎中心有髓）

1. 木栓层：为数列棕色细胞。

2. 皮层：狭窄，有的细胞含红棕色物。

3. 韧皮部：射线宽广，多弯曲，常现裂隙，纤维多成束，周围薄壁细胞常含方晶，形成晶鞘纤维。

4. 形成层：束内形成层明显。

5. 木质部：射线宽 3—5 列细胞；导管较大，常单个或 2—3 个成束；木纤维周围细胞也含方晶。

6. 内含物：薄壁细胞中含有淀粉粒。

胀果甘草根横切面：韧皮部及木质部射线多皱缩而成裂隙，皮层不含棕色物的细胞。

光果甘草根横切面：韧皮射线平直，少裂隙。

甘草粉末为淡棕黄色：

1. 纤维：成束，壁厚，周围薄壁细胞含方晶，形成晶纤维。

2. 导管：具缘纹孔，导管较大，稀有网纹导管。

3. 木栓细胞：棕红色，壁薄，微木化。

4. 淀粉粒：众多，多为单粒，脐点呈点状或短缝状。

【化学成分】

1. 三萜皂苷类：20 余种，为 6%—14%，主为甘草甜素，为甘草的甜味成分，系甘草酸（Glycyrrhizic acid）的钾、钙盐，甘草酸水解后得 2 分子葡萄糖醛酸和 1 分子甘草次酸。

2. 黄酮类化合物：甘草苷（Liquiritin）、异甘草苷（Isoliquiritin）、新甘草苷（Neoliquiritin）及苷元等。

【理化鉴定】

1. 取本品粉末置于白瓷板上，加 80% 硫酸数滴，显黄色，渐变为橙黄色（甘草甜素反应）。

2. 薄层色谱：取本品粉末 1g，加乙醚 40mL，水浴加热回流 1 小时，滤过。药渣加甲醇 30mL，水浴回流 1 小时，滤过，滤液蒸干，残渣加水 40mL 溶解，水溶液用正丁醇提取 3 次，每次 20mL，合并正丁醇液，用水洗涤 3 次，置于水浴上蒸干，残渣加甲醇 5mL 使溶解，作为供试品溶液。另取甘草对照药材，同法制成对照药材溶液。再取甘草酸铵对照品，加甲醇制成每 1mL 含 2mg 的溶液，作为对照品溶液。吸取上述 3 种溶液各 1—2μL，分别点于同一用 1% 氢氧化钠溶液制备的硅胶 G 薄层板上，以醋酸乙酯 – 甲酸 – 冰醋酸 – 水

206

（15：1：1：2）为展开剂展开，取出，晾干，喷以 10% 硫酸乙醇溶液，在 105℃ 烘至显色清晰，置紫外光灯（365nm）下检视。供试品色谱中，在与对照药材色谱相应的位置上，显现相同颜色的荧光斑点；在与对照品色谱相应的位置上，显现相同的橙黄色荧光斑点。

【功效】性平，味甘。能补脾益气、清热解毒、祛痰止咳、缓急止痛、调和诸药。用于脾胃虚弱、倦怠乏力、心悸气短、咳嗽痰多、脘腹、四肢挛急疼痛、缓解药物的毒性和烈性。炙甘草能补脾和胃、益气复脉。用量 1.5—9g。不宜与大戟、芫花、甘遂同用。

二十三、沉香 Lignum Aquilariae Resinatu

【来源】为瑞香科植物白木香 Aquilaria sinensis（Lour.）Gilg 及沉香 A. agallocha RoxB. 含有树脂的木材。前者习称"国产沉香"，后者习称"进口沉香"。

【采制】全年均可采收。通常选择树干直径为 30cm 以上的大树，在距地面 1.5—2m 处用刀顺砍数刀，伤口深约 3—4cm，创面处被一种真菌浸入感染而使伤口处的木质部分泌出黄褐色、渐变棕黑色的树脂。数年后即可将含有黑色树脂的木部砍下，去除黄白色不含树脂的木材和朽木，阴干。劈块或磨成细粉。

【产地】国产沉香主产于海南岛，广西、福建亦产。进口沉香主产于印度、印度尼西亚，马来西亚。

【性状鉴定】

国产沉香：

1. 形状：呈不规则块、片状或盔帽状，有的为小碎块。

2. 表面：凹凸不平，有刻刀痕，偶有孔洞，可见微显光泽的黑褐色斑块与黄白色不含树脂的木部相间的斑纹。

3. 质地：较坚实，大多不沉于水。

4. 断面：刺状。

5. 气味：特异香气，味苦。进口沉香呈圆柱状或不规则块状，黄棕色或灰黑色，密被断续棕黑色的细纵纹（树脂的木射线）；有时可见黑棕色树脂斑痕。质坚实而重，能沉水或半沉水，气味较浓烈。

优劣评价：以色黑、质坚硬、油性足、香气浓而持久、质沉、入水下沉于水者为佳。进口沉香质量比国产沉香好。

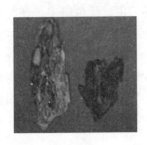

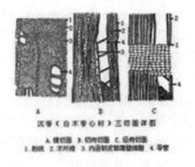

沉香性状图　　　　　　　　　　沉香三切面详图

【显微鉴定】

白木香横切面：

1. 木射线：宽1—2列细胞，充满棕色树脂。

2. 木质束：导管为圆形、多角形，直径42—128μm，有的含棕色树脂。木纤维多角形，直径20—45μm，壁稍厚，木化。木间韧皮部呈扁长椭圆状或条带状，常与射线相交，细胞壁薄，非木化，内含棕色树脂；其间散有少数纤维。

3. 内含物：有的薄壁细胞含草酸钙柱晶。

切向纵切面：

1. 木射线：细胞同型性，宽1—2列细胞，高4—20个细胞。

2. 导管：多为短节导管，两端平截，具缘纹孔，排列紧密，导管内含黄棕色树脂团块。

3. 纤维：细长，壁较薄，有单纹孔。

4. 木间韧皮部：细胞为长方形。

径向纵切面：木射线排列成横向带状，细胞为方形或略长方形。余同切向纵切面。

进口沉香横切面：

1. 木射线：宽1—2列细胞，常被木间韧皮部切断。

2. 导管：常2—4个径向相集，也有单个散在。

3. 木间韧皮部：呈长纺锤形、类椭圆形或不规则形。

沉香粉末为黑棕色：

1. 纤维状管胞：长梭形，多成束，直径20—30μm，壁较薄，径向壁上具有缘纹孔。

2. 纤维：直径25—30μm，径向壁上有单纹孔。具缘纹孔，导管多见，直径约至130μm，内含黄棕色树脂块。

3. 木射线：宽1—2列细胞，高约至20个细胞，壁连珠状增厚。

4. 草酸钙柱晶：少见，长约至68μm。

进口沉香粉末：深棕色。纤维较细，直径6—40μm。木射线大多宽为1列细胞，高多见为5个细胞。具缘纹孔，导管直径约至150μm，壁不具单纹孔。草酸钙柱晶极少，长至80μm。

【化学成分】

国产沉香：含挥发油及树脂，含挥发油约0.8%，其主要成分为白木香酸（baimuxianic acid）、白木香醛（agarospiral）、沉香螺醇（agarospir01）。

沉香含油树脂，其中含挥发油13%，其主要成分为苄基丙酮（benzylacetone）26%、对甲基苄基丙酮（hydrocinnamic acid）53%、倍半萜醇11%。受真菌感染的沉香的挥发油中含有沉香螺萜醇（agarospiro1）、沉香萜醇（agaro1）、芹子烷（selinane）及α-,β-沉香呋喃（α-,β-agarofuran）等成分。

【理化鉴定】

1. 取本品乙醇浸出物少量，微量升华，得黄褐色油状物，香气浓郁；于油状物上加盐酸1滴与香草醛颗粒少量，再滴加乙醇1—2滴，渐显樱红色。放置后颜色加深。（检查萜类成分）

2. 薄层层析：样品制备：取本品粉末0.2g，加丙酮1mL，浸渍30分钟并时时振摇，取上清液供试验用。沉香做对照药材。吸附剂：硅胶G薄层板。展开剂：苯-丙酮（9:1）。展距12cm。显色剂：喷新鲜配制的5%香草醛浓硫酸液，105℃加热5分钟，在Rf值约0.6处可见持久不褪的玫瑰红色斑点及7个紫色斑点。置紫外光灯（365nm）下观察，供试品与沉香对照药材在相应位置上显6个相同的荧光斑点。

【功效】性微温，味辛、苦。行气止痛，温中止呕，纳气平喘。用于胸腹胀闷疼痛，胃寒呕吐呃逆，肾虚气逆喘急。用量1.5—4.5g，入煎剂宜后下。

二十四、丁香 Flos caryophylli

【来源】为桃金娘科植物丁香 Eugenia caryophyllata Thun. 干燥的花蕾。

【产地】坦桑尼亚、马达加斯加、印度尼西亚等地。我国广东有少量栽培。

【采制】一般于9月至次年3月间，花蕾由青色转为鲜红色时采收。采下后除去花梗，晒干即可。

【性状鉴定】丁香

形状呈研杆状，长1—2cm，直径0.3—0.5cm；

表面为深棕色。上部花蕾为球形，下部花托类圆柱形，稍扁，略显纵棱，少数带有花柄。萼片4枚，肥厚。花冠4片，覆瓦状排列。雄蕊多数向内弯曲于花蕾中，子房3室，位于花托较上部，中轴胎座，雌蕊1枚，柱头不分叉。

质坚实，富油性。香气浓郁，味辛辣、麻舌。

优劣评价：以形态完整、入水下沉、香气浓烈者为佳。

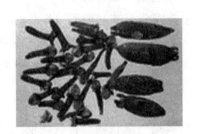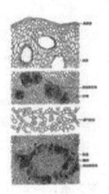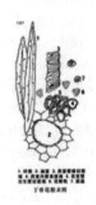

丁香性状图　　　　　　　丁香花托横切面详图　　　　丁香花粉末图

【显微鉴定】花托中部横切面：

1. 表皮：细胞1列，外被角质层，气孔少见。

2. 薄壁组织：细胞多边形；有多数卵圆形油室，2—3列排成环状。

3. 维管束：小型双韧型，有20—50个排列成不整齐的环，其周围伴生少数纤维。

4. 通气组织：维管束环的内方为多数类圆形的薄壁细胞，形较小，排列疏松，间隙很大，形成通气组织。

5. 中心轴柱：为薄壁组织，散有细小维管束。

6. 内含物：薄壁组织中含草酸钙簇晶。

粉末为深棕色，具香气。

（1）油室：大多已破碎，完整者为椭圆形，长径140—200μm，短径80—100μm。

（2）纤维：梭状，两端钝圆，壁厚木化，长160—600μm，宽16—40μm。

（3）花粉粒：略呈三角形；直径约20μm，药室壁细胞木化，横切面观呈栅状增厚。表面观壁呈念珠状增厚。切面观可见增厚的次生壁呈菊花瓣状。

（4）草酸钙簇晶：众多，直径16—20μm。

【化学成分】丁香中含挥发油14%—21%。主要成分为丁香酚（eugenol）80%—87%、乙酰丁香酚（acetyl eugenol）7.3%、β-丁香烯（β-caryo-

210

phyllene）9%—21%等。

【理化鉴定】

1. 取本品粉末1g，置于小试管中，加氯仿3mL，浸渍5分钟，吸取氯仿浸液2—3滴于载玻片上，速加3%氢氧化钠饱和液1滴，加盖玻片，镜检有针状丁香酚钠结晶产生。

2. 取以上氯仿浸出液，滴加适量氢氧化钠醇溶液与丁香酚作用，亦形成丁香酚钠的针状结晶。

【功效】味辛，性温。有温中、降逆、补肾助阳的功能。用于脾虚寒、呃逆、呕吐、食少泄泻、心腹冷痛、肾虚阳痿等证。用量1—3g。

二十五、人参 Radix Ginseng

【来源】为五加科植物人参 Panax ginseng C. A. Mey. 的干燥根。栽培品称为"园参"，野生品称为"参"。

将1—2年小山参移栽于适合山参生长的山林中，经10余年后采挖，称为"移山参"。

【产地】园参主要产于吉林，辽宁及黑龙江省亦产；山参主要产于东北三省，量少。以吉林产者奉为地道药材。

【采制】秋季采挖，洗净。园参全根晒干或烘干称为"全须生晒参"；剪去小支根，硫黄熏后晒干者称为"生晒参"；剪去小支根，蒸透后干燥者称为"红参"；剪下的小支根和小细根，蒸后干燥者称为"红参须"；园参鲜根用针扎孔，用糖水浸后干燥者称为"糖参"或"白参"。山参一般全根晒干，称为"生晒山参"。

【性状鉴定】

生晒参：

1. 形状：主根为纺锤形或圆柱形，长3—15cm，直径1—2cm。根茎（习称芦头）粗短，多拘挛而弯曲，上有茎痕（习称芦碗）数个，凹窝状，交互排列，有时有细长的不定根（习称丁）。全须生晒参着生多数须根，有的具细小不明显的疣状突起（习称珍珠疙瘩）。

2. 表面：淡黄白色或灰黄色，上部或全体有疏浅断续的横纹及明显的纵皱，下部有支根2—3条。

3. 质地：坚硬。

4. 断面：淡黄白色，形成层环为棕黄色，皮部有黄棕色的点状树脂道及放射状裂隙。

5. 气味：特异，味微苦、甘。

红参：

表面半透明，红棕色，有时有2—3条侧根，细根多已除去，质硬脆，断面平坦，角质样。

糖参：

表面为白色或淡黄白色，全体可见针痕，外皮较松泡，味甘。

野山参：

1. 根茎细长，近与主根等长（习称"雁脖芦"），其上有纺锤形下垂的不定根（习称枣核艼），下部无芦碗而光滑（习称圆芦）。芦碗多数密集。须根呈疏散长须状，须根上珍珠疙瘩多而明显。

2. 主根表面为灰黄色，上部有细密而深陷的环纹（习称"铁线纹"），下部有2—3分枝，角度较大。

优劣评价：生晒山参的性状特征常以"芦长碗密枣核艼，紧皮细纹珍珠须"来概括。以生长年久、芦长、碗密带圆芦、体丰满、纹细而成螺旋状、枣核艼、珍珠须、坚韧不易折断者为佳。

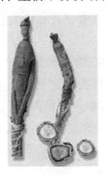

生晒参图

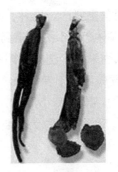

红参图

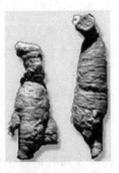

糖参图

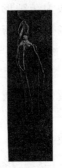

山参图

【显微特征】主根横切面：

1. 木栓层：为数列棕色的木栓细胞，其内侧有数列栓内层细胞。

2. 韧皮部：外侧射线中常有径向的裂隙，并可见颓废筛管组织，韧皮部内侧细胞较小而排列紧密。每个韧皮束中有树脂道3—5个，径向稀疏排列成一行，整个主根树脂道稀疏环列成3—5层。

3. 形成层：成环。

4. 木质部：木射线宽广，导管单个散在或数个相聚，断续排列成放射状。

5. 内含物：含有多数细小淀粉粒。草酸钙簇晶存在于栓内层及木薄壁细胞与木射线中。红参中的淀粉粒均已糊化。生晒参粉末为淡黄白色。

（1）树脂道碎片：易见，含黄色块状分泌物。

（2）草酸钙簇晶：直径20—86μm，棱角锐尖，个别棱角特长。木栓细胞类方形或多角形，壁薄，细波状弯曲。

（3）淀粉粒：甚多，单粒类球形、半圆形或不规则多角形，直径4—20μm，脐点呈点状或裂缝状，复粒由2—6分粒组成。红参中淀粉已糊化，形状不规则。

（4）导管：网纹及梯纹导管，直径10—56μm。

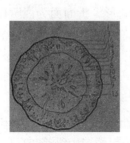

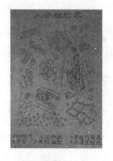

人参横切面简图　　　　　　　人参粉末图

【化学成分】

1. 主含人参皂甙。主要有A型皂甙、20S－原人参二醇类，包括人参皂甙Rb1 Rb2 Rb3 Ra1 Ra2 Rc Rd，水解后生成人参萜二醇（Panaxadiol）；B型皂甙，达玛烷型20S－原人参三醇类，包括人参皂甙Re Rf Rg1 Rg2 Rh1，水解后生成人参萜三醇（Panaxatriol）；C型皂甙是人参皂甙，是齐墩果酸的衍生物。

2. 挥发油：α、β、γ、δ－榄香烯

3. 炔醇类：亦为挥发性成分，为主要活性成分之一；主要成分为人参炔醇、人参氧炔醇等。

红参另含特有的成分 20（s）- 人参皂甙 Rg3，20（R）- 人参甙 Rh1 Rg2，20（R）- 原人参三醇，人参皂甙 Rh2 及挥发性成分人参炔三醇，这些成分的存在为人参加工成红参赋予新的意义。

【理化鉴定】

1. 取粉末 0.5g，加乙醇 5mL，振摇 5 分钟，滤过。取滤液少量，置蒸发皿中蒸干，滴加三氯化锑饱和的氯仿溶液，再蒸干，显紫色。（甾萜类反应）

2. 薄层色谱：样品：乙醇及水饱和的正丁醇提取液。对照品 Rg1 Re Ro。薄层板：硅胶 G 薄层板。展开剂：正丁醇 - 醋酸乙酯 - 水（4:1:5）的上层液。显色剂：10% 硫酸溶液，105℃ 烘数分钟。在供试品色谱中与对照品色谱相应的位置上，分别显相同颜色的斑点。

【功效】味甘、微苦，性温。有大补元气、固脱、生津、安神、益智功能。用于体虚欲脱、气短喘促、自汗肢冷、精神倦怠、食少吐泻、气虚作喘或久咳、筋亏口渴、消渴、失眠多梦、惊悸健忘、阳痿、尿频、一切气血津液不足之证。用量 1.5—9g，大量 15—30g。反藜芦，畏五灵脂，均不宜同用。

【附注】

1. 西洋参，又称"花旗参"、"洋参"，为五加科植物西洋参 Panax quinguefolium L. 的干燥根。生产于美国北部及加拿大，我国有引种。生药常为除去芦头、支根的主根，呈圆柱形或长纺锤形，折断面为浅黄白色，近形成层环色较深，散有多数红棕色树脂道。显微特征与人参相似，含皂苷 6.4%—7.3%。本品性凉，味甘、微苦。能益肺阴、清虚火、生津止渴。用于肺虚久咳、咽干口燥、虚热烦倦等症。

2. 人参伪品：

（1）商陆根：为商陆科植物商陆 Phytolaca acinosa RoxB. 或美洲商陆 P. americana L. 的根。根横切面有同心性排列的三生维管束。

（2）华山参：为茄科植物华山参 Physochlaina infundibularis kuang 的根。无树脂道与草酸钙簇晶，有针晶，具生物碱反应，有毒。

（3）野豇豆根：为豆科植物野豇豆 Vigna vexillata（L.）Benth 的根。表面有显著纵纹，无横纹，有豆腥气，不含草酸钙簇晶。

（4）土人参：为马齿苋科植物锥花土人参 Talinum paniculatum（Jocp.）Gaertn. 的根。根端有残茎而无芦头、芦碗，无树脂道。

（5）紫茉莉根：为紫茉莉科植物紫茉莉 Mirabilisjalapal L. 的根。无芦头。顶端有茎痕，中下部有时可见洞状支根痕。味淡，久嚼麻舌。组织中无分泌组织，有针晶。

二十六、三七 Radix Notoginseng

【来源】为五加科植物三七 Panax notoginseng（B urk.）F. H. Chen 的干燥根。

【产地】主产于云南、广西、四川。

【采制】7月开花前采挖，称为"春七"，根饱满，质量好；11月种子成熟后采挖，称为"冬七"，根泡松，质较次。主根习称"三七头子"，晒至半干，用手搓揉，以后边晒边搓，直到全干，称为"毛货"；将毛货置麻袋中，反复冲撞，使表面光滑，即为成品。剪下的芦头称为"剪口"，较粗的支根称"筋条"，细小的支根及细根称"绒根"。

【性状鉴定】三七根

1. 形状：圆锥形、纺锤形或不规则块状，长 1.5—5cm，直径 1.2—2cm。

2. 表面：灰黄色（铜皮）或灰褐色（铁皮），有蜡样光泽，有不规则细纹及少数横长皮孔；上部有数个瘤状隆起的支根断痕，顶端残留根茎基。

3. 质地：体重，质坚实，击碎后皮部与木部常分离。

4. 断面：灰绿、黄绿或灰白色，皮部有细小的棕色树脂道斑点，中心微显放射状纹理。

5. 气味：气微，味苦、微凉而后微甜。

优劣评价：以体重、质坚、表面光滑、断面色灰绿或黄绿者为佳。

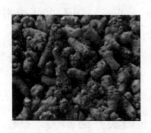

三七性状图

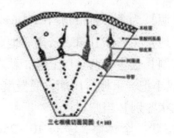

三七横切面简图

【显微特征】三七根横切面：

1. 木栓层：为数列细胞。

2. 韧皮部：散有树脂道。

3. 形成层：成环。

4. 木质部：导管近形成层处稍多，作径向排列，向内渐少，射线宽广。

5. 内含物：本品薄壁细胞内充满淀粉粒。草酸钙簇晶稀少。

粉末为黄白色。

（1）淀粉粒：单粒类圆形，直径 3—28μm，脐点呈点状、短缝状或人字形；复粒由 2 ~ 10 分粒组成。

（2）导管：网纹、梯纹，导管直径 16—55μm。

（3）树脂道：直径 60—128μm，分泌细胞及树脂道内含棕黄色滴状或块状分泌物。

（4）草酸钙簇晶：长方形或多角形，壁薄。

（5）木栓细胞：稀少，直径 48—64（~80）μm，棱角宽钝。

【化学成分】

1. 皂苷类：含总皂苷约 12%，主要有 20（S）–原人参三醇型皂苷：人参皂苷 Rb1. Rd、Re、Rg1. Rg2. Rh1 及七叶胆皂苷、三七皂苷（notoginsenoside）R1. R2. R3. R5. R6；20（S）–原人参二醇型皂苷：三七皂苷 R4。不含人参皂苷 Ro。

2. 多种氨基酸：其中田七氨酸（三七素 dencichine）为其止血活性成分。

【功效】味甘、微苦，性温。有止血散瘀、消肿定痛功能。用于吐血、咯血、衄血、便血、血痢、崩漏、产后血晕、淤血胸腹刺痛、跌扑肿痛、外伤出血、痈肿。用量 3—9g，水煎服；研末吞服，每次 0.5—3g，每日 2—3 次。外用适量，研末敷患处。孕妇忌服。

二十七、当归 Radix Angelicae Sinensis

【来源】为伞形科植物当归 Angelica sinensis（Oliv.）Diels 的干燥根。

【产地】主产于甘肃、云南等地。主为栽培。

【采制】选生长两年以上者，秋末采挖，除去须根及泥沙，待水分稍蒸发后，捆成小把，上棚，用烟火慢慢熏干。

【性状鉴别】当归根：

1. 形状：全体略，全长 10—25cm，根头（归头）略膨大，直径 1.5—4cm，顶端残留叶鞘和茎基。主根（归身）粗短，呈圆柱形，长 1—3cm，直径 1.5—3cm，下部有 2 条至 10 多条支根（归尾），多扭曲。

2. 表面：黄棕色或棕褐色，有纵皱纹及横长皮孔。

3. 质地：较柔韧。

4. 断面：黄白色或淡黄色，皮部厚，有裂隙及多数棕色油点，形成层环为黄棕色。木部色较淡，有棕色放射状纹理。

5. 气味：香气浓郁特异，味甘、辛、微苦。

优劣评价：以主根粗长、油润、外皮色黄棕、断面色黄白、气味浓厚者为佳。柴性大、干枯无油或断面呈绿褐色者不可供药用。

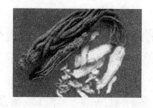

当归性状图

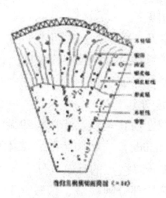

当归主根横切面简图

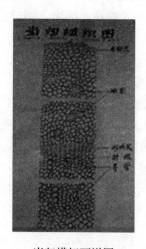

当归横切面详图

【显微特征】主根横切面：

1. 木栓层：为数列细胞。

2. 皮层：窄，有少数油室。

3. 韧皮部：宽广，具裂隙，有多数分泌腔（主为油室，也有油管）散在，直径25—160μm，外侧较大，向内渐小，周围分泌细胞6—10个。

4. 形成层：成环。

5. 木质部：射线宽10多列细胞，导管单个散在或数个相聚，呈放射状排列。

6 内含物：薄壁细胞含淀粉粒。

粉末为淡黄棕色：

1. 韧皮薄壁细胞：纺锤形，壁略厚，表面有极微细的斜向交错纹理，有

217

的具菲薄横隔。

2. 油室及油管碎片：时可察见。

3. 导管：梯纹及网纹导管多见，直径 13—80μm。

4. 淀粉粒：细小。

【化学成分】

1. 含挥发油 0.4%，油中含 29 种以上化合物，其中正丁烯酞内酯（n - Butylide phthalide）有特殊香气，藁本内酯（Liqustilide）在油中含量为 45%，均为抗胆碱（解痉）的有效成分。

2. 水溶性部分阿魏酸、烟酸、丁二酸、多种氨基酸、当归多糖及众多的微量元素，其中阿魏酸有抑制血小板凝集的作用。

【功效】性温，味甘、辛。能补血活血、调经止痛、润肠通便。用于血虚萎黄、眩晕心悸、月经不调、经闭痛经、虚寒腹痛、肠燥便秘、风湿痹痛、跌打损伤、痈疽疮疡。酒当归善于活血调经。用量 4.5—9g。

【附注】混伪品：

1. 欧当归：为伞形科植物欧当归 Levisticum officinale Koch. 的根。原产于保加利亚，现在我国华北地区有栽培。圆柱形，下部略有分枝或无。

2. 东当归：为伞形科植物东当归 Ligusticum acutilobum SieB. et ZucC. 的干燥根。吉林延边地区有栽培，根在东北地区有做当归用。主根粗短，有细纹理，根含挥发油 0.2%，其中含藁本内酯、正丁烯酞内酯、蛇床内酯（cnidil-ide）、异蛇床内酯（isocnidilide）等。

二十八、川芎 Rhizoma Chuanxiong

【来源】本品为伞形科植物川芎 Ligusticum chuanxiong Hort. 的干燥根茎。

【产地】主为栽培，主产于四川。

【采制】平原栽培者于 5—6 月（小满前后），当茎部在节盘显著膨大并略带紫色时采挖；山地栽培者 8—9 月采挖，挖出全株，除去茎苗、泥土，晾干或烘干后撞去须根。不宜日光曝晒。

【性状鉴定】川芎根茎

1. 形状：呈不整齐结节状拳形团块，直径 2—7cm。

2. 表面：黄褐色，粗糙或皱缩，有较密集、略隆起的环状轮节，并有多数瘤状突起的茎痕，顶端凹洼状，下侧及轮节上有点状隆起的根痕。

3. 质地：坚实。

4. 断面：黄白色或灰黄色，随处可见淡黄色油点（油室）。

5. 气味：具浓郁特异的香气，味苦、辛、微回甜，稍有麻舌感。

优劣评价：以个大饱满、质地坚实、香气浓厚、油性大者为佳。

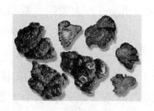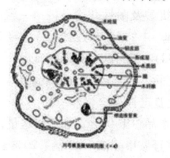

川芎性状图　　　　　　　　　川芎根茎横切面简图

【显微鉴定】根茎横切面：

1. 木栓层：为 10 余列木栓细胞。

2. 皮层：狭窄，细胞切向延长；油室类圆形。

3. 韧皮部：较宽，油室多数，近形成层处的油室较小。

4. 形成层：呈波状环。

5. 木质部：导管束呈 U 字形，导管为多角形；木纤维成束。

6. 髓部：大，有大型油室。

7. 内含物：薄壁细胞含淀粉粒，有的含草酸钙簇晶。

粉末为淡黄棕色。

（1）淀粉粒：单粒为椭圆形、卵圆形、肾形或类圆形，脐点呈点状、长缝状或人字状，层纹不明显；复粒少数，由 2—4 分粒组成。

（2）草酸钙簇晶：类圆形或圆簇状，直径约至 25μm，常数个排列成行。

（3）导管：螺纹或网状螺纹、网纹、梯纹及具缘纹孔，导管直径 8—40μm。

（4）木纤维：长梭形，直径 16—44μm，壁厚 5—15μm，纹孔及孔沟较细密，有的胞腔宽大。

（5）油室：多已破碎，分泌细胞中含挥发油，或油滴散在。

【化学成分】

1. 挥发油约 1%，主成分为藁本内酯（ligustilide）、丁烯酰内酯（butylidenephthalide）、川芎内酯（senkyunolide）、新蛇床内酯（neocnidilide）、4 - 羟基 - 3 - 丁基酰内酯（4 - hydroxy - 3 - butylphthalide）、双藁本内酯（2，2′ - diligustilide）等。

2. 生物碱类化合物：川芎嗪（tetramethylpyrazine）、川芎哚（perlolyrine）、盐酸三甲胺、盐酸胆碱、L - 异亮氨酰 - L - 缬氨酸酐（L - isobutyl - Lvaline

anhydrine)、L-缬氨酰-L缬氨酸酐、l-乙酰基-β-卡啉、尿嘧啶、腺嘌呤和腺苷等。

3. 有机酸及酚性化合物：4-羟基-3-甲氧基苯乙烯、1-羟基-1-(3-甲氧基-4-羟基苯)乙烷、4-羟基苯甲酸、咖啡酸、香荚兰酸、阿魏酸（ferulic acid）、瑟丹酸（sadanic acid）、大黄酸（rhein）、大黄酚、棕榈酸、香荚兰醛和亚油酸、川芎酚（chuanxingol）。

【理化鉴定】

1. 取本品粉末 0.5g，加乙醚适量，冷浸 1 小时，滤过。滤液浓缩至 1mL，加 7% 盐酸羟胺甲醇液 2—3 滴、20% 氢氧化钾乙醇液 3 滴，在水浴上微热，冷却后，加稀盐酸调节 pH 值至 3—4，再加 1% 三氯化铁乙醇液 1—2 滴，于醚层界面处呈紫红色。（检查香豆素和内酯类）

2. 薄层色谱：乙醇提取液作为供试品溶液。川芎嗪溶液作为对照品溶液，薄层板为氧化铝-CMC 板上，展开剂为石油醚—氯仿（1:1），显色剂为碘化铋钾试剂，供试品色谱中，在与对照品色谱相应的位置上，显相同的橘黄色斑点。

【功效】味辛，微苦，性温。有活血行气、祛风止痛的作用。用于头痛、胸胁痛、经闭腹痛、产后瘀滞腹痛，以及跌打损伤、疮疡肿痛、风湿痹痛等症。用量 3—9g。

二十九、柴胡 Radix Bupleuri

【来源】为伞形科植物柴胡 Bupleurum chinense DC. 或狭叶柴胡 B. scorzonerifolium Willd. 的干燥根。前者习称"北柴胡"（硬柴胡），后者习称"南柴胡"（红柴胡）。

【采制】春、秋两季采挖根，晒干。

【产地】北柴胡主产于河北、河南、辽宁、陕西；南柴胡主产于东北地区。

【性状鉴定】

北柴胡（硬柴胡）：

1. 形状：根呈圆锥形或长圆锥形，有分枝，长 6—15cm，直径 0.3—0.8cm。根头膨大，顶端残留 3—15 个茎基或短纤维状叶基。

2. 表面：淡棕色或黑褐色，近根头部有横皱纹，渐至下部有不规则纵皱纹、支根痕及皮孔。

3. 质地：硬而韧，不易折断。

4. 断面：显纤维性，皮部为浅棕色，木部为黄白色。

5. 气味：气微香，味微苦、辛。

南柴胡（红柴胡）：

1. 形状：根常弯曲，分枝少，长 4—10cm，直径 2—6mm。根头稍膨大，残留众多纤维状叶基，有时带幼嫩地上部分。

2. 表面：黄棕色或红棕色，有深皱纹，近根头处有较明显的横皱纹，横长的皮孔。

3. 质地：较脆，易折断。

4. 断面：裂片状。

5. 气味：具败油气，味淡。

优劣评价：条粗长、整齐、无残留茎、叶及须根者质佳。

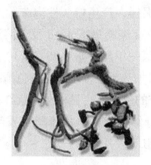
北柴胡图

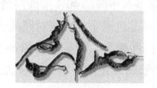
南柴胡图

【显微鉴定】

北柴胡根的横切面：

1. 木栓层：细胞 7—8 列。

2. 皮层：窄，有油室 7—11 个，类圆形，径向直径 40—80μm，切向直径 48—68μm。周围分泌细胞 6—8 个。

3. 韧皮部：油室较小，直径约至 27μm。

4. 形成层：环状。

5. 木质部：占大部分，大形导管切向排列，木纤维与木薄壁细胞聚积成群，排列成几个环状。

南柴胡根的横切面：木栓层 6—10 列细胞。皮层油室切向直径达 102μm，木质部导管小型，径向排列；木纤维少而散在，多位于木质部外侧。老根中木纤维及木薄壁细胞群有时连成圆环。

柴胡粉末为灰棕色：

1. 木纤维：较多，成束或散在，棱形，直径 8—17μm，壁厚 2—6μm。木化，层纹不明显，初生壁碎裂成短须状，纹孔稀疏，有的呈人字形或十字形，孔沟隐约可见。

2. 油管：多碎断，管道中含黄棕色或绿黄色条状分泌物。

3. 导管：主为网纹、双螺纹导管。

另外，南柴胡有叶基部纤维：长条形，直径 15—51μm，壁厚 3—10μm，木化，有紧密的螺状交错裂缝。

【化学成分】

含三萜皂甙约 2%，为多种柴胡皂苷（saikosides）a、b、c、d、e、f 等；含挥发油。

【理化鉴定】

1. 取本品粉末 0.5g，加水 10mL，用力振摇，产生持久性泡沫。

2. 薄层色谱：甲醇提取液作为供试品溶液。柴胡皂甙 a、d 混合溶液作为对照品溶液，薄层板为硅胶 G 板上，展开剂为氯—甲醇—水（30∶10∶1），显色剂 2% 对二甲氨基苯甲醛的 40% 鳞酸溶液，100℃加热 5 分钟至斑点显色清晰。日光下检视，供试品色谱中，在与对照品色谱相应的位置上，显相同的紫红色斑点。

【功效】性微寒，味苦。能和解表里、舒肝、升阳。用于感冒发热、寒热往来、胸胁胀痛、月经不调、子宫脱垂、脱肛等。用量 3—9g。

【附注】

1. 我国柴胡属植物有 30 多个种。多种植物的根均含柴胡皂苷与挥发油，在不同地区做柴胡药用。

2. 大叶柴胡 B. Longiradiatum Turcz. 的根表面密生环带，曾在东北地区做柴胡用，毒性大，不可当柴胡入药。

三十、小茴香 Fructus Foeniculi

【来源】为伞形科植物茴香 Foeniculum vulgare Mill. 的果实。

【采制】秋季果实呈黄绿色并有淡黑色纵线时，采摘成熟果实，晒干。

【产地】山西、内蒙古、甘肃、辽宁。内蒙古产品质优，山西产量较多。我国南北各地均有栽培，多自产自销。

【性状鉴定】

1. 形状：双悬果为细圆柱形，顶端有圆锥形黄棕色的花柱基，有时基部有小果柄。

2. 表面：黄绿色至棕色，分果为长椭圆形，背面隆起，有 5 条纵直棱线，接合面平坦，中央色较深，有纵沟纹。

3. 横切面略呈五边形，背面的四边约等长。

4. 气味：有特异香气，味微甜、辛。

优劣评价：以粒大饱满、黄绿色、气味浓者为佳。

【显微鉴定】分果横切面：

1. 外果皮：为1列切向延长的扁平细胞。

2. 中果皮：为数列薄壁细胞；有6个油管，果棱间各1个，接合面2个，内含红棕色油脂；维管束位于果棱部位，周围有大型网纹细胞，韧皮部位于木质部两侧上方。

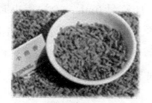

小茴香图

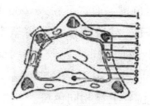

小茴香显微特征简图

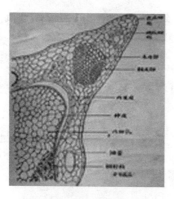

小茴香显微特征详图

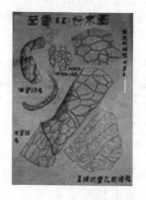

小茴香粉末图

3. 内果皮：为1列细胞。

4. 种皮：细胞扁平，内含棕色物质。种脊维管束位于接合面的内果皮与种皮之间。

5. 胚乳：细胞含糊粉粒和少数脂肪油，糊粉粒含细小草酸钙簇晶。

6. 胚：小，位于胚乳中央。

【化学成分】

果实主含挥发油，主要成分为茴香醚（anethole）、小茴香酮（fenchone），其他有爱草脑（estragole）等。

【理化鉴定】

1. 取本品粉末 0.5g，加乙醚适量，冷浸 1 小时，滤过。滤液浓缩至约 1mL，加 7% 盐酸羟胺甲醇液 2—3 滴、20% 氢氧化钾乙醇液 3 滴，在水浴上微热，冷却后，加稀盐酸调节 pH 值至 3—4，再加 1% 三氯化铁乙醇溶液 2 滴，显紫色。（检查香豆素）

2. 取本品粉末 0.5g，加乙醚适量，冷浸 1 小时，滤过。滤液浓缩至约 1mL，加 0.4% 二硝基苯肼 2mol/L 盐酸溶液 2—3 滴，显橘红色。（检查茴香脑）

3. 薄层色谱：取本品粉末（60 目）2g，加乙醚 6mL，冷浸 4 小时，滤过，滤液浓缩至干，残渣用氯仿溶解至 1mL 做供试液；另取茴香脑氯仿溶液为对照液。分别点样于同一硅胶 G – 1% CMC 薄层板上，以石油醚 – 醋酸乙酯 (8.5 : 1.5) 展开，用 2，4 – 二硝基苯肼试剂显色，供试液色谱在与对照品液色谱的相应位置上显相同色斑。

【功效】辛，温。归肝、肾、脾、胃经。能祛寒止痛、理气和胃。用量 3—10 克，煎服，外用适量。

三十一、马钱子（番木鳖）Semen Strychni

【来源】为马钱科植物马钱 Strychnos nux – vomica L. 和云南马钱 S. pierriana A. W. Hill 的干燥成熟种子。前者习称“进口马钱子”，后者习称“国产马钱子”或“云南马钱子”。

【采制】9—10 月摘取成熟果实，取出种子，晒干。多砂烫去毛后，研粉用。

【产地】主产于东南亚和南亚地区，多进口。

【性状鉴定】

呈纽扣状圆板形，直径 1.5—3cm，厚 0.3—0.6cm，常一面隆起、一面稍凹下，表面密被灰棕色或灰绿色绢状茸毛，自中间向四周呈辐射状排列，有丝状光泽。边缘稍隆起，较厚，有突起的珠孔，底面中心有突起的圆点状种脐，珠孔与种脐之间有一条隆起线。质坚硬，剖面可见淡黄白色胚乳，角质状，子叶心形，叶脉 5—7 条。无臭，味极苦。

【显微鉴定】

马钱子横切面：种皮表皮细胞分化成向一侧倾斜的单细胞毛，长 500—1100μm，基部膨大，似石细胞状，壁极厚，强木化，毛体有 10 条脊状木化增厚，胞腔断面观类圆形。种皮内层为颓废的外胚乳棕色薄壁细胞。内胚乳细胞

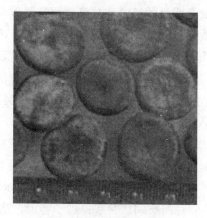

马钱子性状图

壁厚，可见胞间连丝，细胞中含脂肪油滴及糊粉粒。

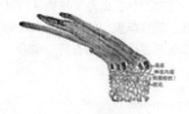

马钱子横切面图

粉末：非腺毛单细胞，多断裂，基部石细胞状，纹孔纵裂成缝状，毛体圆柱形，顶端钝圆，有5—18条纵脊状增厚，似纤维。内胚乳细胞壁厚，可见细密的孔沟，含脂肪油滴、糊粉粒。

【化学成分】

马钱子含吲哚类生物碱，3%—5%，其中番木鳖碱（士的宁 Strychnine）含量为1.23%，为主要活性成分，马钱子碱（Brucine）约1.55%，尚含其他多种微量生物碱及番木鳖甙、氯原酸、脂肪油、蛋白质等。云南马钱子含总生物碱约2.19%，番木鳖碱含1.34%。

【理化鉴定】

取胚乳切片，加硫矾酸1滴，显蓝紫色（番木鳖碱反应）；另取胚乳切片加浓硝酸，显橙红色（马钱子碱反应）。

【药理作用】

1. 番木鳖碱可兴奋整个中枢神经系统，首先兴奋脊髓的反射机能，其次兴奋延髓的呼吸中枢及血管运动中枢，并能提高大脑皮质的感觉中枢机能。

2. 马钱子碱对小鼠有明显的镇咳和祛痰作用，强度与氯化铵相似。

3. 番木鳖碱、马钱子碱均具毒性，成人一次服 5—10mg 可中毒，30mg 可致死。死亡原因是由于强直性惊厥反复发作造成衰竭和窒息而致。

【性味功效】苦，温。有大毒。能通络止痛、散结消肿。用于风湿顽痹、麻木瘫痪、跌扑损伤、痈疽疼痛、小儿麻痹后遗症、类风湿性关节炎。用量 0.3—0.6g。多炮制后入丸散用，不宜生用、多服久服，孕妇忌用。

【附注】

1. 混伪品

木鳖子：为葫芦科植物木鳖子 Momordicacochinchinensis（Lour.）Spreng. 的种子。果实卵形，表面有肉质刺状突起；种子卵形，边缘有波状微裂，近似鳖甲状。

2. 制马钱子（砂烫）

炮制主要是通过去皮毛和加热，以降低其毒性。马钱子经砂烫、油炸等加热炮制后，可使毛茸焦枯、质地酥脆，便于去毛和粉碎，并能降低其番木鳖碱和马钱子碱的含量，以降低其毒性。从已有研究来看，通过控制番木鳖碱的含量来控制马钱子的毒性是有意义的。

三十二、龙胆 Radix Gentianae

【来源】本品为龙胆科植物龙胆（粗糙龙胆）Gentiana scabra BgE.、条叶龙胆（东北龙胆）G. manshurica Kitag.、三花龙胆 G. triflora Pall. 或坚龙胆 G. rigescens Franch. 的干燥根及根茎。前 3 种习称"关龙胆"，后 1 种习称"滇龙胆"。

【产地】主产于黑龙江、辽宁、内蒙古，习称"关龙胆"，原植物为龙胆、条叶龙胆、三花龙胆，产量大，品质佳，行销全国，并有出口；坚龙胆，多自产自销，少量外销，主产于云南、贵州。

【采制】春、秋两季挖根及根茎，洗净晒干。秋季采挖的质量较好。

【性状鉴定】根髓部明显，味极苦。

【显微鉴定】

龙胆根横切面：表皮细胞有时残存，外壁较厚。皮层窄；外皮层细胞 1 列，细胞切向延长，壁稍厚，微木栓化；有的细胞中有纵隔分成数个子细胞；皮层为 3—5 列细胞，排列疏松，有裂隙；内皮层细胞 1 列，细胞切向延长呈条状，有的细胞可见纵隔，分成多个小细胞。韧皮部宽厚，外侧有不规则裂隙；筛管群细小，于形成层处较明显。形成层于木质部导管束外方明显。木质

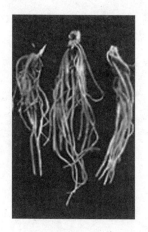

龙胆药材图

部射线宽狭不一，导管3—10个群束，有的呈两叉状分支。髓部为薄壁细胞。本品薄壁细胞含微小草酸钙针晶或方晶。

坚龙胆：内皮层以外组织多已脱落。韧皮部宽广，筛管群稀疏散在，形成层不甚明显，木质部导管发达，密布于根的中央。无髓部。

龙胆粉末：淡黄棕色。（1）外皮层细胞类纺锤形，长100—457μm，直径35—103μm，每个大细胞有1—14横隔壁，将细胞分隔成2—15个小细胞，有的小细胞又有纵隔壁将小细胞分隔为二。（2）内皮层细胞类方形、长方形或扁方形，长68—498μm，直径68—432μm，平周壁横向纹理较粗。每个大细胞有1—17纵隔壁，将细胞分隔成2—18个栅状小细胞，小细胞又常有横隔壁分隔为2—5，有的（较粗根）小细胞横隔壁多至10余个。此外，草酸钙针晶长约至10μm；梯纹及网纹导管直径15—51μm。另有少数石细胞。

坚龙胆：无外皮层细胞，内皮层细胞为方形或类长方形，平周壁的横向纹理较粗而密，有的粗达3μm，每一细胞分隔成多数栅状小细胞，隔壁稍增厚或呈连珠状。含细小草酸钙菱晶或细梭晶。

【化学成分】

1. 苦味质：为裂环烯醚萜苷，有龙胆苦苷2.15%—6.34%、当药苦苷、獐牙菜苦苷等。

2. 口山酮类：龙胆口山酮、獐牙菜口山酮。

3. 尚分离得龙胆碱，系在提取过程中由龙胆苦苷与氨作用生成。

龙胆苦苷　　　獐牙菜苦苷

龙胆药材

【药理作用】

1. 抗菌作用。

2. 保肝利胆作用。

3. 健胃作用。

4. 利尿、降压作用。

【功效】 性寒，味苦。能清热燥湿、泻肝胆火。

三十三、薄荷 Herba Menthae

【前言】 为常用中药，李时珍认为即西汉扬雄《甘泉赋》中的茇葀，一般认为始载于《唐本草》。苏颂谓："薄荷处处有之，茎叶似荏而尖长，经冬根不死，又有蔓生者。夏秋采茎叶曝干。"李时珍谓："薄荷人多载莳，二月宿根生苗，清明前后分之，方茎，赤色，其叶对生，初时形长而头圆，及长则尖……苏州所莳者茎小而气芳，江西者稍粗，川蜀者更粗，入药以苏产者为胜。"可见古代所用薄荷与现在的一致。

【来源】 为唇形科植物薄荷 Mentha haplocalyx Briq. 的干燥地上部分。

【基原鉴定】 多年生草本，全株有香气。根状茎匍匐。茎直立或基部外倾，方形，有倒向微柔毛和腺鳞。叶对生，两面有疏柔毛及黄色腺鳞。轮伞花序腋生。小坚果为卵球形，花期8—10月，果期9—11月。

【性状鉴定】：

1. 茎呈方柱形，有对生分枝，表面为紫棕色或淡绿色，棱角处有茸毛，节间长2—5cm，质脆，断面为白色，髓部中空。

2. 叶对生，有短柄；叶片皱缩卷曲，稀被柔毛。

3. 轮伞花序腋生，花萼钟状，先端5齿裂，花冠淡紫色。叶轻揉后有特殊清凉香气。味辛凉。

【显微鉴定】 叶表面观：腺鳞头部8细胞，直径约至90μm，柄单细胞，小腺毛头部及柄均为单细胞。非腺毛1—8细胞，常弯曲，壁厚，微具疣状突起，下表皮气孔多见，直轴式。

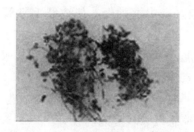

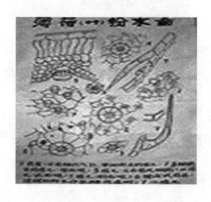

【化学成分】

含挥发油鲜叶约1%，干茎叶约1.3%，油中主含 L‒薄荷醇（薄荷脑 L‒Menthol）77%—87%、L‒薄荷酮（L‒Menthone）约10%、薄荷酯类约3%—6%，尚含乙基戊酮。温度稍低时析出大量无色薄荷醇晶体。

【理化鉴定】

1. 粉末微量升华得油状物，加硫酸2滴及香草醛结晶少许，初显黄色至橙黄色，再加水1滴，即变为紫红色。

2. 薄层层析：样品：粉末0.5克，加石油醚5mL，密塞，振摇数分钟，滤液供试。硅胶G板。苯‒乙酸乙酯（19∶1）展开，显色剂：香草醛硫酸试液‒乙醇（2∶8）混合液，在100℃加热至斑点清晰，与对照品薄荷脑在相应的位置上显相同的颜色斑点。

【品质评价】

传统认为：以身干、无根、叶多、色绿、气味浓者为佳。

药典规定：本品含叶不得少于30%，含挥发油不得少于0.80%。

【药理作用】

1. 水煎剂1∶20浓度对病毒ECHO11株有抑制作用。

2. 薄荷脑外用，有止痒、止痛、凉感及抗刺激作用，其抗刺激作用导致气管产生新的分泌而使黏稠的黏液易于排出，故有祛痰作用。

3. 内服少量薄荷能兴奋中枢神经、使皮肤毛细管扩张、促进汗腺分泌，而有发汗解热作用。

4. 有解痉、保肝利胆、抗早孕、抗炎、促进透皮吸收、抗菌等作用。

【性味功效】辛、凉。能宣散风热、头目、透疹。用于风热感冒、头痛、目赤、喉痛、口疮风疹、麻疹。用量 3—6g。薄荷油为芳香剂、祛风剂、调味剂；用于皮肤，产生清凉感以减轻疼痛。

【附注】

1.【相关生药】

（1）薄荷油（薄荷素油）为薄荷的新鲜茎叶经水蒸气蒸馏，再冷冻，部分脱脑加工得到的挥发油。为无色或淡黄色的澄清液体，有特殊的清凉香气。药典规定，本品相对密度为 0.888—0.908，旋光度为 – 17—14 度，折光率为 1.456—1.466，含酯量按醋酸薄荷酯计为 2.0%—6.5%，总醇量按薄荷脑计不得少于 50.0%。为芳香药、调味药和祛风药。口服一次 0.02—0.2ml，一日 3 次。

（2）薄荷脑：系薄荷素油中得到的一种饱和的环状醇，为无色针状或棱柱状结晶或白色结晶性粉末。有薄荷的特殊香气，功用同薄荷油，用量 0.02—0.1g，多入片剂含服。

（3）绿薄荷 M. spicata L.（M. viridis L.）又名留兰香，原产于欧洲，我国有大量栽培，所含挥发油主要成分为藏茴香酮（Carvone），不含薄荷醇，油香气悦人，多用于牙膏与食品工业。

2.【经典处方】

（1）清解汤（衷中参西录）：治温病初得、头疼、周身骨节酸疼、肌肤壮热、背微恶寒无汗、脉浮滑者。薄荷叶四钱，蝉退（去足、土）三钱，生石膏（捣细）六钱，甘草一钱五分。水煎服。

（2）薄荷散（扁鹊心书）：真薄荷二两，桔梗三两，防风二两，甘草一两。为末。每服四钱，灯心煎汤下。治心肺壅热、头目不清、咽喉不利、精神昏浊。

（3）擦牙定痛散（医学统旨）：薄荷、樟脑、花椒各等份，为细末，擦患处。治一切牙痛，风热肿痛尤妙。

（4）治口疮：薄荷、黄柏等份为末。入青黛少许，擦之。（赤水玄珠）

（5）治皮肤隐疹不透、瘙痒。薄荷叶 10 棵、克荆芥、防风各 10 克，蝉蜕 6 克。水煎服。

三十四、丹参 Radix Salviae Miltiorrhizae

【沿革】为常用中药，始载于《神农本草经》，列为上品。古代所用丹参与现在所用完全相同。目前我国对丹参的化学成分、药理作用和临床应用进行广泛研究，开发出许多新产品，拓宽了丹参的应用领域，引起世界的注意。

【来源】为唇形科植物丹参 Salvia miltiorrhiza Bge. 的干燥根及根茎。

【产地】主产于河南、四川、江苏、安徽，行销全国。

【性状鉴定】根茎短粗，有时残留茎基。根为圆柱形或圆锥形，常稍弯曲，并有分枝。表面为砖红色、棕红色或紫棕色，粗糙，有不规则纵沟或纵皱纹，老根外皮常呈鳞片状剥落。质硬脆，折断面纤维性，皮部为暗红棕色至紫褐色，木部导管束为黄白色，显放射状排列。气微，味微苦涩。

【显微鉴定】根横切面木栓层多含橙色或淡紫棕色物，皮层窄，韧皮部宽广，形成层环明显。木质部射线甚宽，导管常为多个切向相接，与木薄壁组织间隔排列成层状。木纤维与导管伴着。

粉末为红棕色。石细胞多单个散，边缘不整齐。网纹及具缘纹孔导管，网纹导管分子长，穿孔多位于侧壁。木纤维多成束，呈长梭形。木栓细胞为黄棕色，表面类方形或多角形。

【化学成分】含结晶性呋喃并菲醌类色素，主为丹参酮 I 、II A、II B 及隐丹参酮和二氢异丹参酮等；另含丹参素、鼠尾草酚、原儿茶醛等酚类成分。（见药材图）

【药理作用】

1. 可扩张冠状动脉，增加血流量、降低心肌兴奋性，对急性心肌缺血缺氧所致的心肌损伤有明显的保护作用，并可改善微循环，抗血小板聚集和血栓形成，使血黏度下降。

2. 能降低谷丙转氨酶，保护受损肝细胞，促进肝细胞再生和抗纤维化。

3. 对皮肤真菌有抑制作用。

【性味功效】性微寒，味苦。能活血调经、祛瘀止痛、养心安神。用于月经不调、经闭痛经、产后瘀滞腹痛、神经衰弱、冠心病心绞痛等。用量9—15g。不宜与藜芦同用。

三十五、黄芩 Rrdix Scutellariae

【沿革】本品为常用中药。始载于《神农本草经》，列为中品。李时珍曰："宿芩乃旧根，多中空，外黄内黑，即今所谓片芩。子芩乃新根，多内实，即今所谓条芩，或云西芩多为中空而色黔，北芩多内实而深黄"。目前，除正品外，尚有数种同属植物的根在不同地区应用。

【来源】为唇形科植物黄芩 Scutellaria baicalensis Georgi 的干燥根。

【产地】主产于东北、华北地区。以山西产量最多，河北承德产者质量最好。

【采制】春、秋两季采挖，除去须根及泥沙，忌用水洗，晒后撞去粗皮，晒干。规格分为"子芩（条芩）"和"枯芩"。

【性状鉴定】圆锥形，扭曲，长 8—25cm，直径 1—3cm。表面为棕黄色或深黄色，有稀疏的疣状细根痕，上部较粗糙，有扭曲的纵皱或不规则网纹，下部有顺纹和细皱。质硬而脆，易折断，断面黄色，中间显红棕色，老根中间呈暗棕色或棕黑色，枯朽状或已成空洞。气微，味苦。

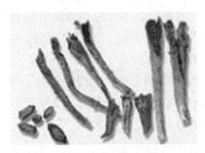

【显微鉴定】

根横切面：木栓层 8—20 列细胞，外缘常破裂。栓内层狭窄。韧皮部宽广，有多数石细胞和纤维，石细胞多分布于外侧，纤维多分布于内侧。形成层成环。老根木质部中有栓化细胞环。呈粉末黄色。（1）韧皮纤维散在或成束，梭形，壁厚，孔沟细。（2）石细胞类圆形、类方形，壁较厚或甚厚。（3）网纹导管多见，直径 24—72μm。（4）木纤维多碎断，有稀疏斜纹孔。（5）淀粉粒单粒类球形，直径 2—10μm，脐点明显，复粒由 2—3 分粒组成。

【化学成分】含多种黄酮类化合物，主要有黄芩甙（Baicalin）4.0%—5.2%，黄芩素（Baicalein）、汉黄芩甙（Wogonoside），汉黄芩素、黄芩新素Ⅰ、Ⅱ。尚含白杨黄素、千层纸黄素、多种甾醇类、糖类及氨基酸等。药典规定本品总灰分不得超过 6.0%，黄芩苷不得少于 9.0%，黄芩片和酒黄芩含黄芩苷不得少于 8.0%。

【理化鉴定】取本品滤液 1mL，加醋酸铅试液 2—3 滴，即生成橘黄色沉淀；另取滤液 1mL，加镁粉少量与盐酸 3—4 滴，显红色。

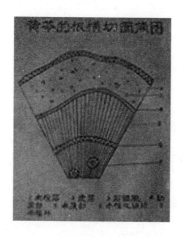

【药理作用】对多种球菌、杆菌、耐药的金黄色葡萄球菌、流感病毒、皮肤真菌有抑制作用，有解热、降压、利尿和促进胆汁排泄的作用。

【性味功效】性寒，味苦。能清热燥湿、泻火解毒、止血、安胎。用于肺热咳嗽、高热烦渴，血热吐血、衄血、泻痢、黄疸、胎动不安、痈肿疮毒、高血压、头痛等。量3—9g。

三十六、洋金花 Flos Daturae

【来源】本品为茄科植物白曼陀罗 Datura metel L. 或毛曼陀罗 D. innoxia Mill. 的干燥花。以前者为主，习称"南洋金花"；后者少用，习称"北洋金花"。

【采制】7—9月于清晨露水干后，分批采摘初开放的花朵，晒干或微火烘干。

【产地】南洋金花：主产于江苏苏州、吴江、南通，质佳；广东、浙江、安徽等地亦产，主销长江以南地区；北洋金花：主产于河北、山东等地，以北方应用为主。

【性状鉴定】南洋金花（白花曼陀罗）花冠及附着的雄蕊（花萼已除去）干缩成卷条状，长10—16cm，黄棕色。以水湿润展平后，花冠上部呈喇叭状，顶端5浅裂，裂片先端短尖，短尖下有3条纵脉，两裂片间微凹陷；花药长1—1.5cm。质脆易碎。微有烟焦气，味辛、苦。

北洋金花（毛曼陀罗）带有花萼。萼筒长6—7cm，顶端5裂，裂片长约2.5cm，外表面为淡绿黄色，密生毛茸；花冠长10—18cm，顶端5浅裂，两裂片间有三角状突起；花药长约1cm。本品以身干、朵大、黄棕色、无破碎者

233

为佳。

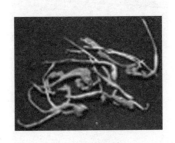

【显微鉴定】

1. 花粉类球形或扁球形，3 孔沟不甚明显，表面有子午向排列的细条状雕纹。

2. 腺毛有两种，短腺毛头部 2—6 细胞，柄 1—2（—3）细胞；长腺毛头部单细胞，柄 2—6 细胞。

3. 非腺毛 1—5 个细胞，壁具疣状突起，有的非腺毛中间细胞皱缩。

4. 草酸钙砂晶、方晶及簇晶，多存在于花冠薄壁细胞及花冠基部薄壁细胞中。

5. 花冠上表皮细胞表面观类多角形，垂周壁薄，较平直，外壁呈乳状突起；下表皮细胞类长方形，垂周壁波状弯曲，气孔不定式。毛曼陀罗非腺毛壁光滑或微具疣点；花粉粒外壁有条状雕纹，两极为网纹。

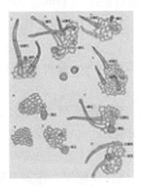

【化学成分】白花曼陀罗花含生物碱 0.47%（盛开期）—0.75%（凋谢期），毛曼陀罗花含生物碱 0.87%（盛开期）—0.65%（凋谢期）。其中东莨菪碱（scopolamine）约占 85%，莨菪碱（hyoscyamine）和阿托品（atropine）共占 15%。

【药理作用】

1. 麻醉及中枢抑制作用。东莨菪碱为中药麻醉的主要成分。

2. 镇痛作用。

3. 对呼吸系统的作用。东莨菪碱和阿托品能兴奋呼吸中枢，使呼吸加快，换气量增加；如过量则发生呼吸抑制，死于呼吸中枢麻痹。

4. 对循环系统的作用。东莨菪碱能解除迷走神经对心脏的抑制，加快心率。阿托品的作用更强。

5. 增强或调整机体抗病能力。

6. 抗休克作用。

洋金花最小致死量大于75mg/kg，而小于80mg/kg，比其麻醉有效量2mg/kg大37.5—40倍。

【功效】性温，味辛，有毒。能平喘镇咳、镇痛、解痉；另用做外科麻醉。用量0.3—0.6g。宜入丸散；亦作卷烟分次燃吸（一日量不超过1.5g）；外用适量。本品有剧毒，内服须慎重。外感及痰热咳喘、青光眼、高血压及心动过速患者禁用。

三十七、金银花 Flos Lonicerae

【沿革】为常用中药，始列于《名医别录》上品。目前同属的多种植物的花蕾做金银花应用，药典规定忍冬、红腺忍冬、山银花和毛花柱忍冬的花蕾均可作为金银花的正品。主产区所栽培的多为忍冬。

【来源】为忍冬科植物忍冬 Lonicera japonica Thunb. 的干燥花蕾。

【采制】5—6月晴天日出前及时采摘花蕾，摊成薄层晒干，阴天晾干或微火烘干，也有蒸晒、炒晒和用硫黄熏等加工方法。

【产地】主产于河南、山东，大面积栽培，行销全国各地。

【鉴定鉴定】

花蕾呈棒槌状，略弯曲。表面为黄白色或绿白色（久贮色深），密被毛茸。花萼绿色，先端5裂，裂片有毛；花冠筒上部稍开裂成二唇状，雄蕊5，附于筒壁，子房无毛。气清香，味淡，微苦。

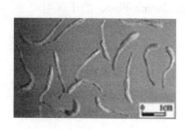
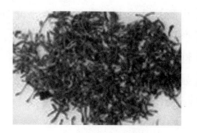

【显微鉴定】

粉末：腺毛多见，一种头部呈圆锥形，顶部平坦，侧面观约 10—33 细胞，柄（1－）2—5 细胞；另一种头部呈类圆形或扁椭圆形，6—20 细胞，柄 2—4 细胞。厚壁非腺毛单细胞，有的具角质螺纹，薄壁非腺毛极多。草酸钙簇晶直径 6—45 μm，以萼筒组织中最为密集。花粉粒类球形，表面有细密短刺及圆颗粒状雕纹，具 3 孔沟。

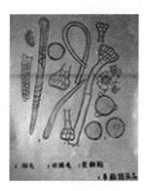

【化学成分】

含挥发油 0.6%，油中含 30 种以上成分，并含黄酮类化合物木樨草素、氯原酸、异氯原酸等。药典规定绿原酸不得少于 1.5%。

【药理作用】

1. 具广谱抗菌作用，有认为绿原酸和异绿原酸是抗菌的主要成分。

2. 有降血脂作用，能减少肠道对胆甾醇吸收的作用。

3. 抗炎、解热、中枢兴奋、抗生育等作用。

【性味功效】 性寒，味甘。能清热解毒、凉散风热。用于痈肿疔疮、风热感冒、咽喉肿痛、喉痹丹毒、血热毒痢。用量 6—15g。

三十八、毛花洋地黄叶 Folium Digitalis Lanatae

【来源】 玄参科植物毛花洋地黄 Digitalis lanata Ehrh. 的干燥叶。

【产地】 主产于浙江杭州，栽培。

【性状】 （略）。见药材实物标本。

【显微特征】

叶横切面（见下图）

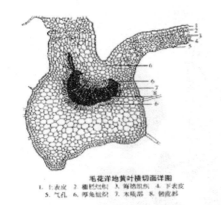

毛花洋地黄叶横切面详图
1. 上表皮　2. 栅栏组织　3. 海绵组织　4. 下表皮
5. 气孔　6. 厚角组织　7. 木质部　8. 韧皮部

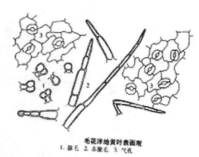

毛花洋地黄叶表面观
1. 腺毛　2. 非腺毛　3. 气孔

叶表面片：气孔轴式，腺毛，非腺毛。

【化学成分】含 40 多种强心苷，主要有 5 种苷元——洋地黄毒苷元、羟基洋地黄毒苷元、异羟基黄毒苷元、双羟基洋地黄毒苷元、吉他洛苷元与不同的糖缩合而成。

【理化鉴别】K－K 反应。

【药理作用】对心肌有直接作用，能增加心肌收缩力。

【功效】强心药。供提取强心苷的原料。

三十九、地黄 Radix Rehmanniae

【来源】玄参科植物地黄 Rehmannia glutinosa Libosch. 的新鲜或干燥块根。

【采制】秋季采挖，净制鲜用——鲜地；烘焙至干——生地；蒸或炖至内外全黑——熟地。

【产地】主产于河南，主栽培，习称"怀地黄"。

【性状】重点介绍形状、颜色、质地、气味等。（见下图）

【化学成分】主含苷类成分，以环烯醚萜苷类为主。

【药理作用】调节和增强免疫功能。

【功效】

鲜地：性寒，味甘、苦。清热生津，凉血止血。

生地：性寒，味甘。清热凉血，养阴生津。

熟地：性微温，微甘。滋阴补血，益精填髓。

四十、天花粉 Radix Trichosanthis

【来源】本品为葫芦科植物栝楼 trichosanthes kirilowii maxim 的干燥根。

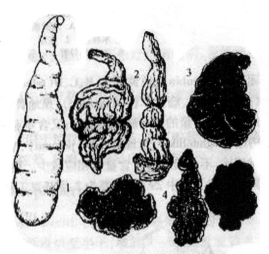

地黄（块根）外形图
1. 鲜地黄 2. 生地黄 3. 熟地黄 4. 饮片

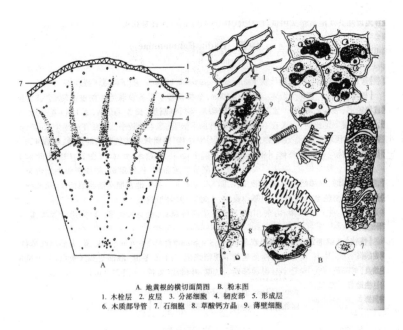

A. 地黄根的横切面简图 B. 粉末图
1. 木栓层 2. 皮层 3. 分泌细胞 4. 韧皮部 5. 形成层
6. 木质部导管 7. 石细胞 8. 草酸钙方晶 9. 薄壁细胞

【产地】山东、河南，行销全国各地并有出口，以河南安阳一带所产天花粉的质量为最好。

【性状鉴定】呈不规则圆柱形、纺锤形或瓣块状，长 8—16cm，直径 1.5—5.5cm。均已刮去外皮，表面为白色或黄白色，有纵皱纹、黄色脉纹及略凹陷的横长皮孔痕，有的残存黄棕色外皮。质坚实，断面为白色或淡黄色，富粉性，横切面可见棕黄色导管小孔，略呈放射状排列，纵切面可见黄色筋脉纹。气无，味微苦。

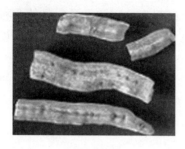

天花粉性状图一

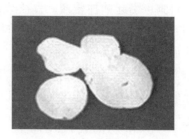

天花粉性状图二

【显微鉴定】

根的横切面：木栓层内侧有断续排列的石细胞环，石细胞为长方形、椭圆形或多角形，长至80μm，直径至110μm。韧皮部较窄。木质部甚宽广，导管3—5（10）个成群，也有单个散在，直径至360μm；次生木质部束往往排列为一次二歧状，初生木质部导管附近常有小片木间韧皮部。本品薄壁细胞中富含淀粉粒，单粒类球形、半球形、盔帽形或多面体形，直径2—48μm，脐点呈点状、短缝状或人字状，层纹隐约可见；复粒由2—12分粒组成。

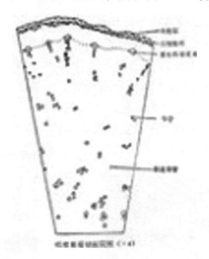

栝楼根横切面简图

【化学成分】栝楼根中含多量淀粉及皂甙（约1%），并含一种蛋白质名"天花粉蛋白"，又含多种氨基酸，如西瓜氨基酸（收率达5.7%）、精氨酸、谷氨酸、丙氨酸、γ–氨基丁酸及糖类等。

【药理作用】中程引产作用：天花粉蛋白对妊娠的小鼠及狗，均能杀死胎仔。因其具有较强的抗原性，对小鼠、豚鼠均能引起过敏反应，严重时可导致死亡。对狗可引起精神萎靡、食欲减退、白细胞总数增高及明显的左移现象；心电图有 S–T 段降低。大剂量可影响肝、肾功能，引起实质细胞的轻度变性，乃至出血、坏死。

【药效】味甘、微苦，性凉。有生津止渴、降火润渴、排脓消肿的功用，用于热病口渴、消渴、肺热燥咳、乳痈、疮肿等症。孕妇忌服。

四十一、桔梗 Radix Platycodonis

【沿革】本品为常用中药。始载于《神农本草经》，列为下品。据考证，古代所用桔梗与现在的一致。除药用之外，有些地方有用桔梗做菜吃的习惯。

【来源】为桔梗科植物桔梗 Platycodon grandiflorum （Jacq.） A. DC. 的干燥根。

【产地】主产于安徽、河北、江苏、河南，质较优，东北、华北地区产量较大。

【采制】春、秋两季采挖，洗净，除去须根，趁鲜剥去外皮或不去外皮，干燥。

【性状鉴定】有的顶端具较短的根茎（芦头），其上有数个半月形凹陷的茎痕，呈盘节状。根为长圆锥形或略呈纺锤形，下部渐细，长 7—20cm，直径0.7—2cm。表面为白色或淡黄白色，不去外皮者表面为黄棕色至灰棕色。有纵沟和横长的皮孔及支根痕，上部有横环纹。质脆，断面不平坦，皮部类白色，有放射状裂隙，形成层环为棕色，木部为淡黄白色，较紧密。饮片多为斜椭圆形或不规则薄片，外皮多已除去或偶有残留。气微，味微甜后苦。

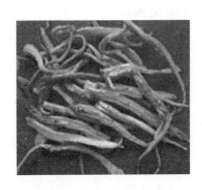
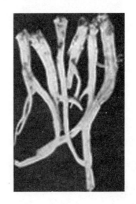

【显微鉴定】

本品横切面：木栓细胞有时残存。皮层窄，有裂隙。韧皮部宽广，乳管群与筛管群伴生，作径向排列，乳管壁略厚，内含微细颗粒状黄棕色物。形成层成环。木质部导管单个散在或数个相聚，呈放射状排列。薄壁细胞含菊糖。

粉末用水合氯醛装片（不加热）观察，菊糖团块呈扇形。乳汁管连接成网状，含细小油滴及细颗粒状物。梯纹、网纹及具缘纹孔导管直径16—72μm，导管分子较短。木薄壁细胞端壁呈细波状弯曲。

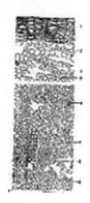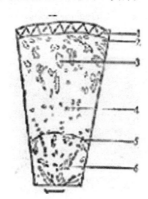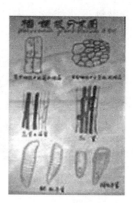

【化学成分】

含多种皂苷。混合皂苷水解产生桔梗皂苷元（Platycodigenin）、远志酸及少量桔梗酸A、B、C（Platycogenic acid A、B、C）。此外尚含 α – 菠菜甾醇、桦皮醇、桔梗聚果糖等。药典规定，本品含总皂苷不得少于6.0%。

【理化鉴定】

1. 粉末或切片遇 a – 萘酚、浓硫酸试液显紫堇色（菊糖反应）。

2. 取液，置于带塞试管中用力振摇，产生持久性蜂窝状泡沫。

【药理作用】具有镇静、镇痛、解热等中枢抑制作用，并有抗炎、镇咳祛痰、扩张血管、降低血压作用。

【性味功效】性平，味苦、辛。能宣肺利咽、祛痰排脓。用于咳嗽痰多、胸闷不畅、咽喉肿痛、支气管炎、肺脓疡，胸膜炎等。用量3—9g。

四十二、茵陈 Herba Artemsiae Scopariae

【来源】 本品为菊科植物茵陈蒿 Artemisia capillaris Thunb. 或滨蒿 A. Scoparia Waldst. et Kit. 的干燥幼苗或全草。

【采制】4—5月间，幼苗高6—10cm时，挖出全草，除去老茎和根，或摘取嫩叶，去杂，晾干。

【产地】全国大部分地区均有分布。主产于陕西、河北、山西等省。商品通称"绵茵陈"，陕西产的称"西茵陈"，质量最佳。

【性状鉴定】幼苗均卷缩成团状，灰白色、灰绿色或灰黄色（贮藏日久）。全体密被灰白色或灰黄色绢毛，绵软如绒。茎细小，长1.5—2.5cm，直径1—5mm，除去表面绢毛后可见明显纵纹；质脆，易折断。叶具柄，展平后叶片呈2—3回羽状深裂或掌状裂，叶片长1—3cm，宽约1cm，小裂片呈卵形、倒卵形或倒披针形、线形，先端锐尖。气清香，味微甘。

以质嫩、绵软、色灰白、香气浓者为佳。

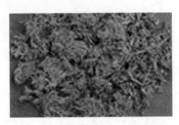

茵陈性状图

【显微鉴定】

粉末：T形非腺毛纤维状，顶细胞极长，不等臂，壁厚木化，基部1—2细胞极短。腺毛顶面观鞋底形，侧面观2—4层细胞排列，无柄。气孔不定式。

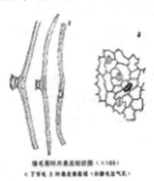

茵陈茎叶片表皮面观图（×105）
1. T字毛 2. 叶表皮细胞（示腺毛及气孔）

【化学成分】含香豆素（scoparone），挥发油约0.23%，油中主成分为α-蒎烯以及炔类化合物：茵陈二炔酮（capillin）、茵陈烯炔、茵陈二烯酮、茵陈炔内酯、茵陈色原酮等。

【药理作用】茵陈水煎剂，经动物试验均有促进胆汁分泌作用，对家兔有促进肝细胞再生作用，并有利尿作用；茵陈挥发油对中毒性肝炎的家兔能使尿量增加，尿色由黄变清。

【功效】性微寒，味苦、辛。能清热利湿，退黄疸。用于急性黄疸性肝炎、胆囊炎、尿少色黄，湿疮瘙痒。用量6—15g。外用适量。

四十三、红花 Flos Carthami

【沿革】本品为常用中药。原名红蓝花。根据历代本草记载，所用红花为菊科之红花。进口贵重药材番红花与红花在来源、性状、价格等方面差别极大。

【来源】为菊物植物红花 Carthamus tinctorius L. 的干燥花。

【产地】全国各地均有栽培。主产于新疆、河南、四川、浙江等地。

【采制】待花开放后由黄转红时，于清晨露水未干时采摘，晒干，烘干或阴干，以晒干或烘干品为好，色泽鲜明。

【性状鉴定】

本品为不带子房的管状花，橙红色或红色。花冠筒细长，先端5裂，裂片为狭线形；聚药雄蕊，黄白色；柱头为长圆柱形，露出于花药筒外，顶端微分叉。质轻，柔软。气微香，味微苦。

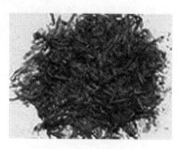

【显微鉴定】

粉末：分泌细胞呈长管道状，内含黄色或红棕色分泌物。花粉粒为深黄色，类圆形或椭圆形，具3个萌发孔，外壁有短刺及疣状饰纹。花柱表皮细胞突出成单细胞毛，呈长圆锥形。草酸钙方晶存在于薄壁细胞中，呈方形或长方形。此外，可见花冠裂片顶端表皮细胞呈乳头状突起；花粉囊内壁细胞条状纵向增厚；药隔中具长条形的网纹细胞。

【化学成分】

主含成分为黄酮类、红花苷（Carthamin）、红花黄色素（Saflor yellow）等。此外，还有多糖、有机酸、槲皮素及山柰素等。

【理化鉴定】取本品1g，加水10ml，浸渍过夜，溶液显金黄色。

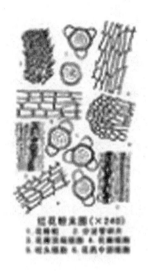

【药理作用】

1. 对子宫及其他平滑肌（如小肠和支气管等）有明显的兴奋作用。

2. 具有降压、增加冠脉流量、对抗心肌缺血、提高耐缺氧的作用。

3. 能抑制血小板凝集和增强纤维蛋白溶解的作用。

4. 国外有报道红花油有降血脂作用，但国内有人认为无此作用。

5. 有镇痛、扩张外周血管和抗炎的作用。

【性味功效】 性温，味辛。能活血通经、散瘀止痛。用于月经不调、痛经、经闭、跌打损伤等症。对冠心病、血栓类疾病也有一定的疗效。用量3—9g。

【附注】

1. 白平子：本品为红花的成熟瘦果，白色，椭圆形或倒卵形，长约5mm，具四棱，基部稍歪斜。其中的脂肪油通常称为"红花子油"，含量约15%—25%，种子中含油量可达50%，其主要成分为棕榈酸、油酸、十八碳三烯酸等，其中的苦味成分为红花子甾苷。红花子油具有降血脂和胆固醇、软化和扩张血管、增加血液流量和活血、解豆毒及防止衰老的作用，也可用做软膏、擦剂、润肤剂等的基质。

2. 番红花（西红花）：本品为鸢尾科植物番红花 Crocus sativus L. 的干燥柱头。原产于地中海沿岸国家，现我国已引种成功。镜检呈喇叭状，一侧有短裂缝。入水则水被染成黄色。

四十四、苍术 Rhizoma Atractylodis

【来源】本品为菊科植物茅苍术 Atractylodes lancea（Thunb.）DC.、北苍术 A. Chinensis（DC.）Koidz. 或关苍术 A. japonica Koidz. ex Kitam. 的干燥根茎。

【产地】茅苍术又名南苍术，主产于江苏、湖北、河南、安徽；北苍术主产于河北、山西、陕西；关苍术主产于东北。

【性状鉴定】不规则连珠状或结节状圆柱形，略弯曲。表面为灰棕色，有皱纹、横曲纹及残留须根，顶端具茎痕或残留茎基。质坚实，断面为黄白色或灰白色，散有多数橙黄色或棕红色油室，暴露稍久，可析出白色细针状结晶。气香特异，味微甘、辛、苦。

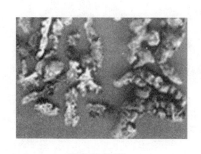

苍术性状图一

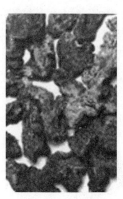

苍术性状图二

【化学成分】茅苍术含挥发油 5%—9%，油中主成分苍术素（苍术炔，atractydin）；又含苍术素醇等；北苍术挥发油的成分与之类似，但含微量苍术酮；关苍术挥发油中含较多的苍术酮，而苍术素含量较少。

【药理作用】

1. 调节胃肠运动和"健脾"作用。

2. 抗溃疡作用。

3. 护肝与抗炎作用。

4. 抗病原微生物作用。

【功效】性温，味辛、苦。理气止痛，燥热散寒。

四十五、木香 Radix Aucklandia

【沿革】本品为常用中药，亦称为"广木香"、"云木香"。始载于《神农本草经》，列为上品。自古木香来源复杂，产地不一，但以原产印度由广州进口，形如枯骨者质良，故有"广木香"之称，后云南大量引种，又有"云木香"之名。2000年版药典收载木香、川木香。

【来源】为菊科植物木香 Aucklandia lappa Decne. 的干燥根。

【产地】全为栽培品，以前由印度等地经广州进口，通称"广木香"，今主要栽培于云南，又称"云木香"。现在四川、广东、广西、湖南等地也有栽培。

【采制】秋、冬两季采挖，除去泥沙及须根，切段，大的再纵剖成瓣，干燥后撞去粗皮。

【性状鉴定】呈圆柱形或半圆柱形。长5—10cm，直径0.5—5cm。表面为黄棕色至灰褐色，有明显的皱纹、纵沟及侧根痕。质坚，不易折断，断面为灰褐色至暗褐色，周边为灰黄色或浅棕黄色，形成层环为棕色，有放射状纹理及散在的褐色点状油室。老根中央多枯朽。气香特异，味微苦。

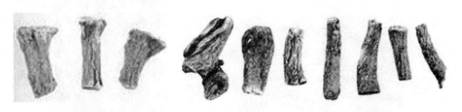

国产木香图　　　　　老木香图　　　　　新木香图

【显微鉴定】

根横切面：木栓层多列细胞。皮层稍窄。韧皮部宽广，纤维束散在。形成层成环。木质部导管单行径向排列，木纤维存在于近形成层处及中心的导管旁，初生木质部多为四原型。皮层、韧皮部、木质部中均有大的圆形或椭圆形油室散在，内常贮有黄色油滴。薄壁细胞中含菊糖。

粉末：

1. 菊糖多见，表面现放射状纹理。

2. 木纤维多成束，长梭形，直径16—24μm，纹孔口横裂孔状、十字状或人字状。

3. 网纹导管多见，也有具缘纹孔导管。

4. 油室碎片有时可见，内含黄色或棕色分泌物。有的薄壁细胞含小方晶。

【化学成分】

含挥发油1%—2.8%，油中主要成分为木香内酯、二氢木香内酯、凤毛菊内酯、木香烃内酯、二氢木香烃内酯、脱氢木香内酯等。尚含木香碱、菊

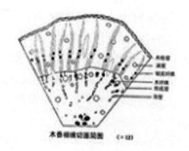

木香根横切面简图

糖、豆甾醇、氨基酸等。

【理化鉴定】

1. 本品切片，经 70% 乙醇浸软后，加 5% α - 萘酚溶液与硫酸各 1 滴，即显紫色。

2. 取木香粉末 0.5g，加乙醇 10mL，水浴加热约 1 分钟，取滤液 1mL 置于试管中，加浓硫酸 0.5mL，显浓紫色（脱氢木香内酯的呈色反应）。

3. 取少许木香挥发油于试管中，加入异羟乌酸铁试剂 2—3 滴，呈橙红色（内酯类反应）。

【性味功效】性温，味辛、苦。能行气止痛、健脾消食。用于胸脘胀痛、泻痢后重、食积不消、不思饮食等。煨木香用于泻泄腹痛。用量 1.5—6g。

【附注】

【相关生药】

1. 川木香为菊科植物川木香 Vladimiria souliei（Franch.）Ling 或灰毛川木香 Vladimiria souliei Ling var. Cinerea Ling 的干燥根。主产于四川。呈圆柱形（习称铁杆木香），或有纵槽的半圆柱形（习称槽木香），长 10—30cm，直径 1—3cm。表面为黄褐色或棕褐色，外皮脱落处有丝瓜络状细筋脉，根头偶有褐色发黏的胶状物，习称"油头"或"糊头"，体较轻，质硬脆，深黄色油点较少，有的中心呈枯朽状。气微香，味苦，嚼之粘牙。横切面韧皮部和木质部纤维束较多，成层排列，纤维束旁常伴有石细胞。油室较少。含挥发油，油中主含川木香内酯。具行气止痛、消胀之功。

2. 越西木香：为厚叶木香、菜木香、膜缘木香、木里木香和越西木香的根，主产于四川、云南。类圆柱形，略如鸡骨，有突起侧根痕，质坚硬，难折断，皮部与木部厚度略相等。横切面可见，韧皮部与木质部中有多数树脂道散在，木质部纤维较少，初生木质部为二原型或三原型。含挥发油。功效与川木香相似。

3. 土木香（祁木香）为菊科土木香的干燥根。主产于河北。根为圆柱形或长圆锥形。顶端有稍凹陷的茎痕及叶柄残迹；根头部稍膨大，常纵切或斜切成截形，边缘稍向外反卷；表面为深棕色，具纵皱纹及不明显的横向皮孔。质坚硬，断面稍呈角质样，乳白色至浅黄棕色。气微，味微苦而灼辣。横切面形成层环不明显，韧皮部和木质部均有油室。含挥发油、菊糖。有健脾和胃、调气解郁、止痛安胎之功效。

4. 青木香为马兜铃科植物马兜铃的干燥根。主产于四川、江苏、江西、浙江等地。类圆柱形。表面为黄褐色或灰棕色，粗糙不平，有纵皱纹及须根痕。质脆，易折断，断面皮部为淡黄色，木部宽广，射线类白色，放射状排列。形成层环明显，黄棕色。气香特异，味苦。淀粉粒极多，油细胞较多。含马兜铃酸等。有平肝止痛、解毒消肿之功效。

四十六、半夏 Rhizoma Pinelliae

【沿革】本品为常用中药。始载于《神农本草经》，列为下品。近年发现某些栽培半夏较大，同时有其他植物的块茎混充半夏的现象，应注意鉴别。生半夏有一定的刺激性，一般炮制后应用，应注意半夏的炮制规格及在临床上的具体应用。

【来源】为天南星科植物半夏 Pinellia ternata （Thunb.） Breit. 的干燥块茎。

【产地】主产于四川、湖北、河南、贵州、浙江、山东等地，以四川、浙江产者质量最佳。

【采制】春、秋两季采挖，洗净，除去外皮及须根，晒干。一般炮制后使用。主要有清半夏、姜半夏、法半夏。

【性状鉴定】类球形，有的稍偏斜，直径 1—1.5cm。表面为白色或淡黄色，顶端有凹陷的茎痕，大而明显，周围密布麻点状根痕，下面多钝圆。质坚实，断面富粉性，细腻洁白。无臭，味辛辣，麻舌而刺喉。

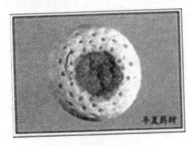

国产木香图

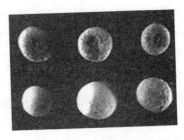

老木香图

【显微鉴定】

粉末：淀粉粒甚多，单粒类圆形，直径 2—20μm，脐点呈短缝状、人字状、三叉状或星状，复粒由 2—6 分粒组成。草酸钙针晶散在或成束存在于黏液细胞中，针晶长 20—110μm。多为螺纹导管，少数为环纹导管。

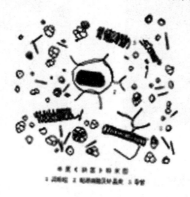

半夏（块茎）粉末图

1 淀粉粒　2 草酸钙针晶及晶束　3 导管

【化学成分】

含 β - 与 γ - 氨基丁酸、天门冬氨酸、谷氨酸、精氨酸等多种氨基酸、l - 麻黄碱 0.002%、β - 谷甾醇及其葡萄糖甙、尿黑酸、胆碱、三萜类化合物等。尿黑酸为半夏的刺激性物质，γ - 氨基丁酸有临时性降压作用，临床用于降血脂有效。

【性味功效】性温，味辛，有毒。能燥湿化痰、降逆止呕、消痞散结。用于咳嗽痰多、慢性支气管炎、神经性呕吐、妊娠呕吐或其他各种原因的恶心呕吐、眩晕等症。姜半夏偏于降逆止呕，法半夏胜于燥湿化痰。生用外治痈肿痰核，内服一般用炮制品。用量 3—9g。不宜与乌头类药材同用。

四十七、川贝母 Bulbus Flitillariae Cirrhosae

【来源】本品为百合科植物暗紫贝母 Fritillaria unibracteata Hsiao et K. C. Hsia、卷叶贝母（川贝母）F. cirrhosaD. Don、甘肃贝母 F. przewalskii Maxin.、梭砂贝母 F. delavayi Franch. 等的干燥鳞茎。

【产地】四川阿坝藏族羌族自治州、甘孜藏族自治州等。

【性状鉴定】松贝、青贝、炉贝（又称虎皮贝）。

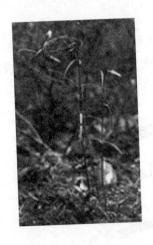
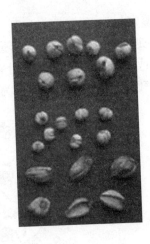

【化学成分】含多种异甾体生物碱。

松贝甲素

【药理作用】具有镇咳祛痰作用、降压作用，对平滑肌也有作用。

【功效】性微寒，味苦、甘。能清热润肺、止咳化痰。

【附注】

1. 伊贝母：为同属植物伊犁贝母 F. pallidiflora Schrenk 或新疆贝母 F. walujewii Regel 的干燥鳞茎，主产于新疆。药典收载。

2. 平贝母：为同属植物平贝母 F. ussuriensis Maxim. 的干燥鳞茎，主产于东北地区。药典收载。

3. 多种贝母属（Fritillaria L.）植物的鳞茎在部分地区亦作"川贝母"使用。有：太白贝母 F. taipaiensis P. Y. Li（陕西）、一轮贝母 F. maxi‑nowiczii Freyn.（华北及东北部分地区）、米贝母 F. davidii Franch.（四川）、湖北贝母 F. hupehensis Hsiao et K. C. Hsia（四川及湖北）。

四十八、麦冬 Radix Ophiopogonis

【来源】本品为百合科植物麦冬 Ophiopogon japonicus（Thunb.） Ker –Gawl. 的干燥块根。

【采制】夏季采挖，洗净，反复暴晒，堆置，至七八成干，除去须根，干燥。

【产地】浙江、四川。产于浙江者称为"杭麦冬"，质量好；产于四川者称为"川麦冬"，产量大。

【性状鉴定】

块根纺锤形或长圆形，两端略尖，长1.5—5cm，直径0.3—0.7cm。表面为黄白色，有细纵皱纹。质柔韧，断面类白色，半角质样，中柱细小。气微香，味微甜。

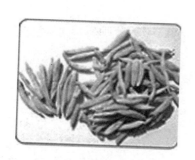

麦冬性状图一

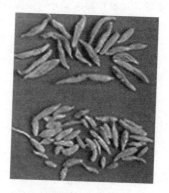

麦冬性状图二

【显微鉴定】

块根膨大部分的横切面：表皮为1列长方形薄壁细胞；根被细胞3—5列，壁木化。皮层宽广，有含针晶束的黏液细胞散在，内皮层细胞壁均匀增厚，木化，有通道细胞。内皮层外侧为1列石细胞，其内壁及侧壁均增厚，纹孔细密。中柱甚小，辐射型维管束；韧皮部束16—22个，位于木质部束的弧角处；木质部束由木化组织连接成环状。髓小。

【化学成分】

1. 甾体皂苷类：麦冬皂贰（ophiopogonin）A、B、B′、C、C′、D、D′。

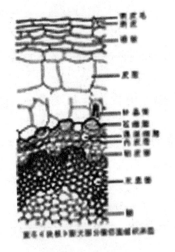

麦冬（块根）膨大部分横切面组织详图

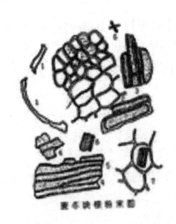

麦冬块根粉末图

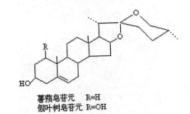

2. 高异黄酮类

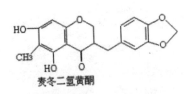

3. 挥发油类　4. 多糖等

【药理作用】

1. 对心血管系统的作用：（1）对心功能的影响：麦冬总皂苷、总氨基酸小剂量均使心脏收缩力增强，冠脉流量增加；大剂量抑制心肌收缩力，减少冠脉流量。（2）对心肌缺血的保护作用：麦冬可提高小鼠缺血心肌对低氧的耐受力，改善心肌细胞营养血流量的作用。（3）抗心律失常作用。（4）抗休克。

2. 对免疫系统的作用。

3. 对中枢神经系统的作用：麦冬具有镇静、催眠、抗惊厥的作用。

4. 抗衰老作用。

5. 其他作用：有耐缺氧、抗肿瘤、抗辐射、抗菌、抗炎等作用。

【功效】味甘、微苦，性微寒。有养阴、生津、润肺、止咳的功用。用于肺燥干咳、津少口渴、心烦、便秘等症。用量6—12g。

四十九、砂仁 Fructus Amomi

【沿革】本品为常用中药。古代砂仁产地就有国产、进口之分，进口者即今之绿壳砂仁，产岭南者即今阳春砂仁。现今以广东阳春及其邻近地区所产的阳春砂为主，行销全国。砂仁有较多易混品，应注意鉴别。

【来源】为姜科植物阳春砂 Amomum villosum Lour. 绿壳砂 A. villosum Lour. Var. Xanthioides T. L. Wu et Senjen 或海南砂 A. longiligulare T. L. Wu 的干燥成熟果实。

【产地】主产于福建、广东、广西、云南等省区，多为栽培。

【采制】采成熟果实，晒干或文火烘至半干，即"壳砂"；剥去果皮，将种子团晒干，即"砂仁"。

【性状鉴定】

阳春砂（绿壳砂）呈椭圆形或卵圆形，有不明显的三棱，长 1.5—2cm，直径 1—1.5cm。表面为棕褐色，密生刺状突起，顶端有花被残基，基部常有果柄。果皮薄而软。种子结集成团，具三钝棱，中有白色隔膜，将种子团分成 3 瓣，每瓣有种子 5—26 粒。种子为不规则多面体，表面为棕红色或暗褐色，外被淡棕色膜质假种皮。质硬，胚乳灰白色。气芳香而浓烈，味辛凉、微苦。

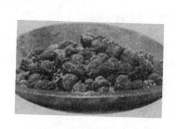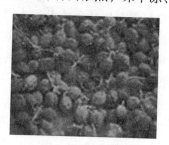

【显微鉴定】

阳春砂种子横切面：种皮表皮细胞 1 列，径向延长，壁稍厚；下皮细胞 1 列，含棕色或红棕色物。油细胞层为 1 列油细胞。色素层为数列棕色细胞，排列不规则。内种皮为 1 列栅状厚壁细胞，黄棕色，内含硅质块。外胚乳细胞含淀粉粒，并有少数细小草酸钙方晶，内胚乳细胞含细小糊粉粒及脂肪油滴。

粉末：种子表皮细胞为淡黄色，表面观长条形，常与下皮细胞上下层垂直排列；下皮细胞含棕色或红棕色物。色素层细胞皱缩，界限不清楚，含红棕色或深棕色物。油细胞壁薄，偶见油滴散在。内种皮厚壁细胞表面观多角形，壁厚，非木化；胞腔内含硅质块，断面观为 1 列栅状细胞，内壁及侧壁极厚，胞腔偏外侧，内含硅质块。外胚乳细胞充满细小淀粉粒集结成的淀粉团。有的包埋有细小草酸钙方晶。内胚乳细胞含细小糊粉粒及脂肪油滴。

【化学成分】

种子含挥发油，油的主要成分为龙脑、右旋樟脑、醋酸龙脑酯等。据测定，挥发油含量在3%左右。

【性味功效】性温，味辛。能行气止痛、健脾消胀、安胎止呕。用于脘腹胀痛、食欲不振、恶心呕吐、胎动不安等症。用量3—6g。入煎剂宜后下。

五十、天麻 Rhizoma Gastrodiae

【沿革】本品为常用中药。原名"赤箭"，始载于《神农本草经》，列为上品。因其茎似箭杆，赤色，先端有花，远看如箭有羽，故名。现在随着野生资源的减少，人工栽培已获成功，并提供主要的药源。

应用过程中，曾发生有多种植物的根或根茎经加工后伪充天麻的现象，应特别注意鉴别。

【来源】为兰科植物天麻 Gastrodia elata Blume 的干燥块茎。

【产地】主产于贵州、四川、云南、湖北、陕西等地。现有大面积栽培。

【采制】冬至以后采挖者称为"冬麻"，质坚实，较佳；立夏以前采挖者称为"春麻"，质较松泡。采挖后净制，蒸透，低温干燥。

【性状鉴定】本品呈椭圆形或长条形，略扁，皱缩而稍弯曲。表面为黄白色至淡黄棕色，有纵皱纹及由潜伏芽排列而成的横环纹多轮，有时可见棕褐色菌索。顶端有红棕色至深棕色鹦嘴状的芽或残留茎基；另一端有圆脐形疤痕。质坚硬，不易折断，断面较平坦，黄白色至淡棕色，角质样。气微，味甘。

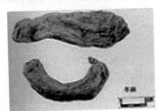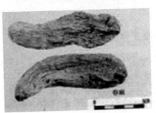

天麻药材图

【显微鉴定】

块茎横切面：表皮有残留，下皮由切向延长的栓化细胞组成。皮层为10数列多角形细胞，较老块茎皮层与下皮相接处有2—3列椭圆形厚壁细胞，木化，纹孔明显。中柱大，散列小型周韧维管束。薄壁细胞含草酸钙针晶束，并含多糖团块。

粉末为黄白色至黄棕色。厚壁细胞为椭圆形或类多角形，壁厚3—8μm，木化，纹孔明显。草酸钙针晶成束或散在。用醋酸甘油装片，含糊化多糖类物的薄壁细胞无色，有的细胞可见长卵形或卵圆形颗粒，遇碘液显棕色或淡紫色。

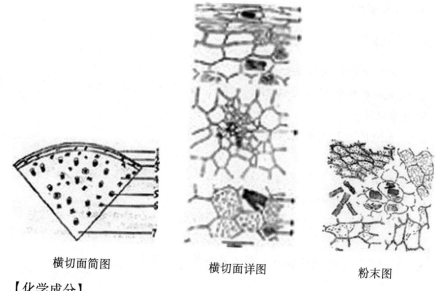

横切面简图　　　　　　横切面详图　　　　　粉末图

【化学成分】

含天麻苷（天麻素）(Gastrodin)、天麻苷元（对羟基苯甲醇）、天麻醚苷、香草醇等。

【理化鉴定】取本品粉末 1g，加水 10mL，浸渍 4 小时，随时振摇，滤过。滤液加碘试液 2—4 滴，显紫红色至酒红色。

【药理作用】有明显的抗惊厥、镇静、安眠、镇痛、抗炎、抗凝血、免疫促进及抗衰老等作用。

【性味功效】性平，味甘。能平肝息风、止痉。用于头痛眩晕、肢体麻木、小儿惊风、癫痫抽搐、破伤风等。用量 3—9g。

【附注】常见伪品：

1. 马铃薯（为茄科植物马铃薯 Solanum tuberosum L. 块茎的加工品）为块茎去皮、蒸熟、晒软、压扁而成，外形颇似天麻，但鹦哥嘴及点状环纹均为人工捏造，干后易产生细裂纹。组织中有草酸钙砂晶及多量淀粉（已糊化）。

2. 紫茉莉（为紫茉莉科植物紫茉莉 Mirabilis jalapa L. 根的加工品）呈长圆锥形，多已压扁，有纵沟及星点状下陷或呈小洞状的须根痕。断面不平坦，略显层纹。味淡，有刺喉感。组织中有针晶束，长达 150μm，有多量的淀粉，已糊化。

3. 大丽菊（为菊科植物大丽菊 *Danlia pinnata* Cav. 根的加工品）呈纺锤形，两端渐细。牙白色，有纵皱纹及细小的平行纹理。体轻。断面不整齐，角质样，可见明显的纤维束，有木心或中空。味淡，嚼之黏牙。组织中有石细胞、分泌腔及菊糖。

复习思考题

1. 简答药用植物资源的分布规律。

2. 我国药用植物资源可以划分为哪几个区？资源最丰富的为哪些区？都有哪些道地药材？

3. 东北地区的药用植物特点？道地药材有什么？

4. 华北地区的气候特点？四大怀药是什么，主产于哪个省？什么是北药？

5. 各举例说明浙药、淮药、南药的主要分布。著名的浙八味是指什么？

6. 举例说明水生药用植物的分布规律。

7. 西北地区气候和土壤特点？重要药材有哪些？其中收购量占全国第一、第二位的是什么？

8. 青藏高原区的植被特点？特色药用植物有哪些？

参 考 文 献

［1］阿不都热依木·哈德尔．维吾尔医药学简史．中国民族医药杂志．1996，3.

［2］阿土．布依族的传统医药．贵州民族研究，2006，1.

［3］白长明，石淑惠．关于蒙医药学的形成发展与展望．中国民族医药杂志．2004，4.

［4］班秀文．壮族医药学的防治特点．中国医药学报．1986，11.

［5］杨本雷．彝族医药理论研究．云南中医中药杂志．2002，23.

［6］蔡正德，辛奎华，王冰．281 种朝鲜、韩国传统药原植（动）物学名与中草药的对照分析．中国民族医药杂志．1999，2.

［7］草文波．壮医发掘整理研究近况．中国民族民间医药杂志．1998，8.

［8］茶旭．天人统一观是傣医理论之精髓．中国民族医药杂志．1998，2.

［9］陈清华．纳西医药研究现状．云南中医学院学报．2004，2.

［10］陈士奎，蔡景峰．中国传统医学概览．北京：中国中医药出版社．1997，11.

［11］程哲利，田振华，吴家其等．贵阳孟关苗医秘验方选介．中国民族民间医药杂志．2006，79.

［12］东人达．古代彝族医史论要．中华医史杂志．1998，28.

［13］冯松杰，阿义顶·克里木拜．哈萨克医药学理论初探．南京中医药大学学报．2005，21.

［14］甘炳春，杨新全，李榕涛，杜道林，何明军．黎族民间传统医药与植物的利用．中国民族医药杂志．2006，2.

［15］关祥祖．彝族医药学概论．中国民族民间医药杂志．1994，6.

［16］何子强，黄崇巧，杜一飞．壮医诊疗技法概要．中国民族民间医药杂志．1994，9.

［17］何子强，黄汉孺，刘智生，草文波．壮医的历史沿革、现状与发展对策．中国民族民间医药杂志．1994，6.

［18］胡成刚，孙济平，赵俊华．贵州毛南族医药概述．中国民族民间医

药杂志.2005，73.

[19] 黄冬玲.浅谈壮医药膳的特色.中国民族医药杂志.2001，7.

[20] 黄汉儒，黄景贤，殷昭红等.壮族医学史.南宁：广西科学技术出版社.1998.

[21] 黄汉孺.壮医理论体系概述.中国中医基础医学杂志.1996，21.

[22] 金炳镐，龚学增.民族理论民族政策学习纲要.民族出版社.2004，34.

[23] 居来提·托乎提，阿布都克热木江·吐尔逊托乎提.维吾尔医学对哮喘病因的认识.中国民族医药杂志.2004，4.

[24] 蓝毓营.壮医预防医学研究概述.中国民族医药杂志.2006，2.

[25] 李朝斌.傣医理论体系的核心探寻.中国民族医药杂志.1995，1.

[26] 李茜.广西几种特色壮药的药理毒性及活性成分的研究进展.中医药学.2005，23.

[27] 李溱.壮医药发展史初探.医学文选.2002，21.

[28] 李水福，刘忠良.我国畲族医药的开发大有可为.中国药业.2003，12.

[29] 梁廷信.满族常用药简介.中国民族医药杂志.2000，6.

[30] 林恩燕，王和鸣.福建民族民间医药概述.中国民族医药杂志.2000，6.

[31] 林绍荣，包正兰.羌医羌药的现状与发展对策探讨.中医药医药管理杂志.2004，14.

[32] 刘华宝，包晓红.彝族医学理论与中医学相关理论的关系探讨.中华中医药杂志.2006，21.

[33] 刘彦臣，刘贵富.抢救满族医药文化遗产的意义.满族研究.2005，1.

[34] 刘育衡，蔡光先，丁锋.中国侗族医药与侗族文化哲学思想.医学与哲学.2003，24.

[35] 刘育衡，讼铁民，唐承安.湖南侗族医药研究.中国医药学报.1990，5.

[36] 刘圆，尚远宏，刘超，彭镰心.蒙药的历史与研究现状、发展前景.西南民族大学学报.2006，32.

[37] 龙运光.侗医预防医学思想梗概.中国民族民间医药杂志.1995，6.

［38］陆科闵．苗族医药理论体系概述．中国民族民间医药杂志．2000，47．

［39］陆平，杨梅．彝族民间"木瓜鸡"食疗法的经验介绍．中国民族民间医药杂志．1998，30．

［40］陆时万等，植物学（第二版）（上册），北京：高等教育出版社，1982．

［41］麦国荣，廖瑞玲，岩罕单．傣药炮制初探．中国民族民间医药杂志．1994，10．

［42］毛龙发，吕学文．纳西族医学概论．中国民族民间医药杂志．1995，13．

［43］年利群．朝医四象医用药浅析．中国民族医药杂志．1995，1．

［44］宁在兰，容小翔．壮医用药特点窥探．新疆中医药．1994，4．

［45］庞声航，王柏灿，莫滚等．中国壮医内科学．南宁：广西科学技术出版社．2004，8．

［46］庞宇舟．论壮医药文化价值及其开发利用．广西民族研究．2005，3．

［47］裴盛基．传统医药现代化与民族医药的传承．中国民族民间医药杂志．2000，1．

［48］彭朝忠，李学兰，马洁，张丽霞．基诺族民间药用动物收集．中国民族民间医药杂志．2005，77．

［49］彭朝忠，李再林，朱涛．傣族民间验方录．中国民族医药杂志．1999，5．

［50］彭芳胜．试论土家医的药物配伍与禁忌．中国民族医药杂志．1998，4．

［51］朴莲蜀．"四象学说"溯源及其学术内容．中国民族医药杂志朝医．1996，2．

［52］奇玲，罗达尚．中国少数民族传统医药大系．赤峰：内蒙古科学技术出版社．2000，3．

［53］秦南清．拉祜族医生的用药特色．医药世界．2005，3．

［54］冉樊雄．贵州苗药新发展．中药材．2001，24．

［55］任燕冬，杨武亮．蒙药的回顾、发展与展望．江西中医学院学报．2005，17．

［56］石玉江．浅谈蒙药特色的发挥及展望．中国民族医药杂志．

1999，5.

[57] 世界卫生组织.《2002—2005 传统医学战略》中文版（非卖品）.

[58] 世界卫生组织.《传统医学和卫生保健工作》. 人民卫生出版社.
1985，6.

[59] 松林，乌云斯日古楞. 试论中国蒙药的研究概况. 中国民族医药杂志.2006，1.

[60] 覃建锋. 布依族民间验方录（二）. 黔南民族医专学报.2006，19.

[61] 覃文波，庞声航. 壮医毒论学说初探. 安徽中医学院学报.
2003，22.

[62] 陶苏和，喜霞. 关于发展蒙药事业的几点思考. 中国民族医药杂志.
2001，7.

[63] 陶云海，雷后兴. 畲族民间常用外治疗法. 浙江中医杂志.
2006，41.

[64] 田安宁，田陆云，赵华. 纳西族东巴医药研究. 中国民族民间疾药杂志.2001，总48期.

[65] 田华咏. 论土家族医学理论体系的建构及学术特色. 中国民族医药杂志.2005，5.

[66] 田华咏. 土家族医药发展史略. 中国民族民间医药杂志.2004，6.

[67] 田振华. 苗族用药特点与相关习俗. 中国民族民间医药杂志.2005，75.

[68] 图雅，韩七十三. 蒙医药事业发展概况. 时珍国医国药.2003，14.

[69] 王柏灿. 广西壮医药工作及研究概况. 中国民族医药杂志.
2003，11.

[70] 王额尔敦，白金亮，白翠兰. 浅谈蒙医服药最佳时间. 内蒙古民族大学学报.2002，17.

[71] 王平鲁. 萨满教与满族早期医学的发展. 满族研究.2002，3.

[72] 王宇真，吕风民，韩勇明. 维吾尔医药资源及药物学说简介. 中国中药杂志.2005，30.

[73] 文明昌. 论黔南苗医药特色. 中国民间疗法.2006，14.

[74] 吴国芳等. 植物学（第二版）（下册）. 北京：高等教育出版社.1982.

[75] 邢伟莺，王朝碧. 苗族医药的外治法. 贵州医药.2000，24.

[76] 许德龙. 佤族药命名探讨. 中国民族民间医药杂志.1995，16.

［77］颜承云，谷继伟，宗希明，佟德成．我国民族药资源概述．黑龙江医药科学．2003，2.

［78］杨德泉．土家医方剂理论整理研究．中国民族医药杂志．1999，5.

［79］杨永建，祁银德．裕固族聚居区药用植物资源．中药材．2002，25.

［80］尹祖棠编．种子植物实验及实习（修订版）．北京：北京师范大学出版社．1993.

［81］于凤琴，鲁景奎．朝鲜族中医用药特色撷英．中药通报．1985，10.

［82］于凤琴．朝鲜族医对独活、苦参的独特用法．中国医药学报．1988，3.

［83］于凤琴．具有朝医药特色的几种抗衰老药简介．中国民族医药杂志．1989，4.

［84］余强，余放争．彝族医药的发展沿革和应用研究．中国民族民间医药杂志．2001，48.

［85］余志俊．羌族民间疗法．中国民族民间医药杂志．2001，53.

［86］月亮，吴双玉，孟和宝鲁．论蒙药的起源与发展．时珍国医国药．2003，14.

［87］扎木苏，太乎．对蒙医中专发展前景的哲学思考．内蒙古中医药．1994，4.

［88］张保全，吴建华，陈梅英．哈医药的现状与发展方向．新疆中医药．2001，19.

［89］张兵锋，杜江．苗医药治疗肺结核秘验方拾遗．中国民族民间医药杂志．2005，74.

［90］张洪辉．彝族单验方就是灵验神奇．中国民族民间医药杂志．1994，6.

［91］赵晖．土家族苗族医药治验举隅．中国民族医药杂志．1999，5.

［92］赵天敏，赵昕．略论纳西族东巴医药的特点．中国民族医药杂志．1999，5.

［93］郑汉臣等．药用植物学与生药学（第四版），北京：人民卫生出版社．2003.

［94］郑曙光，危莉，崔和敏，陈德媛．布依族医药杂病简介．中国民族医药杂志．2001，7.

［95］中国民族医药学会．发挥民族医药的专科优势．中国民族医药杂志．2002，3.

［96］周凯林，杨立勇，潘炉台．苗医经验方拾遗．中国民族民间医药杂志．2002，58.

［97］周云龙主编．植物生物学．北京：高等教育出版社．1999.

［98］诸国本．民族医药发展战略．医药世界．2004，9.